全国中医药行业高等职业教育"十四五"规划教材

全国高等医药职业院校规划教材（第六版）

中医学基础

（第三版）

（供药学、中药学、护理、健康管理、康复
治疗技术专业用）

主　编　李勇华　杨　颊

全国百佳图书出版单位

中国中医药出版社

·北　京·

图书在版编目（CIP）数据

中医学基础 / 李勇华，杨频主编. -- 3 版. --北京：
中国中医药出版社，2025.3.（2025.9 重印）--
（全国中医药行业高等职业教育"十四五"规划教材）.
ISBN 978-7-5132-9294-8

Ⅰ . R22

中国国家版本馆 CIP 数据核字第 2025UJ2554 号

融合教材服务说明

全国中医药行业职业教育"十四五"规划教材为新形态融合教材，各教材配套数字教材和相关数字化教学资源（PPT 课件、视频、复习思考题答案等）仅在全国中医药行业教育云平台"医开讲"发布。

资源访问说明

到"医开讲"网站（jh.e-lesson.cn）或扫描教材内任意二维码注册登录后，输入封底"激活码"进行账号绑定后即可访问相关数字化资源（注意：激活码只可绑定一个账号，为避免不必要的损失，请您刮开序列号立即进行账号绑定激活）。

联系我们

如您在使用数字资源的过程中遇到问题，请扫描右侧二维码联系我们。

中国中医药出版社出版

北京经济技术开发区科创十三街 31 号院二区 8 号楼
邮政编码 100176
传真 010-64405721
保定市西城胶印有限公司印刷
各地新华书店经销

开本 850×1168 1/16 印张 15 字数 403 千字
2025 年 3 月第 3 版 2025 年 9 月第 2 次印刷
书号 ISBN 978-7-5132-9294-8

定价 69.00 元
网址 www.cptcm.com

服 务 热 线 010-64405510
购 书 热 线 010-89535836
维 权 打 假 010-64405753

微信服务号 zgzyycbs
微商城网址 https://kdt.im/LIdUGr
官 方 微 博 http://e.weibo.com/cptcm
天猫旗舰店网址 https://zgzyycbs.tmall.com

如有印装质量问题请与本社出版部联系（010-64405510）

全国中医药行业高等职业教育"十四五"规划教材
全国高等医药职业院校规划教材(第六版)

《中医学基础》编委会

全国中医药行业高等职业教育"十四五"规划教材
全国高等医药职业院校规划教材（第六版）

《中医学基础》
融合出版数字化资源编创委员会

主　编

李勇华（重庆三峡医药高等专科学校）　　　　杨　频（甘肃卫生职业学院）

副主编

黄　姗（重庆医药高等专科学校）　　　　邓棋卫（江西中医药高等专科学校）

段启龙（山东医学高等专科学校）　　　　孙必强（湖南中医药高等专科学校）

杨丽蓉（广东江门中医药职业学院）　　　　刘　轩（甘肃卫生职业学院）

李大文（大理护理职业学院）

编　委（以姓氏笔画为序）

田秀蓉（重庆三峡医药高等专科学校）　　　　许必芳（四川护理职业学院）

李　鸣（南阳医学高等专科学校）　　　　杨开宇（重庆健康职业学院）

张丽娟（毕节医学高等专科学校）　　　　常　亮（广西中医药大学）

董明会（保山中医药高等专科学校）　　　　董建栋（泰山护理职业学院）

谢盈彧（天津中医药大学）　　　　魏泽正（昆明卫生职业学院）

前　言

"全国中医药行业高等职业教育'十四五'规划教材"是为贯彻党的二十大精神和习近平总书记关于职业教育工作和教材工作的重要指示批示精神，落实《中医药发展战略规划纲要（2016—2030年）》等文件精神，在国家中医药管理局领导和全国中医药职业教育教学指导委员会指导下统一规划建设的，旨在提升中医药职业教育对全民健康和地方经济的贡献度，提高职业技术院校学生的实践操作能力，实现职业教育与产业需求、岗位胜任能力严密对接，突出新时代中医药职业教育的特色。鉴于由中医药行业主管部门主持编写的"全国高等医药职业院校规划教材"（三版以前称"统编教材"）在2006年后已陆续出版第三版、第四版、第五版，故本套"十四五"行业规划教材为第六版。

中国中医药出版社是全国中医药行业规划教材唯一出版基地，为国家中医、中西医结合执业（助理）医师资格考试大纲和细则、实践技能指导用书，全国中医药专业技术资格考试大纲和细则唯一授权出版单位，与国家中医药管理局中医师资格认证中心建立了良好的战略伙伴关系。

本套教材由50余所开展中医药高等职业教育的院校及相关医院、医药企业等单位，按照教育部公布的《高等职业学校专业教学标准》内容，并结合全国中医药行业高等职业教育"十三五"规划教材建设实际联合组织编写。本套教材供中医学、中药学、针灸推拿、中医骨伤、中医康复技术、中医养生保健、护理、康复治疗技术8个专业使用。

本套教材具有以下特点：

1. 坚持立德树人，融入课程思政内容和党的二十大精神。把立德树人贯穿教材建设全过程、各方面，体现课程思政建设新要求，发挥中医药文化的育人优势，推进课程思政与中医药人文的融合，大力培育和践行社会主义核心价值观，健全德技并修、工学结合的育人机制，努力培养德智体美劳全面发展的社会主义建设者和接班人。

2. 加强教材编写顶层设计，科学构建教材的主体框架，打造职业行动能力导向明确的金教材。教材编写落实"三个面向"，始终围绕中医药职业教育技术技能型、应用型中医药人才培养目标，以学生为中心，以岗位胜任力、产业需求为导向，内容设计符合职业院校学生认知特点和职业教育教学实际，体现了先进的职业教育理念，贴近学生、贴近岗位、贴近社会，注重科学性、先进性、针对性、适用性、实用性。

3. 突出理论与实践相结合，强调动手能力、实践能力的培养。鼓励专业课程教材融入中医药特色产业发展的新技术、新工艺、新规范、新标准，满足学生适应项目学习、案例学习、模块化学习等不同学习方式的要求，注重以典型工作任务、案例等为载体组织教学单元，有效地激发学生的学习兴趣和创新潜能。同时，编写队伍积极吸纳了职业教育"双师型"教师。

4. 强调质量意识，打造精品示范教材。将质量意识、精品意识贯穿教材编写全过程。教材围绕"十三五"行业规划教材评价调查报告中指出的问题，以问题为导向，有针对性地对上一版教材内容进行修订完善，力求打造适应中医药职业教育人才培养需求的精品示范教材。

5. 加强教材数字化建设。适应新形态教材建设需求，打造精品融合教材，探索新型数字教材。将新技术融入教材建设，丰富数字化教学资源，满足中医药职业教育教学需求。

6. 与考试接轨。编写内容科学、规范，突出职业教育技术技能人才培养目标，与执业助理医师、药师、护士等执业资格考试大纲一致，与考试接轨，提高学生的执业考试通过率。

本套教材的建设，得到国家中医药管理局领导的指导与大力支持，凝聚了全国中医药行业职业教育工作者的集体智慧，体现了全国中医药行业齐心协力、求真务实的工作作风，代表了全国中医药行业为"十四五"期间中医药事业发展和人才培养所做的共同努力，谨此向有关单位和个人致以衷心的感谢。希望本套教材的出版，能够对全国中医药行业职业教育教学发展和中医药人才培养产生积极的推动作用。需要说明的是，尽管所有组织者与编写者竭尽心智，精益求精，本套教材仍有一定的提升空间，敬请各教学单位、教学人员及广大学生多提宝贵意见和建议，以便修订时进一步提高。

国家中医药管理局教材办公室

全国中医药职业教育教学指导委员会

2024 年 12 月

编写说明

　　党的二十大报告指出，要"促进中医药传承创新发展"。中医学是中国传统文化的瑰宝，历经千年沧桑依然生机勃勃，并以其独特的理论体系与诊疗效果，在人类医学保健及防治疾病方面发挥着重要作用。

　　中医学基础是各医药院校药学、中药学、护理、健康管理、康复治疗技术等专业的一门基础课，系统论述了中医学理论体系的形成和发展、中医学的基本特点、中医学的哲学基础、藏象、精气血津液、经络、体质、病因、发病、病机、诊法、辨证、防治与养生康复原则等方面的基本概念、基础理论、基本知识和基本技能。本教材编写以培养实用性技能型人才为目标，以实践能力培养为核心，力求凸显中医药高等职业教育的特色，结合多年教学与临床体会，在教材内容的制定和选择上，着重强调了课程内容与职业标准的对接，理论知识以适度、必须、够用为原则，力求保证中医学的系统性和完整性，还要为学生的继续教育奠定基础。本教材附有配套的融合出版数字化资源，供学生学习参考，并在编写中强化课程思政，培养学生的民族自豪感、责任感，增强文化自信。

　　本教材分为十章，绪论及第十章预防、治则、养生、康复由李勇华编写；第一章中医学的哲学基础由杨频编写；第二章藏象第一节藏象概述、第二节五脏（肝心脾肺）由刘轩编写，第二节五脏（肾）及第三节六腑由田秀蓉编写，第四节奇恒之腑、第五节脏腑之间的关系及第六节形体与官窍由李大文编写；第三章精气血津液由张丽娟编写；第四章经络第一节经络概述及第二节十二经脉由谢盈彧编写，第三节奇经八脉及第四节经络的生理功能和经络学说的应用由黄姗编写；第五章体质由孙必强编写；第六章病因第一节外感病因及第二节内伤病因由董明会编写，第三节病理产物性病因及第四节其他病因由段启龙编写；第七章病机由杨丽蓉编写；第八章中医学诊断疾病的方法第一节望诊（整体望诊、局部望诊）由魏泽正编写，第一节望诊（望排出物、望小儿指纹、望舌）及第二节闻诊由许必芳编写，第三节问诊由李鸣编写，第四节切诊由董建栋编写；第九章中医学常用的辨证方法第一节八纲辨证、第二节脏腑辨证（心与小肠病辨证、肺与大肠病辨证）由邓棋卫编写，第二节脏腑辨证（脾与胃病辨证、肝与胆病辨证、肾与膀胱病辨证、脏腑兼病辨证）由常亮编写，第三节气血津液辨证由杨开宇编写。

　　本教材在编写过程中，得到了各院校同仁的大力支持。编写过程中虽经全体编委反复推敲，细心编撰，但仍可能有疏漏之处，希望各院校师生在使用过程中为本书提出宝贵的意见和建议，以便再版时修订提高。

《中医学基础》编委会

2024 年 10 月

目 录

扫一扫，查看
本教材全部配套
数字资源

绪　论

扫一扫，查阅
本章 PPT、视频
等数字资源

中医学历史悠久，它是数千年传承的智慧结晶，也是我国优秀传统文化中不可或缺的组成部分。中国人民在长期生活与生产实践中积累了丰富的医学经验，从而形成了具有独特理论指导的传统医学体系。它主要以阴阳学说为中心，以整体观念与辨证论治为原则，以自然疗法为主要形式，在医疗和保健等方面都发挥着重要的作用。

一、中医学历史沿革

中医学经过数千年的发展，形成了一门具有独特理论体系的学科。中医理论体系的形成与发展大致经历了以下几个阶段。

（一）中医学理论体系的萌芽与奠基阶段

早在"诸子蜂起，百家争鸣"的春秋战国时期，医家便总结了基本的医疗经验。其主要以元气论自然观和阴阳五行学说为理论基础，构建了中医学的体系，指出人的健康或疾病与自然环境相关。

而在西汉以前的这段时期，更有大量的医药学文献记载了早期的中医学理论。如《汉书·艺文志》记载"凡方技三十六家，八百六十八卷"，分医经和医方两大类。后人于20世纪70年代在马王堆汉墓考古发现了《阴阳十一脉灸经》甲乙本，《足臂十一脉灸经》《脉法》《五十二病方》《导引图》《养生方》《胎产方》《杂疗方》《十问》《合阴阳》《杂禁方》及《天下至道谈》等，以及其他帛医书和竹木简医书，但这些书没有被《汉书·艺文志》收录，为后世失传医书。在此阶段发展的中医学所提倡的养生原则与《黄帝内经》和《吕氏春秋》所论基本一致。

秦汉时期成书的几部医学典籍，成为后世中医学发展的奠基。《黄帝内经》《难经》《伤寒杂病论》和《神农本草经》是我国中医学体系初步形成的标志。其中，《黄帝内经》确立了中医学理论体系；《难经》在《黄帝内经》的基础上有所补充和发展；《伤寒杂病论》奠定了中医学辨证论治理论体系的基础；《神农本草经》则奠定了中药学理论体系的基础。《黄帝内经》包括《素问》和《灵枢》两部分，原书各9卷，每卷9篇。《黄帝内经》对人与自然的关系，人的生理、病理和疾病的诊断治疗及预防等方面进行了全面而系统的阐述，内容涉及阴阳五行、五运六气、天人关系、形神关系、摄生、藏象、经络、病因、病机、诊法、辨证、治则、针灸、汤液及行医规范和医德要求等。《难经》原名《黄帝八十一难经》，讨论了八十一个医学难题，主要论述脏腑、经络、脉学、腧穴、针法、诊断、治疗、生理、病理等内容，着重基础理论，同时还分析了一些病证。《神农本草经》是我国现存最早的一部药物学专著，简称《本草》或《本草经》，是关于药物学的总论，把药物分为上、中、下品，创建了中国药史上最早的药物分类，论述了药物的君臣佐使、七情合和、性味、产地、真伪鉴别、各种剂型、用药宜忌、药用剂量、服药时间及诸药制使等。《伤寒杂病论》为东汉末年伟大的医学家张机（字仲景）所著，在《黄帝内

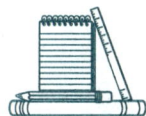

经》《难经》的基础上，作者结合了当时医治疾病的经验和自身的医疗实践，撰成我国第一部临床医学专著。《伤寒杂病论》是对中医学史影响最大的著作之一，自古以来一直指导着后世医家的临床实践，遵循以六经辨证的原则治疗外感病，以脏腑辨证的原则治疗杂病。其中《伤寒论》载方113首，《金匮要略》载方262首，用药214味，基本概括了临床各科常用的方剂，被后人誉为"众方之宗""群方之祖"。此书提出了完整的组方原则，充分体现了君臣佐使相配合的指导思想；将汗、下、吐、和、温、清、补、消八种治疗方法灵活地运用于方剂之中，独创了许多新的剂型及有效方剂，至今临床仍被广泛应用。

（二）充实发展阶段

两晋隋唐时期中医学理论体系的构建为医学的发展奠定了良好基础。王叔和的《脉经》总结了脉学知识，集汉以前脉学之大成，详细论述寸口、三部九候、二十四脉等脉法，是我国现存最早的脉学专著，丰富了诊断学的内容。巢元方的《诸病源候论》对疾病的病机进行了新的阐述，丰富了病因病机学的内容，为我国第一部论述病源与证候诊断的专著。以内科疾病证候为主，其他以外科、眼科、妇科等疾病为辅，分67门，记载各种疾病的病候计有1739候，内容丰富，诊断指标明确。药学方面，在《神农本草经》的基础上，相继出现了《新修本草》《本草拾遗》《蜀本草》《食疗本草》等药物学专著，其中《新修本草》是唐代政府颁布的药典，是我国政府颁行的第一部药典。同时，《针灸甲乙经》是我国现存最早的第一部针灸专著；《经效产宝》是现存最早的妇科专著；《颅囟经》也是最早的儿科专著；《刘涓子鬼遗方》为最早的外科专著；《仙授理伤续断秘方》是最早的伤科专著。葛洪的《肘后救卒方》，孙思邈的《备急千金要方》和《千金翼方》，王焘的《外台秘要》等著作的出现，更加丰富了中国医药学。该时期的临床医学已经开始走向专科化。

（三）理论突破、学术争鸣阶段

宋金元时期，南宋陈无择的《三因极一病证方论》中确立了"内因、外因、不内外因"的病因分类；元代杜清碧《敖氏伤寒金镜录》论述了各种舌苔的主要证候及治法，是我国现存第一部验舌专著；宋代钱乙《小儿药证直诀》丰富了脏腑辨证的内容；宋代宋慈依据历代法医制度及检验经验编写的《洗冤集录》是我国最早的法医学专著。

这一时期出现了被后世誉为"金元四大家"的刘完素、张从正、李杲、朱震亨。刘完素，字守真，河间人，世称河间居士，主张"一身之气皆随四时五运六气兴衰，而无相反矣""不知运气而求医无失者，鲜矣"；又强调"主性命在乎人""修短寿夭，皆人自为"。其学术思想是"火热论"，认为人体致病皆为火热，六气皆能化火，因此主张治病需从寒凉法入手，以降心火、益肾水为第一要旨。被后人称为"寒凉派"，为金元四大家之代表人物之一。张从正，字子和，号戴人，理论上倡导攻邪，认为"邪去正自安"。祛除方法采用汗、下、吐三法为要。张从正继承了刘完素的学术思想，临证时善于攻下，被后世称为"攻下派"。李杲，字明之，号东垣老人，以《黄帝内经》中"有胃气则生，无胃气则死"的理论为基础，主张"内伤脾胃，百病由生"的学术思想。在临证中李杲善于补上、中、下三焦之气，以补脾胃为主，提倡"调理脾胃""升举清阳"，被后世称为"补土派"。朱震亨，字彦修，又称丹溪先生，其学术思想是在《黄帝内经》的"少火"与"壮火"基础上，探讨内在的火热病机，提出"阳常有余，阴常不足"之说，故治病以滋阴降火为主，后世称为"滋阴派"。

在此阶段，学术争鸣改变了以往的保守医学局面，活跃了当时的医学理论研究氛围，这些理论思想和学派，对中医学的深入发展产生了深远的影响。

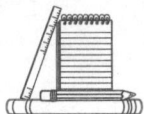

（四）深化发展和综合集成阶段

明清时期，是中医学走向成熟的阶段。在此阶段，出现了大量医学全书、丛书如《证治准绳》《景岳全书》《张氏医通》《医宗金鉴》《四库全书·子部·医家类》《古今图书集成·医部全录》等。这些医学书籍，传承并发展了藏象理论、病源学说、温病学说。明·李时珍的《本草纲目》更是中药学一部巨著，是作者历经27年，参考800余部书籍编写而成。全书共52卷，约190万字，载药1892种，绘图1000余幅，收集方剂11096首；并将药物做了科学分类，分16部62类。王清任著有《医林改错》，创立了补气、行气、活血化瘀的方剂，"血府逐瘀汤""膈下逐瘀汤""少腹逐瘀汤""补阳还五汤"等，至今仍在临床上广泛应用。明清医家们潜心疾病的研究，涌现出了一批治虚劳、中风、吐血、郁证、痘的专家并有专著。在温病学上，明·吴又可著《温疫论》，创立了"戾气学说"；清·叶天士著《温热论》，创立了"卫气营血辨证"；吴瑭著《温病条辨》，以三焦为纲，病名为目，创立了"三焦辨证"。同时受西医学的影响，出现了中西医结合的名家及著作，如唐宗海的《中西汇通医书五种》和张锡纯的《医学衷中参西录》等。

二、中医学体系的主要特点

中医学具有独特的理论体系，注重宏观观察，强调人体与自然界的统一，人与社会的统一，形体与精神的统一；重视整体研究，在整体观念指导下，认为人体是一个有机的整体，生理上相互联系，病理上相互影响，人体与自然环境、社会环境是互相影响、不可分割的整体。

辨证论治是中医学独特的思维体系。辨病是指在中医学理论指导下，综合分析四诊资料，对疾病的病种做出判断，得出病名诊断的思维过程（亦称识病或诊病）。疾病病名是对该病全过程的特点和规律所做出的概括与抽象定义，如消渴、疟疾、痢疾、痛经等都是病名。证是中医学的一个特有概念。辨证是指在中医学理论指导下，对四诊收集到的各种病情资料进行分析、综合、辨别、判断其证候类型的思维过程。辨证是诊断疾病的核心。要掌握辨证，必须了解症、证、病三个概念。症即症状，包括症状和体征。症状是患者自我感觉到的身体不适和异常变化，如头痛、发热等；体征是医生通过检查患者身体所发现的异常表征，如面黄、舌质红、脉弦等。证即证候。证是对疾病过程中所处一定阶段的病因、病位、病性及病势等所做出的病理性概括，如脾气虚证，病位在脾，病性为虚，病机是脾气虚，临床表现为食少纳呆、食后腹胀、体倦乏力、大便溏薄、神疲少气、舌淡脉弱等。病即疾病，是在病因作用下，正邪斗争、阴阳失调所产生的具有特定发展规律的病变全过程。具体表现为若干特定的症状群和不同阶段前后衔接的证候。例如，温病是以急性发热、口渴尿黄等为临床特征的外感性热病，一般表现为由卫分证、气分证、营分证及血分证前后衔接组成的病变全过程。诊断过程中要整体审察、四诊合参、病证结合。整体审察是指诊断疾病时，既要重视患者整体的病理联系，又要注重将患者所处的社会环境和自然环境结合起来综合地判断病情。整体观念是中医学的一个基本特点。天人相应、神形相合、表里相关的整体观念，是中医诊断学强调整体审察的认识论基础。人是一个有机的整体，在生理情况下，人体各部分是相互联系、相互作用的统一体；在病理情况下，人体各部分按照一定规律相互传变、相互影响。发生疾病时，体表病变可传入脏腑，脏腑病变可反映于体表；局部病变可影响到全身或其他部位，全身病变可通过局部反映出来。只有广泛而详细地分析临床资料，才能为正确诊断打下基础；只有对病情资料进行全面分析、综合判断，才能做出正确诊断。四诊合参是指望、闻、问、切四诊并重，诸法参用，全面收集病情资料；并对四诊收集的病情资料，进行综合分析、参照互证，以全面准确地做出诊断。四诊合参重要性在于：

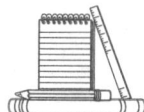

一是从不同的角度诊察病情和收集资料，只有全面应用四诊，才能系统地收集临床资料，确保诊断正确。二是疾病是一个复杂的过程，其临床表现可体现在多个方面，必须四诊合参，才能全面收集临床资料。三是在临床中，四诊是同步进行的。所谓"一望而知""三指定乾坤"就违背了四诊合参的原则。要认识疾病的本质，必须四诊合参，对四诊获得资料，反复分析综合、推理判断、准确辨证，对疾病做出正确诊断。病证结合是指辨病和辨证相结合。其诊断结论由病名和证名组成。辨病是对疾病全过程与发展规律所做的概括，贯穿疾病始终；辨证是对疾病一定阶段的病位、病性等所做出的结论，抓住当前疾病的主要矛盾。病与证对疾病本质所反映的侧重面有所不同，对疾病本质进行全面认识，有利于正确诊断。

三、中医学的认知与思维方法

中医学的认知与思维方法是指诸如四诊、针法、灸法等具体操作方法而言的理性思维方法。认知是指一般认知活动与认知过程。认知过程是对客观世界的认识和察觉，包括感觉、知觉、记忆、思维等心理活动。思维是指理性认识过程，是人脑对客观事物能动的、间接的和概括的反映。间接性和概括性是思维的主要特征。认知和思维密切相关。

中医学以整体观念为指导，采用普遍的、联系的、整体的、动态的观点来认识人体的生理和病理现象。以直观的方法收集病情资料，通过"透过现象看本质""以局部测知整体""以常人之态测患者之态"来考察疾病的本质，从而做出诊断。其特点为：一是司外揣内。是指通过观察、分析患者的外部表现（症状和体征），测知其体内的病理本质（脏腑气血变化），又叫"从外知内"或"以表知里"。外是指疾病表现于外的症状体征；内是指脏腑气血内在的病理本质。"有诸内者，必形诸外"是司外揣内的总结和描述，指人体内部的生理活动、病理变化必然在人体外部表现出来，反之，通过对人体外部现象的观察，便能测知人体内部的生理、病理状况。患者外部表现是疾病的现象，体内脏腑气血失调是疾病的本质。所以观察疾病外部表现是诊断疾病的重要手段。二是见微知著。是指通过观察局部的、微小的变化，可以测知整体的、全身的病变。微，指微小、局部的变化；著，指明显、整体的情况。人体是一个有机的整体，任何部分都与整体或其他部分密切联系。局部可以反映整体的生理、病理信息。舌诊是具体的示例，舌为心之苗，又是脾胃之外候，舌与其他脏腑及经络都有着密切联系。舌的局部变化可以反映脏腑气血的整体状况，所以望舌是诊断疾病的重要手段。三是以常达变。是指以正常的状态作为衡量标准，就可发现太过或不及的异常变化。常，指正常、健康的状态；变，指异常、病理状态。以常达变，是指用健康人的表现或状态去衡量患者，以此来发现患者的异常之处及病变所在。

中医学的认知和思维方法，具有多元化、多层次的特点，擅长哲学与类比思维，注重宏观与整体研究，讲究系统原则，注重逻辑思维。这些均是中医认知和思维过程中的方法特点。故在学习中可应用试探和反证方法获其精髓，得其心法，顿悟奥秘。

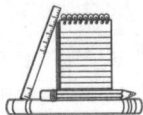

第一章　中医学的哲学基础

【学习目标】
1. 掌握：阴阳学说与五行学说的基本概念和基本内容。
2. 熟悉：阴阳学说与五行学说在中医学中的应用。

阴阳学说和五行学说属于我国古代朴素的辩证法，是古人认识自然、解释自然的世界观和方法论，对中医学理论体系的形成和发展有着重要影响。我国古代医学家们在长期医疗实践基础上，将阴阳学说和五行学说的基本观点和方法运用于医学领域，与经验相结合，借以阐释人体的形态结构、生命过程及疾病的原因、机制、诊断、预防与治疗等，以指导临床诊断和治疗，成为中医学理论体系重要组成部分。阴阳学说和五行学说等哲学理论，也对我国古代天文、历法、地理、农业、军事、政治等自然社会科学领域产生了重要影响。要学习和研究中医学，必须首先学习中医学的哲学理论，掌握中医哲学的基本理论和基本方法。精气学说（又称为"元气""气一元论"）内容因其融入中医学理论中，故不独立阐述。

第一节　阴阳学说

阴阳学说是研究阴阳内涵及其变化规律，用以阐释宇宙万物发生、发展和变化规律的古代哲学理论，属于我国古代唯物论和辩证法的范畴。《类经·阴阳类》："阴阳者，一分为二也。"《易经》以阴爻（- -）和阳爻（—）符号的形式标示阴阳的概念。指出"立天之道，曰阴与阳"，把阴阳的存在及其运动变化视为宇宙的基本规律。宇宙万物又在阴阳二气的对立、互根、消长、转化等相互作用下不断地发展和变化。故《灵枢·病传》说："明于阴阳，如惑之解，如醉之醒。"中医学应用阴阳理论，来阐明人体的生理功能、病理变化规律，并用以指导疾病诊治。《景岳全书·传忠录·阴阳篇》曰："设能明彻阴阳，则医理虽玄，思过半矣。"

一、阴阳的概念和特征

（一）基本概念

阴阳是宇宙中相互关联的事物或现象对立双方属性的概括，既可代表相互对立的事物，又可代表同一事物内部所存在相互对立的两个方面。《说文解字》说："阴，暗也，水之南，山之北。""阳，高明也，山之南，水之北也。"向阳的地方光明，为阳；背阳的地方黑暗，为阴。阴阳的最初含义是指日光的向背。在此基础上，将天地、水火、升降、动静、雌雄等相对立的事物和现象，都以阴阳来概括，完成了阴阳概念的提升。故《素问·阴阳应象大论》说："阴阳者，

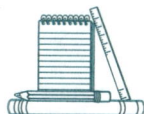

天地之道也，万物之纲纪，变化之父母，生杀之本始，神明之府也。"宇宙间的一切事物或者事物内部都包含着相互对立的阴阳两个方面，由于阴阳之间对立统一的不断运动，推动事物的发生、发展与演变。阴阳是宇宙万物新生、发展、消亡等运动变化规律的纲领。

（二）基本特性

1. 普遍性　阴阳的普遍性是指一切事物和现象的发生、发展和变化，都是阴和阳对立统一矛盾运动的结果。因此阴阳的对立统一广泛存在。春夏秋冬、昼夜晨昏，天地、上下、左右、内外，雌雄、男女、气血、脏腑、经络等，都可用阴阳来分析概括。

2. 关联性　阴阳的关联性指以阴阳所分析的事物和现象，应是在同一范畴、同一层次，即必须是相关联的。如果不具有相互关联性的事物与现象，就不能用阴阳来说明。如昼与夜、热与寒、火与水、气与血等彼此是相互关联的，又是相互对立的，可以用阴阳来概括；但血与火、气与水不属于相互关联的事物，则不能用阴阳来区分。

3. 相对性　阴阳的相对性是指事物的阴阳属性，不是绝对的、不可变的，而是相对的、可变的。阴阳的属性是在与自己的对立面比较中确定的，并随着条件的变化而改变。《局方发挥》曰："阴阳二字，固以对待言，所指无定在。"体现在阴阳的无限可分性及阴阳相互转化性。

无限可分性，指阴或阳的任何一方，还可以分阴阳，即阴中有阳，阳中有阴，阴阳中还有阴阳。如昼为阳，夜为阴。白昼中，上午为阳中之阳，下午为阳中之阴；黑夜，前半夜为阴中之阴，后半夜为阴中之阳。《素问·阴阳离合论》说："阴阳者，数之可十，推之可百；数之可千，推之可万；万之大，不可胜数，然其要一也。"

相互转化性，指事物阴阳属性在一定条件下可以相互转化，阴可转化阳，阳也转化阴。如一年四季中，气温的寒热性质可发生转化，属阳热的夏季可以转化为属阴寒的冬季，反之亦然。阴阳转化周而复始。《素问·阴阳应象大论》说："重阴必阳，重阳必阴。"

4. 规定性　阴阳学说对阴阳各自属性有着明确的规定，具有不可变性和不可反称性。《素问·阴阳应象大论》说："水火者，阴阳之征兆也。"运动的、外向的、上升的、温热的、明亮的、无形的、兴奋的，多属于阳；静止的、内守的、下降的、寒冷的、晦暗的、有形的、抑制的，多属于阴。用阴阳说明事物属性，如水属阴，火属阳，水不能反称为阳，火不能反称为阴，阴阳皆有特定内涵，不可反称。

知识链接

日出而作，日落而息

《黄帝内经》中提道："故阳气者，一日而主外，平旦人气生，日中而阳气隆，日西而阳气已虚，气门乃闭。是故暮而收拒，无扰筋骨，无见雾露，反此三时，形乃困薄。"这段话说明了阳气在一天中的变化规律，早晨阳气生发，中午阳气旺盛，傍晚阳气渐虚，因此到了晚上应当休息，收敛形体，不要扰动筋骨，避免接触雾露，否则身体就会困顿虚弱。

二、阴阳学说的基本内容

阴阳学说的基本内容，包括对立制约、互根互用、消长平衡和相互转化等方面。

（一）对立制约

阴阳对立制约是指属性相反的阴阳双方在统一体中相互排斥、相互斗争。如天与地、上与

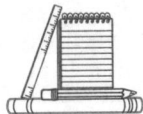

下、内与外、动与静、升与降、出与入、昼与夜、明与暗、寒与热、虚与实、散与聚等。阴阳既是对立的，又是统一的，统一是对立的结果，没有对立就没有统一。没有相反也就没有相成。阴阳两个方面的相互对立，主要表现于它们之间的相互制约、相互斗争。阴与阳相互制约和相互斗争的结果取得了统一，即取得了动态平衡。只有维持这种关系，事物才能正常发展变化，人体才能维持正常的生理状态；否则，事物的发展变化就会遭到破坏，人体就会发生疾病。又如春夏秋冬四季气候变化，夏季阳热盛，但夏至以后阴气渐生，制约夏季炎热之阳；而冬季阴寒盛，但冬至则阳气渐生，以制约严寒之阴。这是自然界阴阳相互制约、相互斗争的结果。人体的阴阳维持着动态平衡状态，即所谓"阴平阳秘，精神乃治"。一旦动态平衡遭到破坏，必然导致疾病的发生。

（二）互根互用

阴阳互根互用是指阴阳之间的相互依存、相互为用关系。互根，即相互依存，互为根本；互用，即相互资生。阴依存于阳，阳依存于阴。"阳根于阴，阴根于阳，无阳则阴无以生，无阴则阳无以化"，如以寒热而言，热为阳，寒为阴，没有热，无所谓寒；没有寒，也无所谓热。又如上下而言，上为阳，下为阴，没有上，也就无所谓下；没有下，也就无所谓上。阴阳学说运用互根互用关系，阐释自然界气候变化和人体生命现象不仅互相排斥，而且互为存在的条件。阳根于阴，阴根于阳，无阳则阴无以生，无阴则阳无以化。阴与阳相互依赖，缺少任何一方，则另一方也就不复存在了。所以事物的发展变化，阴阳二者是缺一不可的。阳蕴含于阴之中，阴蕴含于阳之中。阴阳一分为二，又合二为一，对立又统一。

中医学用阴阳互根互用的特征来阐述人体脏与腑、气与血、功能与物质等在生理病理上的关系。《素问·阴阳应象大论》曰："阴在内，阳之守也；阳在外，阴之使也。"即固守于体内的生理物质（阴），是机体外在功能活动（阳）的物质基础；机体外在的功能活动（阳），是体内生理物质（阴）的外在表现。就个体的生理活动而言，在物质与功能之间、物质与物质之间、功能与功能之间，均存在着阴阳互根的关系。物质属阴，功能属阳，物质是生命的物质基础，功能是生命的主要标志。物质是功能的基础，功能则是物质的反映。脏腑功能活动健全，就会不断地促进营养物质的化生，而营养物质的充足，才能保护脏腑功能活动的平衡。

阴阳学说把人体正常的生理活动概括为"阴平阳秘""阴阳匀平"，即人体中阴阳对立统一、矛盾双方基本上处于相对平衡状态，人体脏腑活动功能就正常。只有物质和功能协调平衡，才能保证人体的正常生理活动。所有相互对立的阴阳两个方面都是如此相互依存的，任何一方都不能脱离开另一方而单独存在，如果双方失去了互为存在的条件，就会导致疾病的发生。人体内的阳气和阴液，一方的不足可以引起另一方的亏损，阳损可以耗阴，阴损可以耗阳。即阳虚至一定程度时，由于"无阳则阴无以化"，故可进一步损伤体内的阴液而导致阴虚，称作"阳损及阴"。反之，阴虚至一定程度，由于"无阴则阳无以生"，故又可损伤体内的阳气而导致阳虚，故称作"阴损及阳"。如果阴阳的互根关系遭到破坏，阴阳双方就失去了互为存在的条件，有阴无阳谓之"孤阴"，有阳无阴谓之"独阳"，"孤阴不生，独阳不长"，机体的生机必遭破坏，甚至"阴阳离决，精气乃绝"而死亡。

（三）消长平衡

阴阳的消长平衡就是指阴阳在不断消长运动中维持着相对的平衡状态。消，即减少；长，即增多；消长是指事物的盛衰变化。平衡是指协调、平和的相对稳定状态。阴阳消长大体可概括为相互消长与协调平衡两个方面。

1.相互消长　消长，增减、盛衰之谓。阴阳消长，是阴阳对立双方的增减、盛衰、进退的

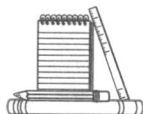

运动变化，是指对立互根的阴阳双方，不是一成不变的，而是在一定时间、一定限度内，存在着增减与比例大小的变化。而是始终处于此盛彼衰、此增彼减、此进彼退的运动变化之中。所谓"消"，就是减少、变弱、衰退；所谓"长"，就是增多、亢进、加强。

阴阳双方在彼此消长的动态过程中保持相对的平衡，人体才保持正常的运动规律。平衡是维持生命的关键。阴阳双方在一定范围内的消长，体现了人体动态平衡的生理活动过程。如果这种"消长"关系超过了生理限度，便将出现阴阳某一方面的偏盛或偏衰，于是人体生理动态平衡失调，疾病就由此而生。在疾病过程中，同样也存在着阴阳消长的过程。一方的太过，必然导致另一方的不及；反之，一方不及，也必然导致另一方的太过。阴阳偏盛，是属于阴阳消长中某一方"长"得太过的病变，而阴阳偏衰是属于阴阳某一方面"消"得太过的病变。其一，此长彼消即阴长阳消，阳长阴消。阴阳中的任何一方增长而强盛，势必制约对方太过，从而使对方消减。其二，此消彼长即阴消阳长，阳消阴长。阴阳中的任何一方的衰减，制约对方力量减弱，势必引起对方增长，甚至偏亢。以一日昼夜变化为例，中午至黄昏及夜半，为阳消阴长；夜半至清晨及中午，为阴消阳长。

阴阳偏盛偏衰就是阴阳异常消长病变规律的高度概括。一般说来，阴阳消长有常有变，正常的阴阳消长是言其常，异常的阴阳消长是言其变。总之，自然界和人体所有复杂的发展变化，都包含着阴阳消长的过程，是阴阳双方对立斗争、依存互根的必然结果。

2. 皆消皆长　导致阴阳皆消皆长的根本原因，在于阴阳互根互用的关系。其一，此长彼长即阴随阳长，阳随阴长。这是互根互用得当的结果。阴阳双方相互依存和资助，若互用得当，一方旺盛，则可促进另一方亦随之增长。其二，此消彼消即阴随阳消，阳随阴消。这是阴阳互根互用不及所造成的。阴阳双方中的任何一方虚弱，无力资生助长对方，结果对方亦随之消减而虚弱。以人体内气血为例，气为阳，血为阴。气能生血，若气虚日久，不得恢复，则化血功能衰弱，可致气血两虚，为阳消阴消。如血虚日久，气生化无源，亦可致气血两虚为阴消阳消。

（四）相互转化

阴阳的相互转化是指阴阳双方在一定条件下，向其相反的方向转化。阴可以转化为阳，阳也可以转化为阴。阴阳的相互转化既可以表现为渐变形式，也可表现为突变形式。阴阳之所以能够相互转化，是因为对立双方相互倚伏有向对立面转化的因素。阴阳的相互转化，必须具备一定条件。《素问·阴阳应象大论》说："重阴必阳，重阳必阴。""寒极生热，热极生寒。"这里的"重""极"都是促进转化条件。没有一定条件，阴阳是不可能转化的。

阴阳既相互对立，又相互统一。阴阳的对立、互根、消长及其转化，是体现阴阳之间相互关系及其运动规律。阴和阳两方面既是相互对立与制约，又是互根互用，存于同一统一体中，阴阳之气在相互作用的运动变化中维系着动态平衡。阴阳的相互依存、相互为用是阴阳关系的基础。阴阳的互相消长与转化，是以阴阳的互根互用的关系为基础。

三、阴阳学说在中医学中的应用

阴阳学说贯穿中医学理论体系始终，借以说明人体组织结构、生理功能、病理变化，并指导着临床诊断与治疗。

（一）说明人体的组织结构

人体是一个有机的整体。人的一切组织结构，既是有机联系的，又可划分为相互对立的阴阳两部分。故《素问·金匮真言论》曰："人生有形，不离阴阳。"就人体部位而言，上部为阳，

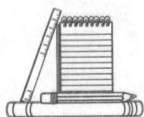

下部为阴；体表为阳，体内为阴；四肢外侧为阳，内侧为阴。脏腑可分阴阳，如五脏属阴，六腑属阳；五脏又可分阴阳，心肺居上属阳，肝、脾、肾居下属阴。各脏又有阴阳之分，如心有心阴、心阳，肾有肾阴、肾阳等。《素问·金匮真言论》曰："夫言人之阴阳，则外为阳，内为阴。言人身之阴阳，则背为阳，腹为阴。言人身之脏腑中阴阳，则脏者为阴，腑者为阳。肝心脾肺肾五脏皆为阴，胆胃大肠小肠膀胱三焦六腑皆为阳。"总之，人体上下、左右、内外、表里、前后各形体结构，凡属相互关联又相互对立的部分，就可以用阴阳属性来表示。

（二）说明人体的生理功能

中医学认为，脏腑功能是人体生命活动的核心，心、肝、脾、肺、肾等脏腑根据功能作用不同分为阴气和阳气。阴气主凉润、宁静、抑制、沉降；阳气主温煦、推动、兴奋、升发。由于人体内阴阳之气的相互作用，推动着人体内物质与物质、物质与能量之间的相互转化，推动和调控着人体的生命进程。阳主升，阴主降。阴阳之中复有阴阳，所以阳虽主升，但阳中之阴则降；阴虽主降，但阴中之阳又上升。阳升阴降是阴阳固有的性质，阳降阴升则是阴阳交合运动的变化。人体阴精与阳气的矛盾运动过程，就是气化活动的过程，也是阴阳的升降出入过程。气化正常，则升降出入正常，体现为正常的生命活动。否则，气化失常，则升降出入失常，体现为生命活动的异常。由于阴阳双方是对立统一的，所以两者之间的升与降、出与入也是相反相成的。这是从阴阳运动形式的角度，以阴阳升降出入的理论来说明人体的生理功能的。精、气、血、津液是构成人体和维持生命活动的基本物质。气属阳，精、血、津液属阴。阴气主内，为阳气固守于外的物质基础；阳气主外，为精血津液生成、输布的动力。故《素问·阴阳应象大论》说："阴在内，阳之守也；阳在外，阴之使也。"阴阳和谐，脏腑经络功能正常，气血运行有序，形神相得，则人体保持健康状态。若人体内的阴阳之气不能相互为用而分离，其生命活动也即将终止。中医学应用阴阳学说界定人体健康和疾病的状态，机体阴阳平衡标志着健康。故《素问·生气通天论》说："阴平阳秘，精神乃治；阴阳离决，精气乃绝。"

（三）说明人体的病理变化

阴阳平衡协调是生理活动的基础，一旦受到破坏，阴阳失去平衡，发生疾病。可以说阴阳失调是疾病发生的基础。疾病的发生与发展取决于邪气与正气两方面因素。所谓邪气，就是各种致病因素的总称；正气泛指人体的机能活动，常与邪气对称。邪气有阴邪（如寒邪、湿邪）和阳邪（如六淫中的风邪、火邪）之分。正气又有阴精和阳气之别。疾病的发生发展过程就是邪正斗争的过程。邪正斗争导致阴阳失调，而出现各种各样的病理变化。无论外感病或内伤病，无论疾病的病理变化如何复杂，无外乎阴阳的偏胜偏衰。

1. 阴阳偏胜

（1）**阳胜则热，阳胜则阴病** 阳邪亢盛，性质为热，出现热证。如暑热之邪侵入人体可造成机体阳气偏盛，出现高热、汗出、口渴、面赤、脉数等表现，其性质属热，所以说"阳盛则热"。阳长则阴消，阳偏胜必然导致阴液的损伤。如在高热、汗出、面赤、脉数的同时，必然出现阴液耗伤而口渴的现象，故曰："阳盛则阴病。""阳盛则热"，是指因阳邪所致的疾病的性质；"阳盛则阴病"，是指阳盛必然损伤人体的正气（阴液）。

（2）**阴胜则寒，阴胜则阳病** 阴邪亢盛，性质为寒，出现寒证。如寒冷之邪侵入人体可造成机体阴气偏盛，出现腹痛、泄泻、形寒肢冷、舌淡苔白、脉沉等表现，其性质属寒，所以说"阴盛则寒"。阴长则阳消，阴偏胜必然导致阳气的损伤。如在腹痛、泄泻、舌淡苔白、脉沉的同时，必然出现阳气耗伤而形寒肢冷的现象，故曰："阴盛则阳病。""阴盛则寒"，是指因阴邪所致疾病的性质；"阴盛则阳病"，是指阴盛必然损伤人体的正气（阳气）。

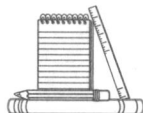

2. 阴阳偏衰

（1）阳虚则寒　人体的阳气虚损，阳虚不能制约阴，则阴相对偏胜而出现寒象。如机体阳气虚弱，可出现面色苍白、畏寒肢冷、神疲蜷卧、自汗、脉微等表现，其性质亦属寒，所以称"阳虚则寒"。

（2）阴虚则热　人体的阴液不足，阴虚不能制约阳，则阳相对的偏胜而出现热象。如久病耗阴或素体阴液亏损，可出现潮热、盗汗、五心烦热、口舌干燥、脉细数等表现，其性质亦属热，所以称"阴虚则热"。

3. 阴阳互损　阴阳任何一方虚损到一定程度时，必然导致另一方的不足。阳虚至一定程度，因无力化生阴液，出现阴虚的现象，称"阳损及阴"。阴虚至一定程度，因不能滋养阳气，出现阳虚的现象，称"阴损及阳"。"阳损及阴""阴损及阳"，最终导致"阴阳两虚"。

（四）用于疾病的诊断

疾病发生、发展与变化的根本在于阴阳失调。疾病中的千变万化、错综复杂的临床表现，均可运用阴阳加以概括说明。故《素问·阴阳应象大论》云："善诊者，察色按脉，先别阴阳。"

辨证是中医学诊断疾病的核心。在临床辨证中，可用阴阳来概括分析错综复杂的各种证候，只有分清阴阳，才能抓住疾病的本质，做到执简驭繁。如八纲辨证中，阴阳是八纲的总纲，表证、热证、实证属阳，里证、寒证、虚证属阴。将四诊收集的各种资料，按阴阳特征来辨别疾病属性，为辨证提供依据。如望诊的颜色赤黄多属于阳，颜色青黑多属于阴；闻诊语声高亢洪亮多属于阳，语声低微无力多属于阴；问诊身热恶热属阳，身寒喜暖属阴；切诊数者为阳，迟者为阴等。

（五）用于指导疾病的防治

疾病的基本病机是阴阳失调，调整阴阳，补其不足，泻其有余，是治疗的基本原则。阴阳一方偏胜，是有余之证，应损其有余。"阳盛则热"属实热证，宜用寒凉药以制其阳，以寒治热，即"热者寒之"。"阴盛则寒"属实寒证，用温热药以制其阴，以热治寒，即"寒者热之"。阴阳一方偏衰，是不足之证，应补其不足。"阳虚则寒"是阳不制阴而致阴盛，属虚寒证，不宜辛温发散药以散阴寒，应"阴病治阳"，用"益火之源，以消阴翳"的治法。"阴虚则热"是阴不制阳而致阳亢，属虚热证，不能用寒凉药直折其热，应"阳病治阴"，用"壮水之主，以制阳光"的治法。

阳损及阴、阴损及阳、阴阳互损的治疗原则，根据阴阳互根的原理，阳损及阴则应治阳要顾阴，在充分补阳的基础上补阴；阴损及阳则应治阴且顾阳，在充分补阴的基础上补阳；阴阳俱损则应阴阳俱补。阴阳可概括药物的性能，指导临床用药。阴阳是生命的根本，"法于阴阳"，即遵循自然界阴阳变化规律来调理人体的阴阳，以保持人与自然界的协调统一。"圣人春夏养阳，秋冬养阴，以从其根，故与万物沉浮于生长之门"。

第二节　五行学说

五行学说是借木、火、土、金、水五种具体物质的特性及其生克规律来认识世界、解释世界和探索宇宙规律的一种世界观和方法论。五行学说认为世界是物质的，天地万物均是由木、火、土、金、水五种基本物质所构成，自然界各种事物与现象的发生与发展变化，均是这五种物质不断运动和相互作用而产生的。五行学说来源于古代劳动人民长期生活和生产实践。古人

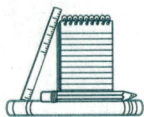

把这五种物质属性加以抽象推演，用来说明整个物质世界。这一学说渗入中医学领域，用以说明人体生理病理，并指导疾病的诊断与治疗，成为中医学独特理论体系的重要组成部分。

一、五行的概念、特性及归类

（一）五行的概念

五行即指木、火、土、金、水五种物质及其运动变化。"五"是指木、火、土、金、水五种基本物质；"行"即运动变化。五行学说中的"五行"不再特指木、火、土、金、水五种物质本身，而是一个抽象的哲学概念，采用取象比类和推演络绎方法，将自然界中各种事物和现象归纳为五类，并以五行"相生""相克"关系来解释各种事物发生、发展与变化的规律。运用中医学领域，来阐述人体脏腑生理、病理及其与外在环境的相互关系，以指导疾病的诊断与治疗。

（二）五行的特性

古人在长期生活与生产实践中，通过对木、火、土、金、水五种基本物质观察，对一切事物五行属性运用取象比类思维方法概括总结，形成了五行特性基本概念。

1.木的特性　"木曰曲直"。曲，屈也；直，伸也。"曲直"是指能屈能伸。木具有树干曲直，向上向外舒展的特性。具有上述性质和作用的事物属于木。

2.火的特性　"火曰炎上"。炎，热也；上，上升。"炎上"是指火具有炎热、上升、光明的特性。具有上述性质和作用的事物属于火。

3.土的特性　"土爰稼穑"。爰，通曰。春种曰稼，秋收曰穑，"稼穑"是指农作物的播种和收获。土具有生化、载物的特性，具有生化、承载、受纳性质和作用的事物属于土。

4.金的特性　"金曰从革"。从，顺从也；革，即革而不降。"从革"，是指金质地沉重下坠之性。具有沉降、肃杀、收敛、洁净等性质和作用的事物属于金。

5.水的特性　"水曰润下"。润，即滋润；下，即向下、下行。"润下"是指水具有滋润、向下、封藏的特性。具有上述性质和作用的事物属于水。

（三）事物属性的五行归类

运用取象比类法和推演络绎法，将自然界各种事物和现象及人体的脏腑组织、生理病理现象分别归属于木、火、土、金、水五行系统之中。

1.取象比类法　即从事物的形象中找出能反映其本质的特征，直接与五行各自的特性相比较，以确定其五行属性的方法。如事物属性与木的特性相类似，则将其归属于木，与火的特性相类似，则将其归属于火等。

2.推演络绎法　即根据已知某些事物的五行属性，推演至其他相关的事物，以得知这些事物五行属性的方法。如肝属木，由于肝合胆、主筋、其华在爪，开窍于目，故经推演络绎而把胆、筋、爪、目归属于木。

五行学说以天人相应为指导思想，以五行为中心，以时空结构的五方、五季，人体结构的五脏为基本构架，将自然界事物和现象与人体生命现象联系起来，形成了联系人体内外环境的五行结构系统，说明人体与自然环境的统一性。

二、五行学说的基本内容

五行学说是以相生、相克等关系来探索阐释自然界的各种事物和现象之间，以及事物和现象内部对立统一的相互联系和自我调控机制。

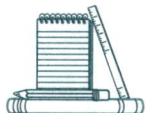

（一）五行的相生与相克

五行相互之间不是孤立、静止不变的，是有序"相生""相克"的关系，维持事物生化不息的动态平衡。

1. 相生　五行之间互相滋生和促进的关系称之为相生。相生即资生、助长、促进之意。"天有五行，木、火、土、金、水是也，木生火，火生土，土生金，金生水，水生木"。相生关系中有"生我""我生"两方面构成。"生我"者为母，"我生"者为子。如"水"，金生水，水生木，故金为"水"之母，木为"水"之子。

2. 相克　五行之间相互制约的关系称之为相克。相克即制约、克制、抑制之意。五行相克为木克土，土克水，水克火，火克金，金克木。相克关系中有"我克""克我"两个方面，我克者为"所胜"，克我者为"所不胜"。如"水"，土克水，水克火，故水的"克我"者为土，水的"我克"者为火；土为水之"所不胜"，火为水之"所胜"。

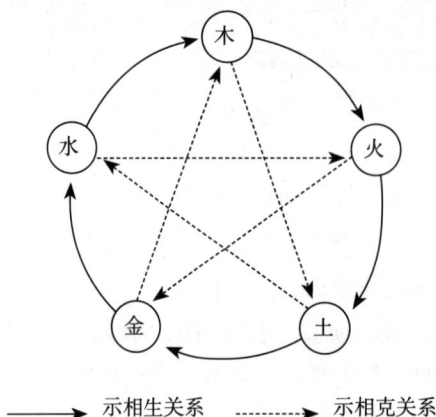

图 1-1　五行相生相克示意图

（二）五行的相乘与相侮

五行的相乘和相侮，是五行之间异常克制现象；是事物运动变化中的反常现象。

1. 五行相乘　是指五行中某一行对所胜一行过度克制。乘者，凌也，即以强凌弱之意。五行相乘次序与相克相同，木乘土，土乘水，水乘火，火乘金，金乘木。相克是五行之间正常制约关系；相乘是五行之间异常制约现象。导致相乘原因有太过与不及两种情况。

（1）过度亢盛　是指五行中某一行对其"所胜"一行克制太过，使其虚弱。以木克土为例，木过度亢盛，而土虽不虚，但难以承受木过度克制，此为木亢乘土的相乘现象。

（2）过于虚弱　是指五行中某一行难以抵御其"所不胜"一行的正常限度克制，使其更加虚弱。以木克土为例，正常情况下，木克土，以维持木土之间相对平衡。若土自身不足，木虽然属于正常水平，但也会乘土之虚而克之，使土更虚。

2. 五行相侮　是指五行中某一行本身太过，使原来克它一行，不仅不能去制约它，反而被它所克制，即"反克"，又称"反侮"。侮，为欺侮、欺凌之义。五行相侮次序与相克、相乘的方向相反，即木侮金，金侮火，火侮水，水侮土，土侮木。导致相侮原因，也有"太过"与"不及"两种情况。

（1）太过所致相侮　是指五行某一行过于强盛，使其"所不胜"一行不仅不能克制它，反而受到它反向克制。以木为例，金克木，但由于木过度亢盛，则金不仅不能去克木，反而被木所克制，使金受损。

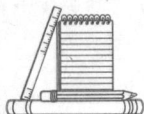

（2）不及所致相侮　是指五行中某一行过于虚弱，不仅不能制约其"所胜"一行，反而受到其"所胜"一行的"反克"。如正常情况下，金克木，木克土，但当木过度衰弱时，土乘木之衰而反侮之。

相乘和相侮均是五行间生克制化的异常关系。相乘是按五行相克次序发生的过强克制，相侮是发生与五行相克次序相反方向的克制。但在发生相乘时，也可同时发生相侮；发生相侮时，也可同时发生相乘。如木气过亢时，会过度克制其所胜之土（相乘），也可同时恃己之强反向克制己所不胜之金（相侮）；反之，木气虚弱时，不仅金来乘木，同时其所胜之土也乘其虚而反侮之。

（三）五行的母子相及

母子相及为相生异常变化。及，即连累的意思。包括母病及子和子病及母两种情况。

1.母病及子　指五行中某一行异常，影响到其子一行，结果母子皆异常。母行虚弱，引起子行不足，致母子皆不足。水生木，水为木母，木为水子，若水之不足无以生木，导致木亦虚弱，水竭木枯，母子俱衰。如肾属水，肝属木，肾为肝之母，肝为肾之子，如肾阴精亏虚，致肝阴血不足，出现肝肾阴虚之证。肾病及肝，则为"母病及子"。

2.子病及母　指五行中某一行异常，影响到其母一行，结果母子皆异常。子病及母一般规律有三种：一是子行亢盛，引起母行亦亢盛，结果子母两行皆盛，常称为"子病犯母"。如肝属木，心属火，木生火，心为肝之子，心火旺引起肝火旺，是为心肝火旺。二是子行虚弱，累及母行，导致母行亦不足，终致"子母俱虚"。脾属土，肺属金，土生金，肺为脾之子，肺气虚弱到一定程度，影响了脾气运化功能。三是子行亢盛，损伤母行，以致子盛母衰，常称为"子盗母气"。肝属木，肾主水，水生木，肝旺盗其肾精，以养肝血，使肾脏亏虚。

三、五行学说在中医学中的应用

五行学说在中医学中应用，是以五行特性和生克乘侮规律，来分析研究人体脏腑组织器官的功能及相互关系，解释病理机制，以指导临床诊断和治疗。

（一）说明五脏的生理功能特点

五行学说将人体脏腑组织分别归属于五行，以五行特性来说明五脏生理功能。例如，木有生长升发、舒畅条达特性，肝喜条达而恶抑郁，故以肝属"木"。火有温热特性，心阳具有温煦作用，故以心属"火"。土有生化万物特性，脾主运化水谷，为气血生化之源，故以脾属"土"。金有清肃、收敛特性，肺有肃降作用，故以肺属"金"。水具有滋润、下行特性，肾主水，肾阴有滋养全身作用，故以肾属"水"。五脏功能活动不是孤立的，而是互相联系的。五行学说用五行生克制化规律说明脏腑之间生理联系。五脏相互资生，水生木，肾生肝，肾藏精以滋养肝血；木生火，肝生心，肝藏血以济心；火生土，心生脾，心之热以温脾；土生金，脾生肺，脾化生水谷精微以充肺；金生水，肺生肾，肺气肃降以助肾。五脏相互制约，金克木，肺克肝，肺气清肃下降，制约肝气升发太过；木克土，肝克脾，肝气条达，疏泄脾气壅滞；土克水，脾克肾，脾主运化水湿，防止肾水泛滥；水克火，肾克心，肾水上济于心，制止心火亢烈；火克金，心克肺，心火之阳热，制约肺气清肃太过。"亢则害，承乃制，制则生化"，"盖造化之机，不可无生，变不可无制，无生则发育无由，无制则亢而为害"。

五脏生理功能具有多样性，相互间关系复杂。用五行特性不能完全说明五脏所有功能，难以完全阐释五脏间复杂的生理联系。因此，研究五脏生理功能及其相互关系时，不能局限于五行相生相克理论。

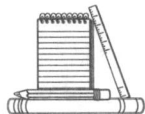

（二）说明五脏病变的相互影响

五行学说生克乘侮理论，说明人体病理状况下五脏之间相互传变，分为相生关系的传变和相克关系的传变。

相生关系的传变包括"母病及子"和"子病及母"两个方面。母病及子是指疾病传变次序从母脏传及子脏，如肝病及心、肾病及肝等。子病及母是指疾病传变次序从子脏传及母脏，如肝病犯肾、心病犯肝等。一般认为，按相生规律传变时，母病及子病情较轻，子病及母病情较重。相克关系的传变包括"相乘"与"相侮"两个方面。相乘是指过度克制为病，以肝木和脾土为例，相乘传变有"土虚木乘"和"木旺乘土"两种情况。相侮为反向克制为病，如"土虚水侮""木火刑金"。

（三）指导疾病的诊断

五脏六腑及五色、五味、五志等都可归属于五行，故某一行内脏有病时，可影响到同行中其他方面。如人体内脏功能活动及其相互关系异常变化，可以从患者面色、声音、口味、脉象等方面反映出来。《灵枢·本脏》说："视其外应，以知内藏。"所以临床对望、闻、问、切四诊所得资料，根据五行配属关系及变化规律，确定五脏病变部位，推断病情进展和判断疾病预后。

以本脏所主之色、味、脉来诊断本脏之病；以他脏所主之色、味、脉来确定五脏相兼病变。如面见赤色，口味苦，脉洪，可诊断为心火亢盛；面见青色，喜食酸味，脉见弦象，其病多在肝；心脏患者面见黑色，为水来克火，与肾脏相关；脾虚的患者，面见青色，为木来乘土，与肝脏相关等。从色脉来判断病情顺逆，色脉相合，其病顺；若色脉不符，得克则死，得生则生。如肝病色青见脉弦，为色脉相合，其病顺；若不得弦脉反见浮脉，现克己之脉，为逆。临床中，对于疾病诊断及预后推断，必须坚持"四诊合参"。

（四）指导疾病的治疗

不同药物，有不同颜色与气味。青色、酸味入肝；赤色、苦味入心；黄色、甘味入脾；白色、辛味入肺；黑色、咸味入肾。须结合药物四气（寒、热、温、凉）和升降浮沉等理论综合分析，辨证用药。一脏受病，可以波及他脏而致疾病发生传变，如"见肝之病，知肝传脾，当先实脾"。

知识链接

"五色入五脏"健康饮食

"五色入五脏"，白色入肺，青色入肝，红色入心，黄色入脾，黑色入肾。根据此理论，有针对性地选择相应颜色的食物，可以对特定的脏腑进行滋养和调理。如百合、雪梨等白色的食物有助于润肺，菠菜、芹菜等青色的食物有益于疏肝。合理搭配五色食物，也有助于增强体质，预防疾病。如黄色食物中的类黄酮有助于降低胆固醇，预防动脉硬化；黑色食物中的花青素具有抗氧化作用，有助于预防心血管疾病和某些癌症。黄黑相配，可健脾补肾，增强免疫力。

精气学说、阴阳学说和五行学说，奠定了中医学理论基石，世界本原于气，气之动静而分阴阳，阴阳合和化生五行，五行是构成宇宙万物的基本元素，"易有太极，是生两仪（阴阳），两仪生四象（木火金水），四象生八卦"的宇宙演化观，构筑了中医学理论体系基本框架，阐述了生命运动基本规律，建立了中医学整体医学模式。

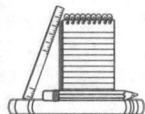

复习思考题

1. 阴阳学说的基本内容?

2. 五行各自的特性?

3. 五行之间生克乘侮关系?

4. 怎样运用五行理论治疗情志疾病?

5. 运用五行母子相生规律确定的治疗原则是什么?

扫一扫，查阅
复习思考题答案

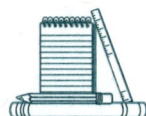

第二章　藏　象

【学习目标】

1. 掌握：五脏六腑的生理功能及相互关系。
2. 熟悉：藏象的概念与脏腑特点；奇恒之腑的生理功能及生理联系。
3. 了解：藏象学说的形成与五脏六腑病理变化。

第一节　藏象概述

一、藏象的基本概念

藏象学说是研究藏象内涵及各脏腑结构、功能、病理变化，脏腑之间、脏腑与形体官窍之间、脏腑与自然环境之间的相互关系，以及各脏腑与精、气、血、津液等精微物质的关系的学说。

藏象，是指藏于体内的脏腑其表现于外的生理、病理征象及与自然界相通应的事物和现象。藏，是指藏于人体内的脏腑器官。象，有二种含义，一是指脏腑器官形态结构及生理活动表现于外的征象；二是内脏与自然界相通应的事物和现象。《类经·藏象类》曰："象，形象也。藏居于内，形见于外，故曰藏象。"因此，"藏"是"象"的内在本质，"象"是"藏"的外在反映。藏象学说的整体观，体现人体结构与功能、物质与代谢、局部与整体、人体与环境的统一。

二、藏象学说的基本内容

藏象学说是研究脏腑形体官窍的形态结构、生理病理及其相互关系的学说。它认为人体是以心、肝、脾、肺、肾五脏为中心，以胆、胃、大肠、小肠、膀胱、三焦等六腑相配合，以气血精津液为物质基础，通过经络内与五脏六腑、外与形体官窍所构成五个功能活动系统。

脏腑是人体五脏、六腑和奇恒之腑的总称。心、肝、脾、肺、肾合称五脏。脏通"藏"，有贮藏之意。从形象上看，五脏属于实体性器官；从功能上看，五脏是主"藏精气"，即化生和贮藏气血、津液、精气等精微物质，主持复杂的生命活动。《素问·五脏别论》说："五脏者，藏精气而不泻也，故满而不能实。"满，指精气盈满；实，指水谷充实。满而不能实，就是说五脏贮藏的都是精气，而不是水谷或废料。胆、胃、小肠、大肠、膀胱、三焦合称六腑。腑通"府"，有府库之意。从形象上看，六腑属于管腔性器官；从功能上看，六腑是主"传化物"，即受纳和腐熟水谷，传化和排泄糟粕，主要是对饮食物起消化、吸收、输送、排泄的作用。《素问·五脏别论》说："六腑，传化物而不藏，故实而不能满也。"六腑传导、消化饮食物，经常充盈水谷，

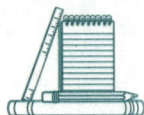

而不贮藏精气。因传化不藏，故虽有实而不能充满。但应指出，所谓五脏主藏精气，六腑传化糟粕，仅是相对地指出脏和腑各有所主而已。实际上，五脏中亦有浊气，六腑中亦有精气，脏中的浊气，由腑输泻而出，腑中的精气，输于脏而藏之。脑、髓、骨、脉、胆、女子胞六者合称奇恒之腑。奇者异也，恒者常也。奇恒之腑，形多中空，与腑相近，内藏精气，又类于脏，似脏非脏，似腑非腑，故称之为"奇恒之腑"。《素问·五脏别论》说："脑、髓、骨、脉、胆、女子胞，此六者，地气之所生也，皆藏于阴而象于地，故藏而不泻，名曰奇恒之府。"藏象学说的内容主要为脏腑、形体和官窍等。其中，以脏腑，特别是五脏为重点。五脏是生命活动的中心，六腑和奇恒之腑均隶属于五脏。

三、藏象学说的特点

藏象学说的基本特点是以五脏为中心的整体观。五脏理论是藏象学说中最重要的内容。藏象学说的研究对象是具有生命活力的人。人体是以五脏为中心的、极其复杂的有机整体。人体各组成部分之间，在形态结构上密不可分，在生理功能上互相协调，在物质代谢上互相联系，在病理上互相影响。人体的生理病理又与外界环境相通应，体现了结构与功能、物质与代谢、局部与整体、人体与环境的统一。

第二节　五　脏

心、肺、脾、肝、肾称为五脏，加上心包络又称六脏。但习惯上把心包络附属于心，称五脏即概括了心包络。五脏具有化生和贮藏精气的共同生理功能，同时又各有专司，且与躯体官窍有着特殊的联系，形成了以五脏为中心的特殊系统。其中，心的生理功能起着主宰作用。

一、心

心五行属火，阴阳属性为"阳中之阳"，与夏气相通应。心为神之居，具有主宰人体生命活动的功能。故《黄帝内经》称其为："君主之官。""五脏六腑之大主。""生之本。"心的主要生理功能为主血脉、主藏神。心与小肠相表里，在体合脉，其华在面，开窍于舌，在志为喜，在液为汗。心居于胸腔之内，两肺之间，膈膜之上，脊柱之前。

（一）主要生理功能

1. 主血脉　是指心气推动血液在脉道中循行的作用，包括主血和主脉两个方面。血就是血液；脉，即脉管，又称经脉，为血之府，是血液运行的通道。心脏和脉管相连，形成一个密闭的系统，成为血液循环的枢纽。心脏不停地搏动，推动血液在全身脉管中循环无端，周流不息，成为血液循环的动力。《医学入门·脏腑》说："人心动，则血行于诸经……是心主血也。"由此可见，心、脉和血所构成的这个相对独立系统的生理功能，都属于心所主，都有赖于心脏的正常搏动。中医学通过触摸脉搏的跳动，来了解全身气血的盛衰，作为诊断疾病的依据之一，称之为"脉诊"。

心主血脉的生理作用，一是行血以输送营养物质。心气推动血液在脉内循环运行，血液运载着营养物质以供养全身，使五脏六腑、四肢百骸、肌肉皮毛都获得充分的营养，借以维持其正常的功能活动；二是生血，使血液不断地得到补充。胃肠消化吸收的水谷精微，通过脾主运化、升清散精的作用，上输给心肺，在肺部吐故纳新之后，贯注心脉变化而赤成为血液。

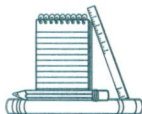

心主血脉的功能可从面色、脉象、舌象、胸部感觉等方面反映出来。心脏功能正常，则心脏搏动如常，脉象和缓有力，节律调匀，面色红润光泽。如心气不足，血液亏虚，脉道不利，则血液不畅，或血脉空虚，而见面色无华、脉象细弱无力等，甚则发生气血瘀滞，血脉受阻，而见面色灰暗，唇舌青紫，心前区憋闷和刺痛，脉象结、代、促、涩等。

心、脉、血三者共同组成一个相对独立循环于全身的系统。血液正常运行，除需心气充沛外，还有赖于血液充盈和脉道通利。因此，心气充沛、血液充盈、脉道通利是正常血液循环必备的三个条件。

2. 主藏神   是指心具有统帅五脏六腑、形体官窍一切活动和主精神意识思维活动的功能，又称"心主神明"。《素问·灵兰秘典论》说："心者，君主之官，神明出焉。"神有广义和狭义之分。广义之神是指整个人体生命活动的主宰和总体现，包括面色表情、目光眼神、言语应答、意识思维、肢体活动等。狭义之神是指人的精神、意识、思维活动。

（1）**主宰人体生命活动**   神是人体形体的机能或功用。由精气构成的形体是人身的根本。《灵枢·本神》说："生之来谓之精，两精相搏谓之神。"神随着个体的发生、发育、成长、消亡而发生、发展和消亡。神由先天之精气所化生，当胚胎形成之际，生命之神也就产生了。出生之后，在个体发育过程中，神还必须依赖于后天水谷精气的充养。《灵枢·平人绝谷》说："神者，水谷之精气也。"神的产生是有物质基础的。精气是产生神的物质基础。形具而神生，形者神之体，神者形之用。形存则神存，形谢则神灭。神为人体生命活动的主宰。五脏六腑必须在心的统一指挥下，才能进行统一协调的正常的生命活动。心为君主而脏腑百骸皆听命于心。

（2）**主司精神意识思维活动**   在正常情况下，神明之心接受和反映客观外界事物，进行精神、意识、思维活动。《灵枢·本神》说："所以任物者谓之心。""任物"之"任"，是接受、担任、负载之意，即心具有接受和处理外来信息的作用。有了这种"任物"的作用，才会产生精神和思维活动，对外界事物做出判断。《饮膳正要·序》说："心为身之主宰，万事之根本。"人体的一切精神意识思维活动，都是脏腑生理功能的反映。故把神分成五个方面，并分属于五脏，《素问·宣明五气论》说："心藏神，肺藏魄，肝藏魂，脾藏意，肾藏志。"人的精神意识思维活动，虽五脏各有所属，但主要还是归属于心主神明的生理功能。《灵枢·邪客》说："心者，五脏六腑之大主也，精神之所舍也。"

心主神明的功能正常，则精神振奋，神志清晰，思维敏捷，对外界信息反应灵敏和正常。《素问·移精变气论》说："得神者昌，失神者亡。"如心主神明的功能异常，则出现精神意识思维活动的异常，如失眠、多梦、神志不宁，甚至谵狂，或反应迟钝、精神萎靡，甚则昏迷、不省人事等，并且还可以影响其他脏腑的功能活动，甚至危及整个生命。所以《素问·灵兰秘典论》说："主明则下安……主不明则十二官危。"

心主藏神与主血脉密切相关。气、血、津液、精等是人体脏腑功能活动的物质基础。主神明是心脏生理功能之一，心脏运送血液以营养全身，也包括为自身提供生命活动必要的物质，所以就这个意义讲，血液又是神明活动的物质基础。《素问·八正神明论》说："血气者，人之神。"心神清明，能调控心血运行，使血液在脉中正常运行。心主血脉的功能异常，亦必然出现神明的改变。《灵枢·营卫生会》说："血者，神气也。"

（二）心的系统连属

1. 心合小肠   心与小肠通过经络相互络属，构成表里关系。

2. 在体合脉，其华在面   心在体合脉，是指全身的血脉都由心所主司，即心主脉。心的生理功能正常与否，可以在脉象上得到反映。心功能正常，则脉象安和，搏动有力，不疾不徐。

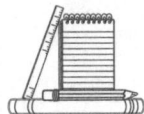

反之，若心功能失常，则脉象亦异常。如心气不足，运血无力，则脉象虚弱；心血不足，血液不充，则脉象细小；心脉瘀阻，血行不畅，则脉涩，或结、代、促。

华是指光彩之意。心其华在面，是指心脏精气的盛衰，可以显露于面部的色泽变化。由于面部的血脉极其丰富，《灵枢·邪气脏腑病形》说："十二经脉，三百六十五络，其血气皆上于面而走空窍。"心又主血脉，所以面部色泽的变化可以反映心脏精气的盛衰及心脏的功能状态。若心气充沛，血脉充盈，则面色红润光泽。反之，若心气不足，则面色㿠白；心血亏虚，则面色淡白无华；心脉痹阻，则面色青紫；心火亢盛，则面色红赤；心阳暴脱，则面色苍白、晦暗。

3. 开窍于舌 心开窍为舌，是指舌为心之外候，即心气盛衰及其功能状态可从舌的变化得以反映，又称舌为"心之苗"。舌体血脉丰富，且无表皮覆盖，而心主血脉，故舌色能灵敏地反映心主血脉的功能状态。其次，心通过手少阴心经上连于舌。《灵枢·经脉》说："手少阴之别……循经入于心中，系舌本。"再者，舌体的运动、舌之语言表达、舌之味觉功能均以心血为物质基础，依赖于心神的统领。因而通过观察舌的变化可以了解心主血脉及藏神功能是否正常。心的主血、藏神功能正常，则舌体红活荣润，柔软灵活，味觉灵敏，语言流利。若心血亏虚，则舌色淡白；心阳不足，则舌质淡胖；心阴不足，则舌红瘦瘪；心火上炎，则舌红生疮；心血瘀阻，则舌质紫暗，或有瘀斑。若心主神志功能失常，则可见舌卷、舌强、语謇，甚或失语等。

4. 在志为喜 心在志为喜，是指心的生理功能与喜志有关。喜，一般来说属于对外界刺激产生的良性情绪反应。心情喜悦愉快，可使气血和调，营卫通利，有益于心的生理机能，《素问·举痛论》说："喜则气和志达，营卫通利。"但若喜乐过度则可伤及心神，使心神涣散不收，注意力难以集中，甚至精神错乱等，《灵枢·本神》说："喜乐者，神惮散而不藏。"心为神明之主，不仅喜能伤心，而且其他情志的异常变化亦均能损伤心神。所以《素问·本病论》说："忧愁思虑则伤心。"

知识链接

为什么"今儿高兴"叫"开心"

五脏对应着五志，肝、心、脾、肺、肾分别对应着怒、喜、思、忧、恐。心在志为喜，心的功能正常，能使人常保持良好的心境、快乐的情感，心对喜的产生与变化，具有调节和控制的作用，所以说"高兴"又叫"开心"。若喜乐太过，喜笑不休，则会耗损心气，渐至神气涣散，神不守舍，从而出现精神不能集中，甚至失神狂乱等症。

5. 在液为汗 心在液为汗，是指汗液的生成、排泄与心血、心神的关系十分密切。心血是汗液化生之源。《素问·宣明五气》说："五脏化液：心为汗。"《医宗必读》说："心之所藏，在内者为血，发于外者为汗，汗者心之液也。"心主血，"血汗同源"，血液与津液具有同源互化关系，血液中的水液渗出脉外则为津液，津液通过阳气的蒸化经汗孔而出则形成汗液。因此，心血充盈，津液充足，则汗化有源。若汗出过多，津液大伤，必然耗及心血，可见心慌、心悸等症，严重者可累及心气、心阳，导致心气、心阳暴脱而出现气脱或亡阳的危候。汗液的生成与排泄受心神的主宰与调节。心藏神而主神明，心神清明，对体内外各种信息反应灵敏，汗液的生成与排泄，就会随体内生理情况和外界气候的变化而有相应的调节，所以情绪紧张、激动、劳动、运动及气候炎热时均可见汗出现象。由此可见，心主血脉和藏神功能为基础，主司汗液的生成与排泄。

6. 与夏气相通应 心与夏气，五行同属火。夏主火热之气，人体中心为火脏而阳气最盛，

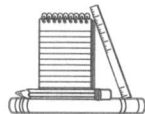

同气相求，故心与夏气相通应，主夏而旺于夏。心气在夏季偏旺，易致心火过亢的病证。如心脏疾患，特别是心阳虚衰的患者，其病情往往在夏季缓解。而阴虚阳盛之体的心脏病，在夏季又往往加重。养生预防方面，中医学强调顺应自然，法于阴阳，故夏三月应当"夜卧早起，无厌于日"，以使人的身心符合阳气隆盛状态，这样可使心的机能达到最大限度的扩展，发挥生命的潜能。治疗方面，结合"冬病夏治"理论，对在"水旺"的冬季易于发作的阳虚性心脏病，可待到夏季心火之用事，内外阳气隆盛之时给以适当调理，借内外阳气之盛，可收到事半功倍之效。

附：心包络

心包络，简称心包，亦称"膻中"，是心脏外面包膜，有保护心脏作用。在经络学中，手厥阴心包经与手少阳三焦经相为表里，故心包亦为脏。由于心包络是心外围组织，故有代心受邪作用。古代医家认为，心为人身之君主，邪不能犯，所以外邪侵袭心时，首先侵犯心包络，故曰："诸邪之在于心者，皆在于心包络。"外感热病中出现神昏、谵语等心神功能失常病理变化，称之为"热入心包"；将由痰浊引起神志模糊、痴呆等心神昏乱病证，称之为"痰蒙心包"。实际上，心包受邪所出现的病证，即是心的病证。

二、肺

肺五行中属金，阴阳属性为"阳中之阴"，与秋气相通应。肺在五脏六腑中位置最高，覆盖诸脏，有"华盖"之称。肺叶娇嫩，不耐寒、热、燥等诸邪之侵；上通鼻窍，易受外邪侵袭，故有"娇脏"之称。《内经》称之为"相傅之官"。肺的主要功能是主气司呼吸、主宣发肃降、主行水、朝百脉、主治节等。肺与大肠相表里，在体合皮，其华在毛，开窍于鼻，在志为悲（忧），在液为涕。肺位于胸腔，上连气道，与喉、鼻相通，故称喉为肺之门户，鼻为肺之外窍。肺有分叶，左二右三，共五叶。肺质地疏松，内空，"其虚如蜂窠"，故称其为"清虚之脏"。

（一）主要生理功能

1. 主气司呼吸 人体一身之气均为肺所主。"诸气者，皆属于肺"，肺主气包括主呼吸之气和主一身之气两个方面。

（1）**主呼吸之气** 是指肺通过呼吸运动，吸入自然界清气，呼出体内浊气，实现体内外气体交换功能，又称"肺司呼吸"。肺司呼吸功能正常，则气道通畅，呼吸调匀。若邪犯肺脏或他脏累肺，均影响肺呼吸功能，则可出现胸闷、咳嗽、喘促等症状。

（2）**主一身之气** 是指肺具有主持、调节全身之气的作用，即肺通过呼吸而参与气的生成和气机调节作用。一方面参与宗气的生成，宗气是由肺所吸入清气和脾胃运化水谷精气所构成。宗气，积于膻中部位（位于胸中两乳之间），上走息道以促进肺的呼吸，并贯注心脉以助心行血，下沿三焦行于脐下丹田以资先天之气，肺是通过参与宗气的生成而起到主一身之气作用。《素问·经脉别论》说："食气入胃，浊气归心，淫精于脉，脉气流经，经气归于肺，肺朝百脉，输精于皮毛。"肺的呼吸机能健全与否，直接影响着宗气的生成，进而影响着一身之气的盛衰。肺的呼吸异常，可导致一身之气不足，即气虚，临床可见少气不足以息、声低气怯、肢倦乏力等症。

另一方面调节全身气机，肺有节律的呼吸运动，调节着全身气的升降出入运动。如果肺的呼吸均匀通畅，节律一致，和缓有度，则有利于全身气机的调畅。反之，如果肺的呼吸失常，则可影响一身之气的运行，导致脏腑经络的气机失调。

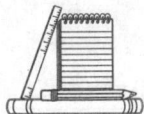

2. 主宣发肃降 宣发是指肺气向上升宣和向外布散的作用；肃降是指肺气向内向下清肃通降的作用。肺气既宣又降，是肺气升降出入运动的具体表现形式。

（1）肺的宣发 主要体现在三个方面：①呼出体内浊气。通过肺气向上、向外运动，将体内不断产生的浊气经口鼻随呼气排出体外。②输布精微和津液。肺将脾所转输水谷精微和津液，布散到全身，外达于皮毛，以滋润和濡养各脏腑器官、四肢百骸、肌腠、皮毛。③宣发卫气。卫气源于脾所运化水谷精微，靠肺的宣发而布散全身，外达肌表，以发挥其温分肉、充皮肤、肥腠理、司开合的作用，并将代谢后的津液化为汗液排出体外。

（2）肺的肃降 主要体现在三个方面：①吸入自然界清气。通过肺气向下、向内运动，将自然界清气吸入，并向内、向下布散，以供脏腑组织生理活动的需求。②输布精微和津液。肺为华盖，肺为水之上源，位居最高。通过肺气向下通降作用，将脾转输于肺的水谷精微和津液向下向内布散于脏腑组织，以营养和滋润脏腑组织，维持其正常生理功能。并通调水道，使脏腑代谢后所产生浊液下输于肾，成为尿液生成之源。③肃清异物。肺清轻肃净而不容异物，肺气的清肃作用，能及时清除肺和呼吸道异物，保持其洁净，使肺气运动畅达无阻。

肺的宣发和肃降是相互制约、相互为用的两个方面。没有正常宣发，就没有正常的肃降；反之，没有正常肃降，必然影响正常宣发。如外感风寒袭肺，首先导致肺宣发功能障碍，出现胸闷、鼻塞、恶寒发热、无汗、咳嗽等症，同时可引起肺肃降功能失常而伴有喘促气逆等症。《素问·至真要大论》亦说："诸气膹郁，皆属于肺。"

3. 主行水 是指肺具有疏通和调节水液运行的作用，推动水液的输布和排泄，又称肺主"通调水道"。肺为"华盖"，位居最高，参与调节全身水液代谢，有"肺为水之上源"之说。肺主行水功能是通过肺气宣发和肃降作用来实现。通过肺气宣发，使水液向上、向外布散，上至头面诸窍，外达全身皮毛肌腠，以充养、润泽各组织器官；同时将输送至皮毛肌腠的水液在卫气推动作用下化为汗液，排出体外。通过肺气肃降使水液向下、向内输布，以充养和滋润体内脏腑组织器官；同时将脏腑代谢后所产生浊液（废水）下输至肾，经肾和膀胱气化作用，生成尿液而排出体外。

肺气的宣发与肃降正常协调，则肺通调水道功能正常发挥。若外邪袭肺，肺气失于宣肃，则肺不能正常地通调水道，水液输布和排泄发生障碍，从而产生痰饮或水肿等病变。

4. 朝百脉而主治节 肺朝百脉是指肺气与全身的脉道相通，全身气血都通过百脉会聚于肺，经肺的呼吸，进行体内外清浊之气交换，然后再通过肺气宣降作用，将含清气的气血通过百脉输送到全身，即肺气助心行血的生理功能。朝，有朝向、聚会之意；百脉，泛指周身血脉。肺气充沛，宗气旺盛，气机调畅，则血行正常。若肺气虚弱或壅塞，不能助心行血，则可导致心血运行不畅，甚至血脉瘀滞，出现心悸胸闷、唇青舌紫等症。

肺主治节，是指肺通过调控气、血、津液而治理调节全身生理活动的作用。《素问·灵兰秘典论》说："肺者，相傅之官，治节出焉。"肺主治节的生理作用主要表现在：一通过肺主气的作用，维持通畅均匀的呼吸，保证体内外气体得以正常交换，并促使全身气机调畅；二通过肺朝百脉，辅助心脏，推动和调节血液的运行；三通过肺气的宣发肃降，治理调节全身的水液代谢。由此可见，肺主治节，实质上是对肺的生理功能的高度概括。

5. 肺为娇脏 指肺清虚娇嫩易受邪气侵袭的特性，即娇嫩之脏。肺为清虚之体，肺叶娇嫩，肺居胸中，覆盖诸脏腑，位置最高，故有"华盖"之称；肺外合皮毛，开窍于鼻，与天气直接相通。故六淫、疫气等外邪侵袭肌体，无论从口鼻而入，还是从皮毛而入，均易犯肺而致病。肺朝百脉，故他脏之病变，常累及于肺。称肺为"娇脏"。

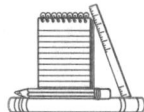

（二）肺的系统连属

1. 合大肠　肺与大肠通过经络相互络属，构成表里关系。

2. 在体合皮，其华在毛　皮毛，包括皮肤、毫毛等组织，为一身之表，具有抵御外邪功能。肺与皮毛有密切联系有三方面表现：一是肺气宣发、输布卫气和气血津液，润养、温养全身皮毛，充分发挥保卫肌表、抵御外邪的屏障作用。二是皮毛汗孔开合与肺司呼吸相关。汗孔是排泄汗液门户，又被称作"气门"，也是进行体内外气体交换部位。皮毛汗孔开合，有散气和闭气以调节体温，配合呼吸运动的作用。三是皮肤作为屏障以御邪护肺。肺为娇脏，易受邪侵。皮肤是抵御外邪入侵的主要屏障。《中西汇通医经精义》说："皮毛属肺，肺多孔窍以行气。而皮毛尽是孔窍，所以宣肺气，使出于皮毛以卫外也。"若肺气亏虚，或失于宣发布散，则可见皮肤枯槁不泽，或汗出异常，或易于感冒。

3. 开窍于鼻，上系于喉　鼻与喉相通而连于肺，是呼吸门户。鼻孔是清气与浊气出入通道，具有通气功能，"肺开窍于鼻"。鼻的通气和嗅觉功能，依赖于肺气的宣发作用。若肺气宣畅，呼吸平和，则鼻窍通畅，呼吸自如，且嗅觉灵敏，香臭明辨；若肺失宣肃，呼吸不利，则鼻塞不通，气通不利，嗅觉迟钝。"鼻者，肺之官也"；《灵枢·脉度》说："肺气通于鼻，肺和则鼻能知臭香矣。"肺之经脉上络于喉，故喉为肺之门户，是清浊之气出入之要道，又是发音的主要器官。肺气宣畅，肺阴充足，则呼吸通利，声音洪亮清晰，故称"肺为金钟"。若外邪犯肺，肺气失宣，喉门不利，出现声音嘶哑或失音，或咽喉痒痛等，称为"金实不鸣"；若肺气耗伤，肺阴不足，可见声音低微或嘶哑、喉部干涩等症，称为"金破不鸣"。

4. 在志为忧（悲）　悲、忧均为人体正常情绪变化或情感反映，过度悲哀或过度忧伤属不良情绪变化，有碍身体健康，易消耗人体之气，伤及肺脏。《素问·举痛论》说："悲则气消……悲则心系急，肺布叶举，而上焦不通，营卫不散，热气在中，故气消矣。"肺为气之主，所以悲忧最易伤肺，可见胸闷不舒、少气懒言、呼吸气短等肺气不足之证。反之，肺气虚衰或肺气宣降失调时，机体对外来不良刺激的耐受能力下降，易于产生悲忧的情绪变化。

5. 在液为涕　涕是鼻黏膜的分泌液，有润泽鼻窍作用。涕由肺津所化，以宣发作用布散于鼻窍。《素问·宣明五气》说："五脏化液……肺为涕。"肺的功能正常与否，能从鼻涕的变化得到反映。正常情况下，鼻涕润泽鼻窍而不外流。若寒邪袭肺，则鼻流清涕；若肺热壅盛，则流涕黄浊。

6. 与秋气相通　应肺与秋气，五行同属金。肺金之气应秋而旺，肺的敛肃在秋季最为旺盛，同气相求，故肺与秋气相通应。肺为清虚之脏，性喜清润，主清肃下行。秋季气候清凉干燥，其气肃杀，草木凋零。肺喜润恶燥，故秋燥当令，易伤肺津，使肺失清肃出现干咳、口鼻干燥等症状。养生方面，应顺应秋气之收以养人气，故秋三月"早卧晚起"，使肺气安宁，收敛神气。治疗方面，顺应肺气敛肃的特点，不可过用发散之品。

三、脾

脾五行属土，阴阳属性为"阴中之至阴"，与长夏相通应，而旺于四时。脾胃同居中焦，是人体对饮食物进行消化、吸收并输布其精微的主要脏器，《内经》称之为"仓廪之官"。后天精气血津液的化生和充实，赖于脾胃运化所得的水谷精微，故为"后天之本"。脾的主要生理功能是主运化、主升清、主统血。脾与胃相表里，在体合肌肉而主四肢，开窍于口，其华在唇，在志为思，在液为涎。位于腹腔上部，横膈之下，脾与胃以膜相连。

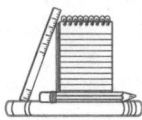

（一）脾的主要生理功能

1. 主运化 是指脾具有把饮食水谷转化为水谷精微和津液，并将水谷精微和津液吸收、转输到全身各脏腑组织的生理功能。运，即转运、输送；化，即消化、吸收。

（1）运化水谷 指脾对饮食物的消化吸收和对水谷精微的转输作用。饮食物的消化和吸收必须依赖于脾的运化功能才能完成。其运化过程分为：①消化，通过胃的"腐熟"及小肠的"化物"，将饮食物分解为精微和糟粕两个部分。②吸收，即帮助胃肠道吸收水谷精微。③输布，即通过"散精"作用，将水谷精微上输于肺，再经肺的宣发与肃降而输布至全身，以营养五脏六腑、四肢百骸、皮毛筋肉等。

脾的运化功能正常，称为"脾气健运"。脾气健运，机体的消化吸收功能才能健全，水谷精微充盛，气血生化有源，则脏腑经络、四肢百骸、筋肉皮毛等就能得到充分的营养而维持正常的生理活动。脾的运化功能减退，称为"脾失健运"，影响水谷的消化吸收，可出现食欲不振、腹胀、便溏等消化不良的症状；也可能因气血生化乏源，不能营养全身，而出现心悸、头晕、消瘦、肢体倦怠等营养不良的病变。

（2）运化水液 是指脾有吸收、输布水液，调节水液代谢的作用，也称作"运化水湿"。饮食水谷经胃肠消化吸收后生成的津液，通过脾气的转运作用输送至肺，再由肺的宣发肃降作用布散于全身以濡养脏腑组织器官，代谢利用后形成的废水以汗、尿等形式排出体外。脾气的吸收、转运作用，使机体的各个组织器官，得到津液的充分濡养，不致水湿留滞，维持了水液代谢的动态平衡。

津液的生成和输布，是一个复杂的生理过程。肺居上焦主通调水道，为水之上源；肾居下焦主尿液的生成和排泄，为水之下源；而脾居中焦，主运水湿，能使水液上行下达，畅通无阻，故为水液升降之枢纽。脾在水液代谢过程中的枢转作用，对于维持水液代谢的平衡有着重要意义。脾的运化水液功能健旺，能防止水液在体内停滞，防止湿、痰、饮等病理产物的产生。脾的运化水液的功能减退，可能导致水液在体内的停聚而产生痰饮、水肿等病变。《素问·至真要大论》说："诸湿肿满，皆属于脾。"临床治疗此类病证，采用健脾燥湿和健脾利水之法。

运化食物和运化水液，是脾主运化功能的两个方面，二者可分而不可离。脾主司饮食物的消化和营养物质的吸收及转运，称为"仓廪之官"。人出生之后，精气血津液的化生和充实及生命活动的延续，均赖于脾胃运化的水谷精微，故称脾胃为"气血生化之源""后天之本"。脾为"后天之本"的理论，对养生防病及临床治疗具有重要意义。《脾胃论·脾胃盛衰论》说："百病皆由脾胃衰而生也。"所以在日常生活中应注意固护脾胃，健运脾气。脾气健运，则正气充足，机体不易受到病邪的侵袭而发病。脾失健运，气血亏虚，则人体易病。

2. 气血生化之源 脾所运化的水谷精微是气血化生的物质基础。宗气、营气、卫气的生成离不开脾，元气亦有赖于脾所运化水谷精微不断充养。《灵枢·邪客》曰："营气者，泌其津液，注之脉中，化以为血。"《景岳全书·血证》记载："血者，水谷之精也，源源而来，生化于脾。"故脾为"气血生化之源"。临床治疗气血亏虚的患者，多从脾胃论治。

3. 主升 升，即上升之意。脾主升的作用主要体现在两个方面。

（1）脾气升清 "清"，是指水谷精微等营养物质。"升清"，是指脾气的升运转输作用，将脾胃运化所得的水谷精微上输心、肺、头目，通过心肺的作用化生气血，以营养周身。如脾气虚弱不能升清，在上则"上气不足"，清窍失养，可见面色无华、精神疲惫、头目眩晕、耳鸣等症；在中则浊气停滞而腹胀满闷；在下则水谷并走大肠而见便溏、腹泻。《素问·阴阳应象大论》说："清气在下，则生飧泄；浊气在上，则生膜胀。"

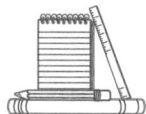

（2）脾气升举　是指脾有升举内脏，维持内脏位置的相对恒定，防止其下垂功能。

脾的功能特点是以上升和升举为主，故"脾气主升"。脾不升清，精微不能上运，机体失养而现神疲乏力、头目眩晕等症状；若脾气不升，无力举脏，致内脏下垂，如胃下垂、肾下垂、子宫脱垂（阴挺）、直肠脱垂（脱肛）等，称为"脾气下陷"。

4. 主统血　是指脾气有统摄血液在脉内正常运行，防止血液溢出脉外的功能。统，即统摄、控制之意。脾统血是通过气的固摄功能实现，是气对血液统摄作用的具体体现。脾气健运，气生有源，气固摄作用强，血液循脉运行而不溢出脉外。若脾气虚弱，气固摄功能减退，血液失去统摄而溢出脉外，可现血证如便血、尿血、崩漏及肌衄等，称为"脾不统血"之证。

5. 脾喜燥恶湿　是与胃喜润恶燥相对而言。脾为湿土，与湿气相通，湿邪易伤于脾，使脾失健运，见脘痞、纳呆、体困等症。或湿留成饮，或聚湿生痰，或为水肿等。湿邪易伤脾，脾虚易生湿，故有"脾主湿而恶湿"之说。脾胃和合，燥湿调停，体健安泰。脾胃失和，或燥或湿，体病不适。临床上祛湿与理脾同用，"治湿不理脾，非其治也"。

（二）脾的系统连属

1. 脾合胃　脾与胃同属中焦，以经络相互络属，构成表里关系。

2. 在体合肉，主四肢　是指肌肉和四肢的生长发育及其运动功能与脾的运化功能密切相关。全身的肌肉及四肢，都有赖于气血津液等精微物质的充养，才能维持正常的生长发育和收缩运动功能。而脾主运化，为气血生化之源，故脾气的运化功能正常与否，往往影响到肌肉与四肢的壮实或衰萎。如《素问·痿论》说："脾主身之肌肉。"《素问·阴阳应象大论》亦说："清阳实四肢。"故脾气健运，气血充足，则肌肉壮实丰满、收缩有力，四肢运动轻劲灵活。脾失健运，清阳不布，气血亏虚，营养不足，则肌肉瘦削、软弱无力，四肢运动不灵，甚至痿废不用。正如《素问·太阴阳明论》所说："今脾病不能为胃行其津液，四肢不得禀水谷气，气日以衰，脉道不利，筋骨肌肉皆无气以生，故不用焉。"因此在临床中，对四肢肌肉弛缓无力、痿弱不用的痿证，常用健脾益气养血的方法进行治疗，即所谓"治痿独取阳明"（《素问·痿论》）。

另外，四肢的运动也可以促进脾的运化，使食欲增加。所以适当的运动，对慢性脾胃疾患能起到一定的治疗作用。

3. 开窍于口，其华在唇　是指人的食欲、口味与脾运化功能密切相关。食物经口咀嚼后，便于胃的受纳与腐熟。

（1）开窍于口　是指人的食欲、口味的变化与脾的运化功能密切相关。一则在结构上，口腔是消化道的最上端。二则在功能上，口主接纳和咀嚼食物。食物经咀嚼后，便于胃的受纳和腐熟。三则在经络联系上，脾之经脉连舌本，散舌下，而舌主味觉。故食欲和口味都可反映脾的运化功能是否正常。脾气健旺，则食欲旺盛，口味正常，纳食馨香，如《灵枢·脉度》说："脾气通于口，脾和则口能知五谷矣。"若脾失健运，既可见食欲不振，亦可致口味异常，如脾虚则口淡无味，不能化食则口酸；脾经有热则口苦；脾为湿困则口中黏腻不爽等。

（2）其华在唇　是指口唇的色泽可以反映脾气功能的盛衰。口唇由肌肉构成，靠气血以荣养，因此口唇色泽的变化与全身气血的盛衰直接相关。而脾主运化，为气血生化之源，故脾功能的正常与否可以在口唇的色泽上表现出来。《素问·五脏生成》说："脾之合肉也，其荣唇也。"《灵枢·五阅五使》说："口唇者，脾之官也。"唇是脾的象征，脾气健旺，气血充足，则口唇红润光泽；反之，脾虚化源不足，气血不荣，则口唇淡白，或萎黄不泽。

4. 在志为思　是指脾的生理功能与思志相关。思，即思虑，属人体正常的情志活动。一般情况下，对机体不会产生不良影响。但思虑过度，郁思不解，或所思不遂，则会影响人体气机，

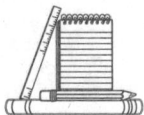

导致气滞或气结。脾胃为人体气机升降的枢纽，故思虑太过最易妨碍脾胃之气的升降，使脾气不能升清，胃气不能降浊，并进而影响到脾胃的运化功能，从而出现不思饮食、脘腹胀闷、头目眩晕、疲乏无力，甚至肌肉削减等症。宋·陈无择《三因极一病证方论》说："思伤脾，气留不行，积聚在中脘，不得饮食，腹胀满，四肢怠惰，故曰思则气结。"

5.在液为涎 涎，是口腔津液中较为清稀的部分，由脾精所化，通过脾气的转输上布于口腔分泌而成，故脾在液为涎。涎具有保护口腔黏膜和润泽口腔的作用。正常情况下，脾精、脾气充足，口涎化生适量而不溢出口外。若脾病则可致口涎满溢或寡少。如脾精不足，津液不充，则可致涎液分泌减少，口舌干燥；如脾气亏虚失于收摄，则涎水清澈，自溢口外；如脾经实热，火旺煎熬，则涎唾满口，色白略稠，伴口臭唇红或口角糜烂等。

6.与长夏之气相通 应脾与长夏之气，五行同属土。长夏（夏至至处暑）季节，气候炎热，雨水偏多，湿气较重，湿热交蒸，酝酿生化，万物华实。人体中的脾寓生化之机，变化气血精微，以奉生身，为至阴之类，通于土气，故脾与长夏，同气相求而相通应。长夏之湿虽主生化，但湿之太过，又易反困其脾。脾气虽然在长夏季节最为旺盛，但若超出脾运化水湿的能力，则会导致体内水湿潴留，而见食少倦怠、脘腹痞满、呕恶、溏泄等湿伤脾土之证。若湿与热兼，交结不解，则可见身热不扬、肢体困重、脘闷不舒、纳呆等症状。

此外，又有"脾主四时"之说。《素问·太阴阳明论》说："脾者土也，治中央，常以四时长四脏，各十八日寄治，不得独主于时也。"表明四时之中皆有土气，脾不独主一时而又无时不主。其意在强调，人体任何脏腑组织器官在任何时令中，都不能离开脾胃化生的水谷精气的滋养。脾的运化功能保持健旺强盛，对维持全身脏腑等组织器官的功能活动，以及生命健康具有重要意义。

四、肝

肝五行属木，阴阳属性为"阴中之阳"，与春气相通应。肝的生理特性是主升、主动，喜条达而恶抑郁，故称之为"刚脏"。"肝者，将军之官，谋虑出焉"。肝的主要生理功能是主疏泄、主藏血。肝与胆相表里，在体合筋，其华在爪，开窍于目，在志为怒，在液为泪。肝位于腹腔，横膈之下，右胁之内。肝分左右两叶，其色紫赤，下附有胆。

（一）肝的主要生理功能

1.主疏泄 是指肝具有疏通、调畅全身气机，使之通而不滞、散而不郁的作用。疏，即疏导、开通之义；泄，有发泄、发散之义。肝主疏泄功能主要表现在调畅气机、调节情志、促进脾胃消化、促进血液运行和水液输布、调节生殖功能等方面。《格致余论·阳有余阴不足论》说："主闭藏者肾也，司疏泄者肝也。"

（1）调畅气机 是指脏腑经络、形体官窍、气血津液等，赖于气的升降出入运动的协调与平衡。肝的生理特点是主升、主动、主散，具有疏通、调畅气机功能。正常情况下，肝气升发、柔和、条达、舒畅，既不抑郁，也不亢奋，则气机调畅，气血和调，经络通利，脏腑、形体、官窍等功能活动稳定有序。肝的疏泄功能失常，称为"肝失疏泄"，可出现两方面的病理变化：①肝气疏泄不及，常因抑郁伤肝，肝气不舒，疏泄失职，气机不得畅达，形成气机郁结的病理变化，称之为"肝气郁结"，临床表现多见闷闷不乐、胸胁、两乳或少腹等部位胀痛不舒等；②肝气的疏泄太过，常因暴怒伤肝，或气郁日久化火，导致肝气亢逆，升发太过，称之为"肝气上逆"，临床多表现为急躁易怒，面红目赤，胸胁乳房胀痛，或血随气逆而致吐血、咯血，甚则猝然昏厥。

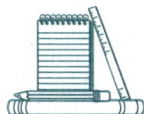

（2）调节情志 情志活动的物质基础是气血，依赖于气血的正常运行。肝的疏泄功能正常，是保证气机调畅、气血调和的重要因素。肝通过疏泄功能影响着气血的运行，进而起着调节情志的作用。肝的疏泄功能正常，气机调畅，气血和调，则精神愉悦，心情舒畅，情志活动正常。若肝失疏泄，气机不调，可引起精神情志活动的异常，主要表现为抑郁和亢奋两个方面：①肝气疏泄不及，肝气郁结，可出现抑郁寡欢、闷闷不乐、多愁善虑、喜太息等症；②肝气疏泄太过，肝气上逆，可出现性情急躁、烦躁易怒、面红目赤、头痛头胀等症。由于情志异常与肝气的疏泄功能失常有密切关系，故治疗情志病时应着重调理肝气，如赵献可《医贯·郁病论》说："予以一方治其木郁，而诸郁皆因而愈。一方曰何？逍遥散是也。"肝的疏泄功能与情志变化之间是一种互相影响、互为因果的关系。肝气的疏泄功能失常，可引起情志活动的异常，而强烈或持久的情志刺激亦可影响肝的疏泄功能，导致肝气郁结或肝气上逆的病理变化。

（3）促进脾胃运化 肝对脾胃消化吸收具有促进作用。主要表现在以下两个方面：①调节脾胃气机。脾升胃降协调，才能保证饮食物正常的消化吸收。肝的疏泄功能可使全身气机疏通畅达，助脾之运化，又助胃之受纳腐熟，使脾升清胃降浊，保证消化吸收的正常完成。若肝的疏泄失常，横犯脾胃，致脾胃气机升降失常。肝气犯脾，称为"肝脾不调"或"肝脾不和"，致脾气不升，脾失健运，食谷不化，可出现胸胁胀满、腹胀腹痛、肠鸣腹泻等症。肝气犯胃，称为"肝胃不和"，致胃失受纳和降，可出现胸胁脘腹胀满或疼痛、嗳气、恶心呕吐、泛酸等症。②分泌排泄胆汁。胆与肝相连，内藏胆汁，胆汁泄于肠中，助油脂类食物的消化吸收。胆汁来源于肝，受肝之余气所化生，泄于小肠，赖于气机的调畅。胆汁分泌与排泄，与肝的疏泄功能密切相关。若肝失疏泄，则胆汁郁滞或胆气上逆，致脾胃功能障碍，可现胁下胀满疼痛、口苦、纳食不化、厌食油腻、腹胀腹痛，甚至出现黄疸等。

（4）促进血液运行 血液的运行有赖于气的运动及气机的调畅。气能行血，气行则血行。故肝的疏泄功能正常，气机调畅，有助于血液的运行和输布。反之，若肝之疏泄失职，则可导致血液运行失常和障碍。如肝郁气滞，血运不畅，则可形成瘀血，或为癥积、肿块，或为女子经行不畅、痛经、经闭等。若肝气亢逆，迫血外涌，则可出现呕血、咯血，或女子月经过多、崩漏不止等。因此，临床常以疏肝理气之法治疗瘀血内阻，以平肝降气之法治疗上部出血的病证。

（5）促进水液输布 水不自行，赖气推动。气机协调是水液代谢的保障。肝的疏泄功能正常，气机调畅，气行则水行，有利于津液的输布。《济生方·痰饮论治》说："人之气道贵乎顺，顺则津液流通，绝无痰饮之患。"若肝之疏泄失常，肝气郁结，气不行津，津液输布障碍，形成痰湿、水饮、鼓胀等病证。临床上，疏肝理气亦为治疗痰饮水湿内停的常法。

（6）调节生殖功能 肝的疏泄作用可调节男女的生殖功能。女性月经的来潮和周期、经量等正常与否，以及男子的排精等，均与肝的疏泄功能有着密切的关系。①调理冲任，促进女子排卵及行经。女子的按时排卵，是肝气疏泄和肾气闭藏功能相互协调的体现。气机调畅是女子行经能否通畅有度的重要条件，因而受肝气疏泄功能的影响。肝之疏泄正常，气机调畅，气血调和，则能按时排卵行经。肝之疏泄异常，气机失调，气血不和，则可导致不孕、月经周期紊乱、经行不畅、痛经等。由于肝气的疏泄功能对女子经、带、胎、产等的关系尤为密切，故有"女子以肝为先天"之说。②调节精室，促进男子排精。精室为男子藏精之所。男子精液的正常排泄，需肝肾二脏共同作用。肝疏泄与肾闭藏相反相成，协调平衡，则精室开合有度，精液排泄有节，保证男子生殖机能的正常。若肝失疏泄，则可见排精异常，或精少、不育，或阳强、遗精、早泄等。

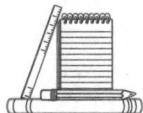

（7）促进胆汁的分泌排泄　肝的疏泄作用能够促进胆汁的分泌和排泄。胆附着于肝，内容胆汁。胆汁由肝之余气所化，靠肝的疏泄作用泌泄于胆囊和小肠中，进而参与食物的消化。肝的疏泄功能正常，则胆汁能正常地分泌和排泄，饮食物的消化和吸收也就能正常进行。如果肝失疏泄，胆汁不能正常地分泌和排泄，则可导致胆汁郁滞，影响饮食物的消化吸收，临床可出现纳食不化、厌食油腻、口苦、腹胀、腹痛或黄疸等症，重者可见高热、潮热、腹部绞痛；胆汁郁滞日久，则易生结石。治疗则当疏肝理气以促进胆汁的分泌排泄。

2. 主藏血　是指肝具有贮藏血液、调节血量和防止出血功能。

（1）贮藏血液　肝脏是人体贮藏血液的主要器官，故有"血海""血之府库"等称。肝贮藏血液作用，体现在三个方面：①涵养肝气：肝贮藏充足的血液，可以化生、涵养肝气，使之冲和畅达，防止其疏泄太过而亢逆为害，从而保证其疏泄功能的正常发挥。②濡养肝及筋目：肝贮藏充足的血液，能够濡养肝脏本身及其形体官窍，使其发挥正常的生理机能。如《素问·五脏生成》说："肝受血而能视，足受血而能步，掌受血而能握，指受血而能摄。"病理情况下，如果肝脏贮藏血液减少，则可出现肝血亏虚，濡养功能减退的病变。如肝血不足，不能濡养目，则两目干涩昏花，或为夜盲；不能濡养筋，则筋脉拘急，肢体麻木，屈伸不利。③为经血之源，女子以血为本，肝所藏之血，是女性经血之源。肝连冲脉而通于胞宫，肝血充足，冲脉血盛，则月经正常；肝血不足，冲脉空虚，则月经量少，甚或闭经。可见，肝贮藏充足的血液，是女性月经来潮的重要保证。

（2）调节血量　肝贮藏充足的血液，根据机体各组织器官活动量的变化而调节循环血量，保证正常活动的需求。当机体活动剧烈或情绪激动时，外周血量需求增加，肝脏就将所贮藏的血液向外周输布，供机体的需要。当人体处于安静状态或情绪稳定时，机体外周对血液的需求量相应减少，多余的血液便又回藏于肝。《素问·五脏生成》说："人卧血归于肝。"王冰注解说："肝藏血，心行之，人动则血运于诸经，人静则血归于肝脏。何者？肝主血海故也。"肝调节血量的作用，是以贮藏血液为前提，只有充足的血量贮备，才能有效地进行调节。但是将贮藏于肝内之血液输布于外周的作用，是肝的疏泄功能在血液运行方面的一种表现。《血证论》说："以肝属木，木气冲和调达，不致遏郁，则血脉通畅。"意即只有肝气冲和调达、疏泄如常，贮存于肝内的血液才能向外周布散。因此，肝气调节血量的功能，必须在藏血与疏泄功能之间协调平衡的情况下，才能正常发挥作用。

（3）防止出血　肝为藏血之脏，具有收摄血液、防止出血的功能。①肝气充足，则能固摄肝血而不致出血。②肝气疏泄，畅达气机，维持血液运行通畅而不出血。③肝藏阴血，肝阴充足，涵养肝阳，阴阳协调，肝主凝血而能防止出血。故明代章潢《图书编》说："肝者，凝血之本。"在病理情况下，若因肝气虚弱、收摄无力，或因肝阴不足、肝阳偏亢，或因肝火亢盛、迫血妄行，均可导致呕血、咯血、衄血，女子月经过多或崩漏等出血见证。

3. 肝体阴而用阳　体，指肝的本体；用，指肝的功能。肝居下焦，形体阴柔，内藏阴血，以血为本，故肝体属阴；肝主疏泄，主升主动，性喜条达，以气为用，故其用为阳。故称肝"体阴用阳"。肝的体阴用阳，是肝的疏泄与藏血功能之间有着密切关系的体现，揭示了肝在功能活动及病理变化上的主要特征。生理状态下，肝藏血，血养肝，体得阴柔而用能阳刚；肝疏泄，血归肝，用能阳刚而体得阴柔。换而言之，肝藏血功能正常，涵养肝气，不使肝气亢逆，才能保证肝气的正常疏泄；肝主疏泄，气机调畅，血运通达，其藏血功能才有保障。病理情况下，肝之诸证常以阴血不足为主要症结，治当滋阴养血以益肝体；肝之用常以亢奋无制，升动过度为主要表现，治当泻肝、凉肝以抑肝阳。在体阴与用阳的关系中，肝体的阴柔尤为重要，

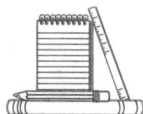

因为肝之用之所以既疏达升发而又不刚暴太过，全赖肝的阴血涵敛柔润。一旦肝的阴血不足，则肝体必失阴柔之性而阳亢无制。顾护肝阴、滋养肝血为临证治疗肝病之法。

（二）肝的系统连属

1. 肝合胆　胆附于肝，以经络相互络属，构成表里关系。

2. 在体合筋，其华在爪　筋即筋膜，包括肌腱和韧带，是附着于骨和关节的组织。筋的主要功能是联接关节、肌肉，主司关节运动。关节的屈伸与转侧需借助于筋的收缩与弛张才能运动自如，《素问·五脏生成》说："诸筋者，皆属于节。"筋之所以能司关节运动，主要依赖于肝精肝血的滋养。《素问·经脉别论》说："食气入胃，散精于肝，淫气于筋。"肝血充足，筋得其养，则筋力强健，运动灵活，能耐受疲劳。由于肝具有耐受和解除疲劳的作用，《素问·六节藏象论》称肝为"罢极之本"。如果肝血亏虚，筋脉失于濡养，则筋的运动能力就会减退。老年人动作迟缓，运动不灵活，动则容易疲劳，就是由于肝精肝血衰少不能养筋之故。《素问·上古天真论》说："丈夫……七八肝气衰，筋不能动。"

爪，即爪甲，包括指甲和趾甲，是筋的延续，故有"爪为筋之余"之说，有赖于肝血的濡养。肝血盛衰，可影响爪甲的荣枯。观察爪甲荣枯，可知肝血盛衰，故肝其华在爪。若肝血不足，则爪甲软薄，枯而色夭，甚则变形、脆裂。《素问·五脏生成论》说："肝之合筋也，其荣爪也。"临床望诊，可根据爪甲的色泽荣枯，来判断某些肝之生理功能及病理变化。如肝血充足，则爪甲红润光泽，饱满坚韧；肝血不足，则爪甲不荣，薄瘪萎软，甚则脆裂、变形；高热而突见指甲青紫，则多为惊厥动风的先兆。

3. 开窍于目　目之所以具有视物功能，赖于肝血濡养和肝气疏泄，故肝开窍于目。目又称"精明"，是视觉器官，具有视物功能。《素问·脉要精微论》说："夫精明者，所以视万物，别白黑，审短长。"目之所以具有视物功能，依赖肝血之濡养和肝气之疏泄，故肝开窍于目。肝的经脉上连于目系，《灵枢·经脉》说："肝足厥阴之脉……连目系。"肝之精血气循此经脉上注于目，使其发挥视觉作用。《素问·五脏生成》说："肝受血而能视。"《灵枢·脉度》说："肝气通于目，肝和则目能辨五色矣。"肝血充足，肝气调和，则视物清晰，能辨五色。若肝血不足，目窍失养，则可导致两目干涩、目眩、眼眶疼痛、视物不清，或为夜盲；肝经风热，则目赤痒痛；肝阳上亢，则头目眩晕、视物旋转；肝火上炎，则目生翳障；肝风内动则目睛上吊、两目斜视；因情志不畅，致肝气郁结，久而火动痰生，蒙阻清窍，可致二目昏蒙、视物不清。由于肝与目在生理病理上关系密切，肝经诸病皆可导致目疾，故治目疾，多用治肝之法。

五脏六腑之精气皆上注于目，滋养于目。因此，目与五脏六腑均有联系。《灵枢·大惑论》说："五脏六腑之精气，皆上注于目而为之精，精之窠为眼，骨之精为瞳子，筋之精为黑眼，血之精为络，其窠气之精为白眼，肌肉之精为约束；裹撷筋骨血气之精而与脉并为系，上属于脑，后出于项中。"在此基础上后世医家发展了"五轮"学说，为眼科疾病的辨证论治奠定了理论基础。

4. 在志为怒　怒志与肝之疏泄升发密切相关，活动以肝血为基础。怒是人们在情绪激动时的一种情志变化，由肝之精气所化，与肝的功能活动及病理变化密切相关，故说肝在志为怒。肝为将军之官，其性刚强善动，颇类将军勇悍急暴之性。且肝木之脏，喜条达恶抑郁，故若遇屈辱则肝必应之而生怒。一般而言，怒志人人皆有，一定限度内的发怒对维持机体的生理平衡有重要的意义。但暴怒或郁怒不解，对于机体是一种不良刺激，可导致肝的疏泄功能失常，即"怒伤肝"。如暴怒盛怒、激动亢奋，可致肝气肝阳暴涨，疏泄太过，或气逆于上而头胀头痛、面红目赤，或横犯脾胃而呕血、泄泻，或血随气逆而猝然昏厥等，《素问·举痛论》说："怒则气

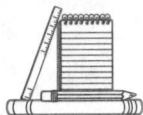

逆，甚则呕血及飧泄，故气上矣。"《素问·生气通天论》说："阳气者，大怒则形气绝，而血菀
于上，使人薄厥。"郁怒恚恨、心情抑郁，则使肝之疏泄不及，气机郁结不畅，影响精血津液的
运行输布，久则痰凝血瘀，内生癥积。反之，肝病易令人生怒。若肝之精血不足，不能涵养怒
志，或肝阴不足，肝阳偏亢，则稍有刺激，即易发怒。《素问·脏气法时论》说："肝病者，两胁
下痛引少腹，令人善怒。"临证不论因怒而伤肝，抑或因肝伤而致怒，皆应以调理肝脏为主。证
属郁怒者，当以疏肝解郁为治；属大怒者，当以平肝降逆为治。清·沈金鳌《杂病源流犀烛》
说："治怒为难，惟平肝可以治怒，此医家治怒之法也。"

5. 在液为泪　泪由肝精肝血所化，从目而出，故肝在液为泪。泪有濡润、保护眼睛的作用。
正常情况下，肝阴充足，泪液分泌适量，能够滋润目窍而不外溢。如肝血不足，泪液分泌减少，
可见两目干涩；若肝经湿热，可见目眵增多、迎风流泪等。

6. 与春气相通应　肝与春气，五行同属木。春季为一年之始，内孕生升之机，春生才能夏
长秋收冬藏。人体之肝主升发，内藏生升之气，肝气升发才能启迪诸脏，使气血调和，五脏安
定。同气相求，故肝与春气相通应。因此春季养生，必须顺应春气的生发和肝气的畅达之性。
春季气候转暖而风气偏胜，人体之肝气应之而旺，反应最强，故素体肝气偏旺、肝阳偏亢或脾
胃虚弱之人在春季易发病，可见眩晕、烦躁易怒、惊痫、抽搐、中风昏厥，或情志抑郁、焦虑，
或两胁肋部疼痛、胃脘痞闷、嗳气泛恶、腹痛腹泻等症状。

五、肾

肾五行属水，阴阳属性为"阴中之阴"，与冬气相通应。肾藏先天之精，为生命之本源，故
称为"封藏之本""先天之本"。真阴真阳之宅，能资助、促进与协调全身各脏腑之阴阳，故称
为"五脏阴阳之本"。肾主全身水液代谢，又称"水脏"。肾的主要功能是藏精，主水，主纳气。
肾与膀胱相表里，在体合骨，主骨，生髓，通脑，其华在发，开窍于耳及二阴，在志为恐，在
液为唾。肾位于腰部，脊柱两侧，左右各一。《素问·脉要精微论》说："腰者，肾之府。"肾外
形椭圆弯曲，状如豇豆。

（一）肾的主要生理功能

1. 主藏精　是指肾具有贮存、封藏人身精气的作用。肾所藏之精，即为肾精，包括"先天
之精"和"后天之精"。先天之精，禀受于父母，与生俱来，是生育繁殖、构成人体的原始物
质。《灵枢·经脉》说："人始生，先成精。"《灵枢·决气》说："两神相搏，合而成形，常先身
生，是谓精。"在胚胎发育过程中，精是构成胚胎的原始物质，为生命的基础，称为"先天之
精"。先天之精藏于肾中，出生之后，得到后天之精的不断充实，成为人体生育繁殖的基本物
质，故又称为"生殖之精"。后天之精，来源于水谷精微，由脾胃化生并灌溉五脏六腑，称为
"五脏六腑之精"。人出生以后，水谷入胃，经过胃的腐熟、脾的运化而生成水谷精气，转输到
五脏六腑，成为脏腑之精。脏腑之精充盛，除供给本身生理活动需要外，剩余部分贮藏于肾。
当五脏六腑需要这些精微物质给养的时候，肾脏又把所藏之精气，重新供给五脏六腑。一方面
不断贮藏，另一方面不断供给，循环往复，生生不已。这就是肾藏五脏六腑之精的过程和作用。
由此可见，后天之精是维持人体生命活动、促进机体生长发育的基本物质。

先天之精和后天之精来源虽然不同，却同藏于肾，二者相互依存，相互为用。先天之精为
后天之精准备了物质基础，后天之精不断地供养先天之精。先天之精只有得到后天之精的补充
滋养，才能充分发挥其生理效应；后天之精也只有得到先天之精的活力资助，才能源源不断地
化生。即所谓"先天生后天，后天养先天"，二者相辅相成，在肾中密切结合而组成肾中所藏的

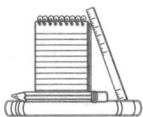

精气。肾中精气不仅能促进机体的生长、发育和繁殖，而且还能参与血液的生成，提高机体的抗病能力。

（1）促进生长发育　生、长、壮、老、已是人类生命的自然规律。人的脏腑气血盛衰，直接关系着人的强弱寿夭。人以五脏为本，而肾为五脏之根。肾所藏之精气为生命的基础，在人的生长壮老已的过程中起主导作用。《素问·上古天真论》记述了肾中精气的盛衰与人体生命活动的演变规律："女子七岁，肾气盛，齿更发长。二七而天癸至，任脉通，太冲脉盛，月事以时下，故有子。三七，肾气平均，故真牙生而长极。四七，筋骨坚，发长极，身体盛壮。五七，阳明脉衰，面始焦，发始堕。六七，三阳脉衰于上，面皆焦，发始白。七七，任脉虚，太冲脉衰少，天癸竭，地道不通，故形坏而无子也。丈夫八岁，肾气实，发长齿更。二八，肾气盛，天癸至，精气溢泻，阴阳和，故能有子。三八，肾气平均，筋骨劲强，故真牙生而长极。四八，筋骨隆盛，肌肉满壮。五八，肾气衰，发堕齿槁。六八，阳气衰竭于上，面焦，发鬓斑白。七八，肝气衰，筋不能动，天癸竭，精少，肾藏衰，形体皆极。八八，天癸竭，精少，肾脏衰，形体皆极，则齿发去。"人体脏腑和精气的盛衰，随着年龄的增长呈现出由盛而衰而竭的规律性变化。在整个生命过程中，由于肾中精气的盛衰变化，呈现出生、长、壮、老、已的不同生理状态。人从幼年开始，肾精逐渐充盛，则有齿更发长等生理现象。到了青壮年，肾精进一步充盛，乃至达到极点，机体也随之发育到壮盛期，则真牙生，体壮实，筋骨强健。待到老年，肾精衰退，形体也逐渐衰老，全身筋骨运动不灵活，齿摇发脱。由此可见，肾精决定着机体的生长发育，为人体生长发育之根。如果肾精亏少，影响到人体的生长发育，会出现生长发育障碍，如发育迟缓、筋骨痿软等；成年则现未老先衰、齿摇发落等。

（2）促进生殖繁衍　肾精充盛到一定阶段，可化生出一种促进生殖器官成熟，维持生殖功能的精微物质，称为"天癸"。天癸的至、竭与男精女血直接相关。因此肾中精气的盛衰可以从男子的排精和女子的经血状况得到反映。青春期，肾中精气初盛，天癸来至，女子月经来潮，男子溢泄精液，生殖器官发育成熟，男女两性具备了生殖能力。中年期以后，肾中精气由盛而衰，天癸的生成逐渐减少，生殖器官日趋萎缩。老年期，肾中精气进一步衰退，天癸耗竭，女子经绝，男子精少，从而逐渐丧失生殖能力。充分说明肾精对生殖功能起着决定性的作用，为生殖繁衍之本。

（3）主一身之阴阳　肾藏精，精能化气。肾精属阴，肾气属阳。肾之阴阳犹如水火寄于肾，故有"水火之宅""水火之脏"之称。肾阴，又称"元阴""真阴"，为阴液之根本，是肾脏活动的物质基础，对各脏腑组织起着滋养、濡润作用。肾阳，又称"元阳""真阳"，为人体阳气之根本，是肾脏功能活动动力，对各脏腑组织起着推动、温煦作用。

肾阴肾阳为五脏阴阳的根本，推动和调节全身脏腑气化功能。五脏之阴，非肾阴不能滋；五脏之阳，非肾阳不能发。肾阴足，全身诸脏之阴皆可足；肾阳旺，全身诸脏之阳皆可旺。如肾阴不足，失于滋养与濡润，则虚火内生，可现五心烦热、潮热盗汗、男子遗精、女子梦交等；肾阳不足，推动和温煦功能衰减，可现精神疲惫、腰膝冷痛、形寒肢冷、小便不利或小便频数、男子阳痿早泄、女子宫冷不孕等。其他脏腑的病变，尤其是各脏之阴阳不足的病变，最终必然会累及肾之阴阳，故有"久病及肾"之说。

肾阴肾阳相互影响，肾阴虚到一定程度可累及肾阳，肾阳虚到一定程度也可伤及肾阴，成为阴损及阳或阳损及阴的阴阳两虚证。

（4）促进血液生成　肾藏精，精能生髓，精髓可以化而为血。《景岳全书·血证》说："血即精之属也，但精藏于肾，所蕴不多，而血富于冲，所至皆是。"《读医随笔·气血精神论》

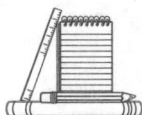

说："夫血者，水谷之精微，得命门真火蒸化。"故有"血之源头在于肾"之说，又有"精血同源"之说。在临床上治疗血虚可用益精填髓之法。

（5）抵御外邪侵袭　肾精具有抵御外邪而使人免于疾病的作用。《冯氏锦囊秘录》说："足于精者，百病不生，穷于精者，万邪蜂起。"精充则生命力强，卫外固密，适应力强，邪不易侵。反之，精亏则生命力弱，卫外不固，适应力弱，邪侵而病。故《素问·金匮真言论》有"藏于精者，春不病温"之说。冬不藏精，春必病温，肾精这种抵御外邪的能力属正气范畴，与"正气存内，邪不可干""邪之所凑，其气必虚"的意义相同。

2. 主水液　肾具有主持和调节体内水液代谢的功能。《素问·逆调论》说："肾者，水脏，主津液。"肾主水功能是通过肾的气化作用实现，具体表现在三个方面。

（1）蒸腾气化，升清降浊　肾位于下焦，接纳肺通调水道而下输的水液，肾之阳气蒸腾气化，清者重新上输于脾肺，再布散于周身；浊者下注于膀胱，生成尿液排出体外。

（2）推动与调节水液　肾气有激发、促进各脏腑功能的作用。肺对水液宣降、脾对水液转输、三焦气化，动力皆源于肾气。

（3）肾主开阖　开，是将浊水、废水排出体外；阖，是将需要的水液保存起来。肾阴与肾阳的推动和调控作用协调，膀胱开阖有度，尿液才能正常地生成和排泄。若肾主水功能失调，气化失司，开阖失度，就会引起水液代谢障碍，出现癃闭或尿频等。《素问·水热穴论》说："肾者，胃之关也。肾司开合，肾气从阳则开，阳太盛则关门大开，水直下为消；肾从阴则合，阴太盛则关门常合，水不通而为肿。"

3. 主纳气　是指肾具有摄纳肺气，促进吸清呼浊，保持呼吸深度。纳，即受纳、摄纳的意思。呼吸运动，总为肺所主。肾藏生命活动的原动力，肺所吸气的纳降，须依赖肾气摄纳作用才能下归于肾，使呼吸保持一定深度，才能通畅、调匀。《医碥·气》说："气根于肾，亦归于肾，故曰肾纳气，其息深深。"正常的呼吸运动是肺肾之间相互协调的结果。《类证治裁·卷之二》说："肺为气之主，肾为气之根，肺主出气，肾主纳气，阴阳相交，呼吸乃和。"若肾精不足，肾气虚衰，摄纳无权，气浮于上，则现呼吸表浅、呼多吸少、动则气喘等症，为"肾不纳气"。

4. 肾主一身之阴阳　肾藏精，精能化气。肾精属阴，肾气属阳。肾之阴阳犹如水火寄于肾，故有"水火之宅""水火之脏"之称。肾阴，又称"元阴""真阴"，为阴液之根本，是肾脏活动的物质基础，对各脏腑组织起着滋养、濡润作用。肾阳，又称"元阳""真阳"，为人体阳气之根本，是肾脏功能活动动力，对各脏腑组织起着推动、温煦作用。

肾阴肾阳为五脏阴阳的根本。肾推动和调节全身脏腑气化功能。五脏之阴，非肾阴不能滋；五脏之阳，非肾阳不能发。所以肾阴足，全身诸脏之阴皆可足；肾阳旺，全身诸脏之阳皆可旺。如肾阴不足，失于滋养与濡润，则虚火内生，可现五心烦热、潮热盗汗、男子遗精、女子梦交等；肾阳不足，推动和温煦功能衰减，可现精神疲惫、腰膝冷痛、形寒肢冷、小便不利或小便频数、男子阳痿早泄、女子宫冷不孕等。肾阴肾阳相互影响，肾阴虚到一定程度可累及肾阳，肾阳虚到一定程度也可伤及肾阴，成为阴损及阳或阳损及阴的阴阳两虚证。

（二）肾的系统连属

1. 肾合膀胱　肾下通于膀胱，经络相互络属，构成表里关系。

2. 在体合骨，生髓通于脑　肾主藏精，精能生髓，髓居骨中而充养骨骼，故骨骼的生长发育与肾精的盛衰密切相关。肾精充足，能够生髓养骨，则骨骼坚固有力。肾精不足，不能生髓养骨，则会引起骨骼发育不良，如小儿囟门迟闭、骨软无力、老年人骨质疏松，易于骨折等。

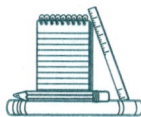

髓有骨髓、脊髓和脑髓之分，所布不同，但皆由肾精所化。肾精的盛衰，不仅影响骨骼的发育，也影响脊髓及脑髓的充盈。脊髓上通于脑，髓聚而成脑，故称脑为"髓之海"。肾精充足，髓海得养，脑发育健全，则精力充沛，思维敏捷；反之，肾精亏虚，不能化髓养脑，髓海空虚，则可见精神懈怠、反应迟钝、健忘、头晕、耳鸣等症状。《灵枢·海论》说："髓海有余，则轻劲多力，自过其度；髓海不足，则脑转耳鸣，胫酸眩冒，目无所见，懈怠安卧。"《素问·灵兰秘典论》说："肾者，作强之官，伎巧出焉。"是肾中精气主骨生髓生理功能的具体体现。脑的功能虽然统属于心，但与肾亦有密切关系。脑的病变，常采用补肾填精之法治疗。齿与骨同出一源，也赖肾中精气的充养，故有"齿为骨之余"之说。肾中精气充沛，则牙齿坚固不易脱落；肾中精气不足，在小儿常表现为齿迟，成人则容易出现牙齿松动或脱落。

3.其华在发　发为肾之外候，发的生长赖血以养，精与血相互滋生。肾精足则血旺，血旺就能使毛发得到充分润养，故有"发为血之余"之说。《素问·六节藏象论》说："肾……其华在发。"发营养源于血，生机根于肾。肾精充足，精血旺盛，发浓密色黑有光泽；肾中精气衰少，头发变白、枯槁而易脱落。发为肾之外候，发之生长与脱落、润泽与枯槁，常能反映肾中精气的盛衰。一般说来，青壮年肾中精气充盛，发黑而润泽；老年人肾中精气渐衰，发白枯槁易于脱落。临床所见的未老先衰，年少而头发稀疏、萎软、枯槁，或早脱早白等，则与肾中精气不足有关，应考虑从肾论治。

4.开窍于耳及二阴　"肾气通于耳，肾和则耳能闻五音矣"。

（1）开窍于耳　耳为清窍，司听觉。耳的听觉功能正常与否，与肾中精气的盛衰有密切相关。《灵枢·五阅五使》曰："耳者，肾之官也。"《灵枢·脉度》说："肾气通于耳，肾和则耳能闻五音矣。"两耳通脑，所听之声归于脑。而肾藏精生髓，脑为髓海，肾中精气充盈，髓海得养，耳之听觉灵敏、分辨力高；反之，若肾中精气虚衰，髓海失养，可出现听力减退、耳鸣，甚或耳聋。年老之人，由于肾中精气逐渐衰少，听力可能减退。临床常以耳的听觉变化，作为判断肾中精气盛衰的重要标志之一。

（2）开窍于二阴　二阴，是前后二阴的合称。前阴，即尿道口和外生殖器，有排尿和生殖的作用。后阴，即肛门，有排泄粪便的作用。肾开窍于前后二阴，是指肾与二便的排泄及生殖机能密切相关。尿液的排泄虽隶属于膀胱的功能，但须依赖肾气的蒸化和固摄才能正常完成。若肾的蒸化和固摄作用失常，则可导致小便排泄异常，如多尿、遗尿、尿失禁，或者少尿、尿闭等。同样，大便的排泄虽隶属于大肠的传导功能，但与肾气的推动和固摄作用有关。若肾气亏虚，推动或固摄无力，可导致排便困难，或大便滑脱、失禁等。肾藏精，主生殖，故前阴的生殖作用与肾中精气有密切关系。肾精、肾气的生理功能失常，可导致男子阳痿、早泄、遗精、滑精或精少、不育的病变，女子则见梦交、不孕等。

5.在液为唾　唾是口腔津液中较为稠厚的部分，由肾精所化，通过肾气的推动，沿足少阴肾经上行至舌下，从金津、玉液二穴分泌而出。《素问·宣明五气》说："五脏化液：肾为唾。"由于唾源出肾精，故多唾或久唾能够损耗肾精；相反，若咽而不吐，则能回滋肾精，故古代养生家主张"吞唾"以养肾精。

唾与涎，虽然都是口腔分泌的液体，但是二者有一定区别。涎为脾精所化，出自两颊，质地较清稀，可自口角流出；唾为肾精所生，出自舌下，质地较稠厚，多从口中唾出。故临床治疗口角流涎多从脾治，唾多频出多从肾治。

6.在志为恐　恐是一种恐惧、害怕的情志活动，恐对机体生理是一种不良刺激。与肾的关系密切。若肾中精气充盛，封藏有度，人在受到外界恐惊刺激时，虽多表现为恐，多能自我调

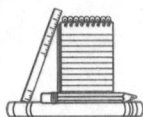

控。若肾精不充，封藏失司，则稍遇恐惊则畏惧不安，惶惶不可终日。《素问·阴阳应象大论》说："在脏为肾……在志为恐，恐伤肾。"肾位于人体下焦，其气以上行为顺。恐惧之下，肾气不升反降，可出现二便失禁、遗精滑泄、阳痿阴缩、腰酸腿软等肾气不固，失于封藏的症状。正如《素问·举痛论》所言："恐则气下……恐则精却，却则上焦闭，闭则气还……"《灵枢·本神》说："恐惧而不解则伤精，精伤则骨酸痿厥，精时自下。"大恐伤肾，致肾气不固，出现二便失禁等症。

惊与恐相似，都是指处于一种惧怕的精神状态，但两者又有区别：恐为自知而胆怯；惊为不自知，事出突然而受惊。惊与恐虽同属肾志，但总与心主神明相关。故突然受惊，可导致脏腑气机逆乱，出现心神不定、手足无措的现象，《素问·举痛论》说："惊则气乱。""惊则心无所倚，神无所归，虑无所定，故气乱矣。"

知识链接
百病生于气——"吓得屁滚尿流""怒发冲冠"的中医原理

《素问·举痛论》曰："百病生于气也。怒则气上，喜则气缓，悲则气消，恐则气下，寒则气收，炅则气泄，惊则气乱，劳则气耗，思则气结。"其含义为：许多疾病的发生都是由气机失调引起的，如暴怒则气上逆，喜则气舒缓，悲哀则气消沉，恐惧则气下却，寒冷则气收敛，火热则气外泄，受惊则气紊乱，过劳则气耗散，思虑则气郁结。肾在志为恐，肾开窍于二阴，恐则气下，过度惊恐则可致人体气机下泄二阴而"吓得屁滚尿流"。肝在志为怒，怒则气上，过度愤怒则可致"怒发冲冠"。

7. 与冬气相通应　肾与冬气，五行同属水。故肾与冬气相通应。万物归藏，同气相求，故肾与冬之气相通应。人体中的肾，为主水之脏、封藏之本。冬季寒水主令，阴气隆盛，阳气潜藏。故冬季养生，一方面要避寒就温，另一方面要勿扰乎阳。比如早卧晚起，收敛志意，少动多静，固护肾精等。冬季气候寒冷，水气当旺，素体阳虚者，易在此季节发病，即所谓"能夏不能冬"。一些慢性疾病如肺病、心脏病、胃肠病、骨关节病等证属阳虚者，也易在冬季复发或加重。

附：命门

命门，即生命之门，有生命的关键之意。命门一词，最早见于《灵枢·根结》，系指眼睛而言。如其所说："命门者，目也。"自《难经》将命门作为内脏提出之后，命门逐渐为后世医家所重视并展开了较为深入的研究，提出种种不同的见解，从而形成了命门学说。兹对不同医家的学术观点简单介绍如下。

右肾为命门说：首提此说的是《难经》。《难经·三十六难》说："然肾两者，非皆肾也，其左为肾，右为命门。"隋代杨上善、晋代王叔和、元代滑寿、明代李梴等以右肾为命门。

两肾皆为命门说：明代张介宾等医家认为两肾皆属命门。持这一观点的医家否定了左为肾、右为命门之说，并认为两肾虽为水脏，但其中又寄寓相火，命门之中具有阴阳、水火二气，故命门实为水火之宅，为生死之所悬系，对人体的生命活动具有至关重要的作用。

两肾之间为命门说：明代赵献可《医贯·内经十二官论》说："命门在人身之中……此处两肾所寄，左边一肾属阴水，右边一肾属阳水，各开一寸五分，中间是命门所居之宫。"对于命门的功能，赵氏认为人体除心之外，还有一个人身之主，这一人身之主即是命门。命门即真火，

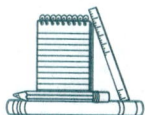

能总统人体一身之阳气，为人体气化之源，人体所有脏腑均须依赖命门之主才能发挥各自的生理功能。清代陈修园、林佩琴等均宗此说。

命门为肾间动气说：将肾间动气当作命门的代表医家孙一奎，认为命门虽位两肾之间，为生命之源，但却不是一个具有形质的脏器，而只是肾间之动气，非水非火，为原气发动之枢机，机发则成像，机息则杳冥。

综观以上各种认识，虽对命门的形态、部位存在较大争议，但比较一致的认识是：命门是人体生命的根本，气化的本源，命门与肾的功能密切相关，肾阳即是"命门之火"，肾阴即是"命门之水"，肾阴、肾阳，即是真阴、真阳，或元阴、元阳。古代医家所以称之为命门，无非是强调肾气及肾阴肾阳在生命活动中的重要性而已。

第三节 六 腑

六腑是胆、胃、小肠、大肠、膀胱、三焦的总称。《素问·五脏别论》说："六腑者，传化物而不藏，故实而不能满也。所以然者，水谷入口，则胃实而肠虚。食下，则肠实而胃虚。"均具有"泻而不藏""实而不能满""传化物"的特征。饮食入口，由食道入胃，经胃腐熟，下传于小肠，经小肠分清泌浊，其清者由脾吸收，转输于其他四脏，布散全身，其浊者下传于大肠，经大肠传导，形成粪便排出体外。代谢浊液，经三焦注入肾和膀胱，在肾气蒸化作用下生成尿液，排出体外。"六腑以通为用，以降为顺"。

一、胆

胆属阳属木，与肝相表里。胆的主要生理功能是贮藏排泄胆汁和主决断，称为"中正之官"。胆位于胁下，与肝相连，附于肝，内藏胆汁（也称"精汁"），又有"中精之腑""清净之腑"之名。胆既是六腑之一，又属奇恒之腑。

（一）贮藏和排泄胆汁

胆汁色黄绿，味苦。胆汁来源于肝，由肝之余气所化生，汇集于胆，泄于小肠，以助饮食物消化，是脾胃运化功能得以正常进行的重要条件。《素问·宝命全形论》说："土得木而达。"胆汁的化生和排泄，由肝的疏泄功能控制和调节。肝的疏泄功能正常，则胆汁排泄畅达，脾胃运化功能健旺。若胆气不利，气机上逆，胆汁上溢，则可见口苦、呕吐黄绿苦水；若肝失疏泄，则胆汁排泄不利，可出现胁下胀满疼痛、食欲减退、腹胀、腹泻等症；若湿热蕴结肝胆，可致肝失疏泄，胆汁外溢，浸渍肌肤，发为黄疸，以目黄、身黄、小便黄为特征。

（二）主决断

胆主决断，指胆在精神意识思维活动过程中，具有判断事物、做出决定的作用。胆主决断对于防御和消除某些精神刺激的不良影响，以维持和控制气血的正常运行，确保脏器之间的协调关系有着重要的作用。《素问·灵兰秘典论》说："胆者，中正之官，决断出焉。"精神心理活动与胆之决断功能有关，胆能助肝之疏泄以调畅情志。肝胆相济，则情志和调稳定。胆气豪壮者，剧烈的精神刺激对其所造成的影响不大，且恢复也较快。所以说，气以胆壮，邪不可干。胆气虚弱的人，在受到精神刺激的不良影响时，易于形成疾病，表现为胆怯易惊、善恐、失眠、多梦等精神情志病变。《类经·藏象类》说："胆附于肝，相为表里，肝气虽强，非胆不断。肝胆相济，勇敢乃成。"

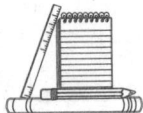

（三）主升发

胆为阳中之少阳，主少阳春升之气，故称胆气主升。胆气主升，胆的升发条达与肝喜条达而恶抑郁同义。其时应春，春气升则万物皆安。人与天地相参，胆气升发条达，如春气之升，则脏腑之气机调畅。胆气主升之升，谓木之升，即木之升发疏泄。胆气升发疏泄正常，则脏腑之气机升降出入正常，维持其正常的生理功能。《脾胃论·脾胃虚实传变论》说："胆者，少阳春升之气，春气升则万物化安，故胆气春升，则余脏从之。胆气不升，则飧泄、肠澼不一而起矣。"

"十一脏取决于胆"说明在思维活动中，肝主谋虑，胆主决断。肝胆相互为用，胆之决断必须在心的主导下，才能发挥正常作用。而非指胆具有"五脏六腑之大主"的作用。

二、胃

胃五行属土，与脾相表里，胃是机体对饮食物消化吸收的重要脏器，主要功能是受纳、腐熟水谷。胃位于膈下，腹腔上部。胃分上、中、下三部：上部为上脘，包括贲门；下部为下脘，包括幽门；上下脘之间名为中脘。三部统称"胃脘"，贲门上接食道，幽门下接小肠，为饮食物出入通道。

（一）主受纳水谷

受纳是接受和容纳之意。胃主受纳是指胃接受和容纳水谷的作用。饮食入口，经过食道，容纳并暂存于胃腑，这一过程称之为受纳，故称胃为"太仓""水谷之海"。《灵枢·玉版》说："人之所受气者，谷也，谷之所注者，胃也。胃者水谷之海也。"《类经·藏象类》说："胃司受纳，故为五谷之府。"机体的生理活动和气血津液的化生，需要依靠饮食物的营养，所以又称胃为水谷气血之海。胃主受纳功能是胃主腐熟功能的基础，也是整个消化功能的基础。若胃有病变，就会影响胃的受纳功能，而出现纳呆、厌食、胃脘胀闷等症状。胃主受纳功能的强弱，取决于胃气的盛衰，反映于能食与不能食。《素问·灵兰秘典》说："脾胃者，仓廪之官，五味出焉。"

（二）主腐熟水谷

腐熟是饮食物经过胃的初步消化，形成食糜的过程。胃主腐熟指胃将食物消化为食糜的作用。《难经·三十一难》说："中焦者，在胃中脘，不上不下，主腐熟水谷。"胃接受由口摄入的饮食物并使其在胃中短暂停留，进行初步消化，依靠胃的腐熟作用，将水谷变成食糜。饮食物经过初步消化，其精微物质由脾之运化而营养周身，未被消化的食糜则下行于小肠，不断更新，形成了胃的消化过程。如果胃的腐熟功能低下，就出现胃脘疼痛、嗳腐食臭等食滞胃脘之候。胃主受纳和腐熟水谷的功能，必须和脾的运化功能相配合，才能顺利完成。脾胃密切合作，"胃司受纳，脾司运化，一纳一运"（《景岳全书·饮食》），才能使水谷化为精微，以化生气血津液，供养全身，故脾胃合称为后天之本，气血生化之源。饮食营养和脾胃的消化功能，对人体生命和健康至关重要。所以《素问·平人气象论》说："人以水谷为本，故人绝水谷则死。"中医学非常重视"胃气"，认为"人以胃气为本"。胃气强则五脏俱盛，胃气弱则五脏俱衰。《脾胃论·脾胃虚则九窍不通论》说："胃气者，谷气也，荣气也，运气也，生气也，清气也，卫气也，阳气也。"胃气可表现在食欲、舌苔、脉象和面色等方面。一般以食欲如常，舌苔正常，面色荣润，脉象从容和缓，不快不慢，称之为有胃气。临床上，往往以胃气之有无作为判断预后吉凶的重要依据，即有胃气则生，无胃气则死。所谓保护胃气，实际上是保护脾胃的功能。临证处方用药应切记"勿伤胃气"，否则胃气一败，百药难施。

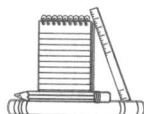

（三）主通降

通，就是通畅；降，就是下降。胃气"以降为顺""以通为和"，合称为"胃主通降"。《医学入门·脏腑》说："凡胃中腐熟水谷，其滓秽自胃之下口，传入于小肠上口。" 饮食物入胃，经过胃的腐熟，初步进行消化之后，必须下行入小肠，再经过小肠的分清泌浊，其浊者下移于大肠，然后变为大便排出体外，保证了胃肠虚实更替的状态。这是由胃气通畅下行作用而完成的。故《素问·五脏别论》说："水谷入口，则胃实而肠虚；食下，则肠实而胃虚。"胃气宜保持通畅下降运动趋势，主要体现在饮食消化和糟粕排泄过程中，胃必须保持"通"的状态，才能使饮食物运行通畅无阻。"通"与"降"含义虽然不同，但二者关系非常密切。通，才能降；降，才能保持通，通与降互为条件、互为因果。胃主通降是受纳的前提条件，吐故才能纳新。《灵枢·平人绝谷》说："胃满则肠虚，肠满则胃虚，更虚更满，故气得上下。"所以胃失通降，则出现纳呆脘闷、胃脘胀满或疼痛、大便秘结等病症。若胃气不降反而上逆，则出现恶心、呕吐、嗳气、呃逆等症。脾主升清，胃主降浊，两者居居中焦，一升一降，相互影响，脾不升则胃不降，胃不降亦会导致脾不升，故临床出现脾胃同病。脾胃居中，为人体气机升降的枢纽。所以，胃气不降，不仅直接导致中焦不和，影响六腑的通降，甚至影响全身的气机升降，从而出现各种病理变化。

（四）喜润恶燥

胃属燥土，赖水以济燥，故喜润恶燥，其主要体现在两个方面：

1. 胃气通降有赖于胃阴濡养，胃得阴液柔润方可通降如常。《四圣心源》说："胃以阳体而合阴精，阴精则降。"

2. 胃之喜润恶燥与脾之喜燥恶湿，阴阳互济，保证脾升胃降的动态平衡。根据胃喜润恶燥特性，治疗胃病时，要特别注意护养胃阴，不可妄施化燥伤阴之药。

三、小肠

小肠五行属火，与心相表里。小肠是机体消化、吸收其饮食精微、下传糟粕的重要器官，主要功能为受盛化物和泌别清浊，称为"受盛之官"。小肠位于腹中，呈迂曲回环叠积之状，是一个中空的管状器官。小肠上端接幽门与胃相通，下端接阑门与大肠相接。《灵枢·肠胃》说："小肠附后脊，左环回周叠积，其注于回肠（即大肠）者，外附于脐上，回运环十六曲。"

（一）主受盛化物

小肠主受盛化物是小肠主受盛和主化物的合称。受盛，接受，以器盛物之意。化物，变化、消化、化生之谓。小肠的受盛化物功能主要表现在两个方面：一是指小肠盛受了由胃下移而来的初步消化的饮食物，起到容器的作用，即受盛作用；二是指经胃初步消化的饮食物，在小肠内必须停留一定的时间，由小肠对其进一步消化和吸收，将水谷化为可以被机体利用的营养物质，精微由此而出，糟粕由此下输于大肠，即化物作用。《素问·灵兰秘典》说："小肠者，受盛之官，化物出焉。"在病理上，小肠受盛功能失调，传化停止，则气机失于通调，滞而为痛，表现为腹部疼痛等。如化物功能失常，可以导致消化、吸收障碍，表现为腹胀、腹泻、便溏等。

（二）主泌别清浊

泌，即分泌；别，即分别；清，指水谷之精微；浊，指食物之糟粕。泌别清浊是指经过小肠消化后的饮食之物，分为水谷精微和食物残渣两部分，将水谷精微吸收，把食物残渣送到大肠。《类经·藏象类》说："小肠居胃之下，受盛胃中水谷而分清浊，水液由此而渗入前，糟粕由此而归于后，脾气化而上升，小肠化而下降，故曰化物出焉。"小肠在吸收水谷精微同时，也吸

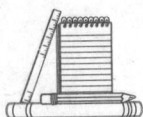

收了大量水液，故称"小肠主液"。小肠泌别清浊功能，与二便的生成有关。《诸病源候论·诸淋候》说："膀胱与肾为表里，俱主水，水入小肠，下于胞，行于阴，为溲便。"小肠泌别清浊功能正常，则水液和糟粕各走其道，二便就正常。如小肠功能失调，清浊不分，即可出现水谷混杂而下，大便溏稀，小便短少。根据这一理论，临床上用"利小便即所以实大便"的方法治疗泄泻病证。

四、大肠

大肠五行属金，与肺相表里。大肠的主要功能是传导糟粕，为"传导之官"。大肠包括结肠与直肠，居于腹中，呈回环叠积状，为一个管腔性器官，其上口在阑门处与小肠相接，其下端连接肛门。

（一）主传导糟粕

传导糟粕，是指大肠接受经过小肠泌别清浊后剩下的食物残渣，再吸收其中多余的水液，形成粪便，经肛门而排出体外的作用。《素问·灵兰秘典论》说："大肠者，传导之官，变化出焉。"大肠传导变化的作用，是胃的降浊功能的延伸，同时亦与肺的肃降有关。《医经精义·脏腑之官》说："大肠之所以能传导者，以其为肺之腑。肺气下达，故能传导。"此外，大肠的传导作用，亦与肾的气化功能有关。大肠有病，传导失常，主要表现为大便质和量的变化和排便次数的改变。若大肠传导失常，出现大便秘结或泄泻。若湿热蕴结于大肠，大肠气滞，又会出现腹痛、里急后重、下痢脓血等。

（二）主津

大肠在传导饮食残渣过程中，将其中部分水液再吸收，故称"大肠主津"。大肠的病变多与津液有关。大肠虚寒，无力吸收水液，则水谷杂下，出现肠鸣、腹痛、泄泻等。大肠有热，消烁水液，肠液干枯，肠道失调，出现大便秘结。

（三）通降为用

大肠承受小肠下移饮食残渣并形成粪便而排泄，处于"实而不满"的状态，故其生理特性是以降为顺，以通为用。若大肠传导失司，通降失常，可导致腑气不通，出现腹痛、腹胀、便秘等病症。治疗大肠疾病，也应以"通降"为大法。但"通"应有度。《素问·五脏别论》说："魄门亦为五脏使，水谷不得久藏。"

五、膀胱

膀胱五行属水，与肾相表里。膀胱主要生理功能是贮存尿液及排泄尿液，为"州都之官"。膀胱位于下腹部，为中空囊状器官，外状如锥体形。其上有输尿管与肾相通，其下通尿道，开口于前阴。

（一）贮存尿液

尿液为津液所化。人体之津液，经肺、脾、肾等脏腑的共同作用，运行全身，发挥其营养和滋润的生理功能。其代谢后的浊液下归于肾，经肾的气化作用，升清降浊，清者上输于脾，重新参与津液代谢，浊者则气化成尿液，下输于膀胱而贮存。

（二）排泄尿液

尿贮存于膀胱，达到一定容量时，通过膀胱的气化作用，从溺窍排出体外。《素问·灵兰秘典》说："膀胱者，州都之官，津液藏焉，气化则能出矣。"膀胱的气化功能，全赖于肾的气化作用。膀胱气化失司，可出现尿液排泄障碍。如膀胱失其约束，可见尿频、尿失禁及遗尿等；膀

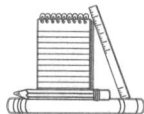

胱气化不利，则可引起小便不利、排尿不畅甚至癃闭。《素问·宣明五气》说："膀胱不利为癃，不约为遗溺。"

膀胱的贮尿和排尿功能全赖于肾的气化和固摄作用的协调，所谓膀胱气化，实际上属于肾的气化作用。若肾气的气化和固摄功能失常，则膀胱的气化与开阖功能也随之失司。若阖多开少，则小便不利或癃闭；若开多阖少，则小便清长、尿频、尿急、遗尿、小便不禁等。所以，膀胱病变多与肾有关，临床治疗小便异常，常从肾论治。

六、三焦

三焦概念有二：一指人体上、中、下部位的划分（上焦、中焦、下焦）；另一指为六腑之一。本节讲为六腑之三焦，主要功能是运行元气、水谷和水液，称为"决渎之官"。

对于三焦的认识，有"有名无形"和"有名有形"之争。《难经·二十五难》说："心主与三焦为表里，俱有名而无形。"《难经·三十八难》说："脏唯有五，腑独有六者，何也？然：所以腑有六者，谓三焦也。有原气之别焉，主持诸气，有名而无形。"而宋代陈无择《三因极一病证方论》说："三焦有形如脂膜。"则是有形论者。对三焦的争论，尚无统一看法。大多数学者认为三焦是分布于胸腹腔的一个大腑，在脏腑中最大，故称为"孤府"。《类经·藏象类》称三焦是"脏腑之外，躯体之内，包罗诸脏，一腔之大府也"。三焦分为上、中、下三焦，膈以上为上焦，包括心与肺；横膈以下到脐为中焦，包括脾与胃；脐以下至二阴为下焦，包括肝、肾、大肠、小肠、膀胱。

（一）通行元气

元气，又称原气，是人体最根本的气，根源于肾，由先天之精所化，赖后天之精以养，为人体脏腑阴阳之本，生命活动的原动力。元气通过三焦而输布五脏六腑，充沛于全身，以激发、推动各个脏腑组织的功能活动。所以说，三焦是元气运行的通道。气化运动是生命的基本特征。三焦能够通行元气，元气为脏腑气化活动的动力。因此，三焦通行元气的功能，关系到整个人体的气化作用。《中藏经》说："三焦者，人之三元之气也……总领五脏六腑营卫经络，内外上下左右之气也。三焦通，则内外上下皆通也。其于周身灌体，和调内外，营左养右，导上宣下，莫大于此者也。"《难经·六十六难》说："三焦者，原气之别使也，主通行三气，经历五脏六腑。"

（二）运行水液与水谷

《素问·灵兰秘典论》说："三焦者，决渎之官，水道出焉。"《医学三字经》说："通调水道。"调控体内整个水液代谢过程，在水液代谢过程中起着重要作用。人体水液代谢是由多个脏腑参与，共同完成的一个复杂生理过程。其中，上焦之肺，为水之上源，以宣发肃降而通调水道；中焦之脾胃，运化并输布津液于肺；下焦之肾、膀胱，蒸腾气化，使水液上归于脾肺，再参与体内代谢，下形成尿液排出体外。三焦为水液的生成敷布、升降出入的道路。三焦气治，则脉络通而水道利。三焦在水液代谢过程中的协调平衡作用，称之为"三焦气化"。三焦通行水液的功能，实际上是对肺、脾、肾等脏腑参与水液代谢功能的总括。

《难经·三十一难》说："三焦者，水谷之道。"三焦具有运行水谷，协助输布精微，排泄废物的作用。其中，上焦有输布精微之功；中焦有消化吸收和转输之用；下焦有排泄粪便和尿液的作用。三焦运化水谷协助消化吸收的功能，是对脾胃、肝肾、心肺、大小肠等脏腑完成水谷消化吸收与排泄的功能的概括。

1.上焦如雾　是形容轻清的水谷精气弥漫的状态。是指上焦心肺具有宣发卫气，布散水谷精微的功能。上焦接受来自中焦脾胃的水谷精微，通过心肺的宣发输布，布散于全身，发挥其

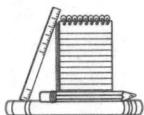

营养滋润作用，若雾露之溉。《灵枢·营卫生会》将其概括为"上焦如雾"。《灵枢·决气》说："上焦开发，宣五谷味，熏肤，充身，泽毛，若雾露之溉。"临床选用治疗上焦的药物应该质地轻清，才能由胃所在的中焦升至上焦，《温病条辨》提出"治上焦如羽，非轻不举"的治疗原则。

2. 中焦如沤　是形容水谷腐熟成为乳糜的状态。是指中焦脾胃受纳腐熟水谷，化生气血的作用。胃受纳腐熟水谷，由脾之运化而形成水谷精微，以此化生气血，并通过脾的升清转输作用，将水谷精微上输于心肺以濡养周身。《灵枢·营卫生会》说："中焦如沤。""泌糟粕，蒸津液，化其精微，上注于肺脉。"脾胃有腐熟水谷、运化精微的生理功能。治疗中焦疾病的口服药物直接入胃，不需升，亦不需降，可直接在中焦发挥作用，《温病条辨》提出"治中焦如衡，非平不安"的治疗原则。

3. 下焦如渎　是沟渠、水道的意思。是指肾、膀胱、小肠、大肠等脏腑主分别清浊，排泄废物的作用。下焦将饮食物的残渣糟粕传送到大肠，变成粪便，从肛门排出体外，并将体内剩余的水液，通过肾和膀胱的气化作用变成尿液，从尿道排出体外。这种生理过程具有向下疏通、向外排泄之势，《灵枢·营卫生会》说："下焦如渎。""成糟粕而俱下入大肠，循下焦而渗入膀胱。"由于治疗下焦的药物必须向下行，《温病条辨》提出"治下焦如权，非重不沉"的治疗原则。

综上所述，三焦关系到饮食水谷受纳、消化吸收与输布排泄的全部气化过程，所以三焦是通行元气、运行水谷的通道，是人体脏腑生理功能的综合，为"五脏六腑之总司"。

第四节　奇恒之腑

脑、髓、骨、脉、胆、女子胞，总称为奇恒之腑。奇恒，异于平常之谓。奇恒之腑都是贮藏阴精的器官，似脏非脏，似腑非腑。《素问·五脏别论》说："脑、髓、骨、脉、胆、女子胞，此六者，地气之所生也，皆藏于阴而象于地，故藏而不泻，名曰奇恒之腑。"《黄帝内经素问注证发微》进一步指出："脑、髓、骨、脉、胆与女子胞，六者主藏而不泻，此所以象地也。其脏为奇，无所与偶，而至有恒不变，名曰奇恒之脏。"除胆为六腑之外，其余的都没有表里配合，也没有五行的配属，但与奇经八脉有关。胆又为六腑之一，已在前节中叙述，骨、脉将在"形体官窍"中介绍。本节只叙述脑、髓、女子胞。

一、脑

脑居于颅内，上至颅囟，下至风府。脑由髓汇集而成，"脑为髓之海"。脑与脊髓相通，脊髓于脊椎管内，是精髓升降的道路。主管人的精神意识、思维、情感与记忆，主司听觉、视觉、嗅觉与言语等功能。

（一）主宰生命活动

《本草纲目》称"脑为元神之府"，是指脑为生命的枢机，主宰人体的生命活动。元神来自先天，由先天之精化生，先天元气充养，藏于脑中，称为先天之神，故《寿世传真》说："元神，乃本来灵神，非思虑之神。"人在出生之前，随形具而生之神，即为元神。如《灵枢·本神》说："两精相搏谓之神。"《灵枢·经脉》说："人始生，先成精，精成而脑髓生。"元神藏于脑中，为生命之主宰。元神存则生命在，元神败则生命逝。所以脑是一个重要器官，若受到损伤，可致死亡，故《素问·刺禁论》说："刺头，中脑户，立死。"

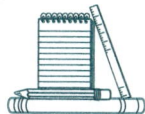

（二）主司精神意识

人的精神意识，包括思维意识和情志活动等，都是客观外界事物反映于脑的结果，是"任物"的结果。《灵枢·本神》说："所以任物者谓之心。"心是思维的主要器官。脑为髓海，也主人的思维意识和记忆。如《本草备要》说："人之记性，皆在脑中。"《类证治裁·卷三》说："脑为元神之府，精髓之海，实记忆所凭也。"《医林改错》说："灵机记性不在心而在脑。"因此，脑为精神意识思维活动的枢纽。脑主精神意识的功能正常，则精神饱满、意识清楚、思维灵敏、记忆力强、语言清晰、情志正常。否则，便出现精神思维及情志方面的异常。

（三）主司感觉运动

眼、耳、口、鼻、舌等五脏外窍，皆位于头面，与脑相通。王清任在《医林改错》中明确指出："两耳通脑，所听之声归脑；两目系如线长于脑，所见之物归脑；鼻通于脑，所闻香臭归于脑；小儿周岁脑渐生，舌能言一二字。"故人的视、听、言、动等，皆与脑有密切关系。脑之感觉运动功能正常，则视物精明、听力正常、嗅觉灵敏、感觉正常。病理情况下，若髓海不足，则可出现听觉失聪、视物不明、嗅觉不灵、感觉迟钝。

（四）与五脏的关系

脑由精髓汇集而成，与脊髓相通，而髓由精化，精由肾藏，故脑与肾的关系密切，另外，精神活动虽由脑与心主司，但尚有"五神脏"之说，把神分为神、魂、魄、意、志五种不同表现，分别归属于心肝肺脾肾五脏，如《素问·宣明五气》说："心藏神，肺藏魄，肝藏魂，脾藏意，肾藏志。"所以说脑的功能活动与五脏相关，其中与心肝肾的关系更为密切。因为心主神明，虽然五脏皆藏神，但都是在心的统领下而发挥作用的。肝主疏泄，又主谋虑，调节精神情志。肾藏精，精生髓，髓聚于脑，故脑的生理与肾的关系尤为密切。肾精充盈，髓海得养，脑的发育健全，则精力充沛，耳聪目明，思维敏捷，动作灵巧。若肾精亏少，髓海失养，脑髓不足，可见头晕、健忘、耳鸣，甚则记忆减退、思维迟钝等症。

脑的功能隶属于五脏，五脏功能旺盛，精髓充盈，清阳升发，窍系通畅，才能发挥其生理功能。五脏是一系统整体，人的神志活动虽分属于五脏，脑的生理病理与五脏休戚相关。故脑之为病亦从脏腑论治。

二、髓

髓为一种膏状物质，有骨髓、脊髓和脑髓之分。骨髓充于骨腔内，脊髓居于脊椎管内，脑髓藏于颅腔内。

（一）充养脑髓

髓以先天之精为主要物质基础，赖后天之精的不断充养，分布骨腔之中，由脊髓而上引入脑，成为脑髓。故曰脑为髓海，《素问·五脏生成》说："诸髓者，皆属于脑。"脑得髓养，脑髓充盈，脑力充沛，则元神之功旺盛，耳聪目明，体健身强。《医经玉屑》说："内肾之命门，为生髓养脑之元气也。其精中之精气，上养脑神，精中之柔液，统养百骸；其液出脑，由项贯督入脊，旁络全体。"先天不足或后天失养，以致肾精不足，不能生髓充脑，可以导致髓海空虚，出现头晕耳鸣、两眼昏花、腰膝酸软、记忆减退，或小儿发育迟缓、囟门迟闭、身体矮小、智力动作迟钝等症状。

（二）滋养骨骼

髓藏骨中，骨赖髓以充养。精能生髓，髓能养骨，《类经·藏象类》说："髓者，骨之充也。"

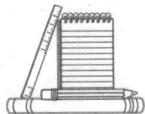

肾精充足，骨髓生化有源，骨骼得到骨髓的滋养，则生长发育正常，才能保持其坚刚之性。《中西汇通医经精义·上卷》说："盖髓者，肾精所生，精足则髓足；髓在骨内，髓足则骨强，所以能作强而才力过人也。"若肾精亏虚，骨髓失养，就会出现骨骼脆弱无力或发育不良等。

（三）化生血液

精血可以互生，精生髓，髓亦可化血。《素问·阴阳应象大论》说："肾生骨髓，髓生肝。"《素问·生气通天论》说："骨髓坚固，气血皆从。"中医学已认识到骨髓可以生血，精髓为化血之源。临床可用补肾生髓法治疗血虚证。

《素问·痿论》说："肾主身之骨髓。"肾生髓，《素问·逆调论》说："肾不生则髓不能满。"髓由肾精所化生。肾中精气的盛衰与髓的盈亏有密切的关系。脾胃为后天之本，气血生化之源，《灵枢·五癃津液别》说："五谷之精液和合而为膏者，内渗于骨空，补益脑髓。"水谷精微化而为血。髓可生血，血亦生髓。髓的盈亏与脾胃有关。气、血、精、髓可以互生，故髓与五脏皆相关，其中以肾为最。

三、女子胞

女子胞，即子宫。子宫外形如倒梨，位于小腹部，居膀胱之后，直肠之前，下口与阴道相连。

（一）主司月经

月经来源于女子胞。月经是女子生殖细胞发育成熟后周期性子宫出血的生理现象。当女子二七左右，肾气充盛，化生天癸，冲任二脉通畅，女子胞发育趋于成熟，月经开始按时来潮。《血证论·男女异同论》说："女子胞中之血，每月换一次，除旧生新。"月经的产生，是脏腑气血作用于胞宫的结果。胞宫的功能正常与否直接影响月经的来潮，所以胞宫有主持月经的作用。到七七左右，肾气渐衰，天癸竭绝，冲任不通，则出现月经紊乱，乃至绝经。

（二）主孕育胎儿

女子胞是孕育胎儿的器官。女子在发育成熟后，月经应时来潮，便有受孕生殖的能力。此时，两性交媾，两精相合，就构成了胎孕。《类经·藏象类》："阴阳交媾，胎孕乃凝，所藏之处，名曰子宫。"受孕之后，月经停止来潮，脏腑经络气血皆下注于冲任，到达胞宫以养胎。胎儿在胞宫内生长发育，女子胞供给胎儿需要的气血与养料，培育胎儿以至成熟而分娩。《中西汇通医经精义·下卷》说："女子之胞，一名子宫，乃孕子之处。"若血虚不足以养胎，气虚不足以载胎，可现胎动不安或流产。

（三）与五脏及经络关系

女子胞功能与脏腑、经络、精气血有密切联系。女子以血为本，经水为血所化，而血来源于脏腑。在脏腑之中，心主血，肝藏血，脾统血，脾与胃同为气血生化之源，肾藏精，精化血，肺主气，朝百脉而输精微，它们分司血的生化、统摄、调节等重要作用。故脏腑安和，血脉流畅，血海充盈，则经候如期，胎孕乃成。在五脏之中，女子胞与肝、脾、肾的关系尤为密切。主要表现以下几方面。

1. 与肝 "女子以肝为先天"。肝主疏泄而藏血，为全身气血调节之枢。女子胞的主要生理作用在于血的藏与泄。肝为血海，主藏血，为妇女经血之本。肝血充足，藏血功能正常，肝血下注血海，则冲脉盛满，血海充盈。肝主疏泄，调畅气机，肝气条达，疏泄正常，则气机调畅而任脉通，太冲脉盛，月事以时下，肝与女子胞的关系主要体现在月经方面。女子以血为体，以气为用。经、带、胎、产、乳是具体的表现形式。女子的经、带、胎、产、乳无不与气血相

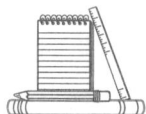

关，无不依赖于肝之藏血和疏泄功能。

2. 与肾   肾与女子胞的关系，主要体现在天癸的至竭及月经、孕育等方面。女子青春期，肾精充盈，天癸至，胞宫发育成熟，月经应时来潮，具备生育能力；进入老年期，肾精衰少，天癸竭，月经闭止，丧失了生殖能力。

3. 与脾   脾主运化，主生血统血，为气血生化之源。血者水谷之精气，和调于五脏，洒陈于六腑，女子则上为乳汁，下为月经。女子胞与脾的关系，主要表现在经血的化生与固摄两个方面。脾气健旺，化源充足，统摄有权，则经血藏与泄正常。若脾气虚弱，气血生化失源，则血海亏虚，出现月经量少或闭经。

4. 与心   心藏神。女子胞发生月经和孕育胎儿的功能，与精神情志活动相关，受心神调控，故心神内守，心情舒畅，是女子胞按时排经、排卵及孕育胎儿的重要条件。

5. 与经脉   冲脉上渗诸阳，下灌三阴，与十二经脉相通，为十二经脉之海。冲脉又为五脏六腑之海。《灵枢·逆顺肥瘦》说："冲脉者，五脏六腑之海也。"脏腑经络之气血皆下注冲脉，故称冲为血海。因为冲为血海，蓄溢阴血，胞宫才能泄溢经血，孕育胎儿，完成其生理功能。《景岳全书·妇人规》说："经本阴血也，何脏无之，唯脏腑之血皆归冲脉，而冲为五脏六腑之血海，故经言太冲脉盛则月事以时下，此可见冲脉为月经之本也。"

任有妊养之义。任脉为阴脉之海，蓄积阴血，为人体妊养之本。任脉通畅，月经正常。月经如常，方能孕育胎儿。因一身之阴血经任脉聚于胞宫，妊养胎儿，故称"**任主胞胎**"。任脉气血通盛是女子胞主持月经、孕育胎儿的生理基础。冲为血海，任主胞胎，二者相资，方能有子。所以，胞宫的作用与冲任二脉的关系更加密切。

督脉为"阳脉之海"，督脉与任脉，同起于胞中，一行于身后，一行于身前，交会于龈交，其经气循环往复，沟通阴阳，调摄气血，以维持胞宫正常的经、孕、产的生理活动。

《血证论·崩带》说："带脉下系于胞宫，中束人身，居身之中央。"既可约束、统摄冲任督三经的气血，又可固摄胞胎。

十二经脉的气血通过冲脉、任脉、督脉灌注于胞宫之中，而为经血之源、胎孕之本。女子胞直接或间接与十二经脉相通，禀受脏腑之气血，泄而为经血，藏而育胎胞，从而完成其生理功能。女子胞与十二经脉、奇经八脉均有联系。

附：精室

精室为男子生殖器官，位于小腹正中下部及阴囊之中。精室为生殖之精生贮之处，具有化生和储藏精气的功能，主生育和繁殖。精关，又称"精窍"，是射精管口，主开合、调控精液的排泄。精室的生理功能一是与肾中所藏精气的盛衰密切相关。肾精充沛，则"天癸至，精气溢泻，阴阳和，故能有子"；若肾气亏衰，则"天癸竭，精少"，失去生育能力。二是与肝脏相关。肝主疏泄，能调畅气机和情志。若肝失疏泄，经气不畅，宗筋失常，可致阳痿。肝郁日久，精室排泄失控，出现遗精。故男性病也常从肝论治。

第五节   脏腑之间的关系

人体是一个有机的整体，脏腑之间不是孤立的，是在生理上相互协同，相互制约，相互依存，相互为用；在病理上按一定规律相互传变，相互影响。

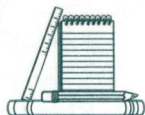

一、脏与脏之间的关系

五脏既各司其职，又存在着密不可分的联系。五脏之间的关系，不能只局限于五行的生克乘侮范围，更应注重五脏精气的化生、贮藏、运行和转化等之间的相互促进、相互影响及其生理功能之间的相互制约、相互协调。

（一）心与肺

心与肺的关系主要体现为气与血之间相互依存、相互为用等方面。心主血，肺主气。血液的正常运行必须依赖于心气的推动，同时有赖于肺气的协助。肺朝百脉，助心行血，是保证血液正常运行的必要条件。心主血的功能协调，又能维持肺主气功能的正常进行。另外，积于胸中的宗气，能内贯心脉行气血，上走息道司呼吸，加强了血液运行与呼吸之间的协调，成为联结心主行血和肺主呼吸之间的中心环节。

心肺两脏相互协作，保证了气血的正常运行，维持了人体各脏腑组织器官的功能活动。若肺气虚弱，行血无力，日久形成心血瘀阻，见胸痛、心悸、唇舌青紫等心脉瘀阻之症；若心气不足，血液运行不畅，影响肺的宣降，出现咳嗽、喘息、气促、胸闷等症。

（二）心与脾

心与脾的关系主要体现在血液生成的相互依存及血液运行方面。脾主运化，为气血生化之源。脾气健运，化源不竭，则心血充盈；而心阳之温运、心神之调节，也有利于脾化生气血。

血液循行脉内，一方面依赖心气的推动和肺气的辅佐，另一方面依赖脾气的统摄才不致溢出脉外。心主血，脾统血，心脾协调，共同维持血液的正常运行。若脾气虚弱，血的化源不足；或脾不统血致心血亏耗；或思虑过度，耗伤心血，影响脾的健运，可出现心悸、失眠、肢倦、食少、面色无华等心脾两虚的症状。

（三）心与肝

心与肝的关系主要体现在血液循行与神志活动方面。心主血，肝藏血。心之主血功能正常，则肝有所藏；肝藏血及调节血量功能正常，血液充盈，则心有所主。病理上，心血不足，肝血常因之而虚；肝血不足，心血也会因之而损。故临床上心悸、失眠、多梦等心血不足证常与晕眩、肢体麻木、视物昏花、月经量少等肝血不足证同时并见。

心主神志，为五脏六腑之大主，精神之舍；肝主疏泄，调畅情志。心肝两脏，相互为用，共同调节人的情志活动。心血充盈，则心神健旺，有助于肝气疏泄，情志调畅；反之，肝疏泄有度，情志调畅，则有利于心主神志。心神不安与肝气郁结，心火过亢与肝火炽盛，常同时出现或相互引动。前者可出现精神恍惚、情志抑郁等症，后者会出现心烦失眠、急躁易怒等症。若心阴不足，虚火内扰，除见心烦、失眠外，常兼见头晕、急躁、易怒、目赤等肝病症状。

（四）心与肾

心与肾的关系主要体现在心肾相交及精神互用等方面。心居于上，属阳，其性属火；肾居于下，属阴，其性属水。心火（阳）下降于肾，以温肾阳而使肾水不寒；肾水（阴）上济于心，以滋心阴而使心火不亢。二者相互制约、相互为用的平衡协调关系，称为"心肾相交"或"水火既济"。若肾水不足，不能上济心阴，使心火独亢，可见心烦、失眠、多梦、腰膝酸软，或男子梦遗、女子梦交等心肾不交的临床表现。若心之阳气虚衰，心火不能下行温肾水，或肾阳虚衰，寒水不化，水气上凌于心，可见心悸、气短、形寒肢冷、水肿，小便不利等水气凌心证候。

心主血、藏神，肾藏精、生髓。精是神的物质基础，神是精的外在表现。另外，精血之间

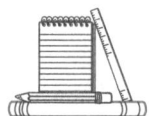

可互生互化，肾精充足则能生髓化血，使心血充盈；心血充盈亦可化精，使肾精充盈。病理上，肾精亏损，不能生髓化血，或心血不足，血不化精，均可导致精血亏虚，心神失养，出现健忘、失眠、头晕、耳鸣等症。

（五）脾与肺

脾与肺的关系主要体现在气的生成和水液代谢两个方面的协同与促进作用。肺主呼吸，吸入自然界清气；脾主运化，化生水谷精微，二者是生成宗气的主要物质。故肺的呼吸功能和脾的运化功能是否健旺，与气的盛衰密切相关。若脾气虚损，运化无力，常可导致肺气不足；肺气亏虚亦可累及于脾，导致脾气虚弱。两者均可出现体倦乏力、少气懒言等肺脾两虚的病变。

脾主运化水液，肺主通调水道。生理情况下，脾将吸收的水液上输于肺，通过肺的宣发肃降作用布散周身。脾肺两脏协调配合，是保证津液生成、输布和排泄的重要环节。病理上，脾失健运，水湿内停，湿聚成痰，可影响肺的宣降功能，而见咳嗽、喘息、吐痰等症，所以有"脾为生痰之源，肺为贮痰之器"的说法。反之，肺病日久，也可影响脾的运化功能。如肺失宣降，湿停中焦，脾阳受困，会出现水肿、倦怠、腹胀、便溏等症。

知识链接

中医治法"提壶揭盖"

"提壶揭盖"本意是茶壶盖密闭时，内外压强一致，倒水的时候由于茶壶内部气压会随着水流向外而减小，形成内外气压差，外部气压比茶壶内部气压要大，水就不能流出来。这时候需要将壶盖打开，壶内外气压相等，水在重力的作用下，才能被倒出。引申为通过开宣肺气或升提中气来通利小便的一种治疗方法，临床多用于治疗水肿、小便不利、便秘、闭经等下焦不通的疾病。

其中，通过宣发肺气来治疗脾失健运所导致的水肿，即是着眼于脾肺关系。

（六）肝与肺

肝与肺的关系主要体现在气机升降的相互协调方面。肺居上，其气肃降；肝居下，其气升发。肺气肃降正常，有利于肝气升发；肝气升发条达，也有利于肺气肃降。肝升肺降，相反相成，对全身气机起着重要的调节作用。病理上，肝肺病变可相互影响。如肝气郁结，郁而化火，可上灼肺阴，影响肺的宣降而出现胸痛、咯血、咳嗽、气喘等症，称为"肝火犯肺"。肺失清肃，燥热内盛，亦会伤及肝阴，导致肝阳上亢而见头痛、易怒、胁肋胀痛等肺病及肝的临床表现。

（七）肾与肺

肾与肺的关系主要表现在水液代谢、呼吸运动及肺肾之阴相互滋养等方面。肾主水，能升清降浊，主司水液的蒸腾气化；肺为水之上源，主宣发肃降，通调水道。肺气宣降行水的功能，有赖于肾之气化作用的促进；肾主水司开阖的功能，也有赖于肺气的肃降作用而使水液下归于肾。肺肾两脏相互为用，共同维持体内水液代谢的协调平衡。在病理状态下，肺失宣降或肾的气化功能失调，均可导致水液代谢失常而出现尿少、水肿等症。

人体的呼吸运动虽由肺所主，但需要肾的纳气功能协助，肺所吸入的清气才能摄纳于肾，以保持呼吸的深度。所以有"肺为气之主，肾为气之根"之说。肺主气而司呼吸，肾藏精而主纳气，肺肾协调，相互配合，才能维持正常的呼吸运动。在病理上，肾中精气不足，摄纳无权，气浮于上，或肺病久虚，日久伤肾，均可出现呼多吸少、动则喘甚为主要表现的肾不纳气证。

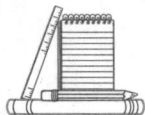

肺属金，肾属水，肺肾两脏之阴相互资生、相互为用。肺阴充足，下输于肾，滋养肾阴，则肾阴充盛；肾阴为一身阴液之根本，肾阴充盛，上养肺阴，则肺阴充足。二者这种互资互用的关系称为"金水相生"。在病理上，肺阴虚可损及肾阴，肾阴虚也可累及肺阴，而出现潮热、颧红、盗汗、干咳、少痰、痰中带血、腰膝酸软等肺肾阴虚的临床表现。

（八）肝与脾

肝与脾的关系主要体现在两脏对血液调控及消化吸收功能的协同作用等方面。脾主生血，统摄血液；肝主藏血，调节血量。脾气健运，气血生化有源，统血有权，则肝有所藏；肝血充足，使肝气条达舒畅，有助于脾之运化及统血功能。肝脾相互为用，共同维持血液的正常运行。在病理情况下，脾虚生化不足，或统摄无权，失血过多，皆可导致肝血不足，从而出现食少乏力、头晕目眩、面色无华，或妇女月经量少、色淡，甚或闭经等肝脾两虚的病变。

肝主疏泄，能调畅气机，协调脾胃之气升降，并疏泄胆汁于肠道，以促进脾胃对饮食物的运化；脾气健运，气血生化有源，则肝体得养而肝气冲和条达，有利于疏泄功能的发挥。在病理状态下，肝脾病变相互影响。如肝失疏泄，气机不畅，可影响脾胃的纳运功能而见精神抑郁、胸胁脘腹胀闷、纳呆、呃逆、嗳气、便溏等肝脾不调或肝胃不和的临床表现。反之，脾失健运，水湿内停，蕴久化热，湿热郁蒸，肝胆疏泄不利，胆汁贮存及排泄障碍，可见食欲不振、口苦、黄疸等。

（九）脾与肾

脾与肾的关系主要体现在先天后天和水液代谢等方面。脾主运化，为后天之本；肾主藏精，为先天之本。脾之运化，依赖于肾阳的温煦才能健运；肾之精气，依赖于脾运化的水谷精微的充养才能不断充盛。两脏生理上相互为用，病理上也互相影响。如肾阳不足不能温煦脾阳，或脾阳不足进而累及肾阳，皆可见腹部冷痛、下利清谷或五更泄泻、腰膝酸软等脾肾阳虚之候。

脾主运化水液，肾主水液开阖。脾运化水液，有赖于肾阳蒸腾气化作用的支持；肾主水液开阖，也有赖于脾运化水液功能的协助。脾肾两脏相互协作，共同主司津液代谢的协调平衡。病理方面，脾虚失运，水湿内生，经久不愈，可致肾虚水泛；肾虚开阖失司，水液内停，亦可影响脾之运化，终致尿少浮肿、腹胀便溏、腰膝酸软等脾肾两虚、水湿内停征象。

（十）肝与肾

肝与肾主要体现在精血同源、阴阳互制及藏泄互用等方面。肝藏血，肾藏精，精血互化。肝之阴血依赖肾精的充盛和滋养，肾之阴精又依赖肝血化生阴精的充养。肝肾精血互生互化，所以有"精血同源"或"肝肾同源"之说。病理情况下，肾精亏损，可导致肝血不足；肝血不足，也会引起肾精亏损，症见头晕目眩、耳聋耳鸣、腰膝无力等肝肾精血两亏的病变。

肝主疏泄，肾主封藏，两者既相互制约，又相互为用。肝之疏泄可使肾气开阖有度，肾之封藏可防肝气疏泄太过。故肝之疏泄与肾之封藏，相反相成，共同维持和调节女子月经的来潮和男子的排精。若肝肾藏泄失调，女子可见月经不调，经量或多或少；男子可见遗精早泄或阳强不泄等。

肾阴为一身阴液之根本，肾阴充盛，则能滋养肝阴以防肝阳上亢；肝阴充足，也能下养肾阴，以滋润营养全身脏腑形体官窍。在病理情况下，如肾阴不足，不能滋养肝阴而导致肝阳上亢，出现腰膝酸软、眩晕耳鸣、头重脚轻，甚则肢麻震颤等症，称为"水不涵木"。反之，若肝阴不足，病久及肾，导致肾阴不足，症见烦热、盗汗、腰膝无力、男子遗精、女子梦交等肝肾阴亏的病变。

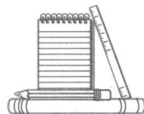

二、腑与腑之间的关系

六腑的共同生理功能是"传化物"。胆、胃、大肠、小肠、三焦、膀胱的生理功能虽各不相同，均是传化水谷、输布津液的器官。饮食入胃，经胃腐熟，初化为糜，下移小肠。小肠再进一步消化。胆排泄精汁进入小肠以助消化。小肠泌别清浊，清者经脾转输以营养全身，浊者为糟粕残渣，下达大肠，经大肠燥化和传导作用变成粪便排出体外。小肠主液，大肠主津，吸收的水液经脾的转输、肺的宣降下输于肾，再经肾的气化作用，升清降浊，浊者渗入膀胱形成尿液，从尿道排出体外。水液运化、输布与排泄，是以三焦为通道。由于六腑传化水谷，需要不断地依次受纳、消化、传导和排泄，虚实更替，宜通而不宜滞，故有"六腑以通为用""腑病以通为补"的论点。若胃有实热，消灼津液，使大肠传导不利，致大便秘结。便秘，腑气不通，可致胃失和降，则现恶心、呕吐等症。

三、脏与腑之间的关系

脏与腑是脏腑阴阳表里配合关系。脏为阴，腑为阳；脏为里，腑为表，由经络相互络属，构成脏腑之间的表里关系。

（一）心与小肠

手少阴心经属心络小肠，手太阳小肠经属小肠络心，心与小肠通过经脉互为表里关系。心阳温煦，心血濡养，使小肠消化吸收功能正常。小肠主化物，泌别清浊，将清者吸收，经脾气升清作用而上输心肺，以养其心。若心有实火，可移热于小肠，引起尿少、尿短赤或尿痛等症。小肠有热，亦可循经上炎于心，出现心烦、舌赤、口舌生疮等症。

（二）肺与大肠

手太阴肺经属肺络大肠，手阳明大肠经属大肠络肺，肺与大肠通过经脉互为表里关系。肺气肃降与大肠传导之间的相互为用。肺气肃降，气机调畅，能促进大肠传导，有利于大便排出。大肠传导正常，糟粕下行，有利于肺气的肃降。若肺失肃降，影响大肠传导，导致大便困难。

（三）脾与胃

足太阴脾经属脾络胃，足阳明胃经属胃络脾，脾与胃通过经脉互为表里关系。脾胃为后天之本，气血生化之源。脾与胃互相配合完成对饮食物的受纳、消化、吸收和输布的生理功能。脾与胃的关系，具体表现在纳与运、升与降、燥与湿等方面。若脾为湿困，运化失职，清气不升，就影响胃受纳与和降，可现食少、恶心、呕吐、脘腹胀满等症；若饮食失节，食滞胃脘，胃失和降，可影响脾的升清与运化，可出现腹胀、泄泻等症。

（四）肝与胆

足厥阴肝经属肝络胆，足少阳胆经属胆络肝，肝与胆通过经脉互为表里关系。肝胆同属于木，通于春季，共同调畅脏腑气机。肝主疏泄，其气主升；胆为清腑，藏胆汁，其气宜降。肝主升，胆主降，升降相宜，气机调畅。胆汁来源于肝之余气，胆汁所以能正常排泄和发挥作用，依靠肝的疏泄功能。若肝失疏泄，会影响胆汁的分泌与排泄；若胆汁排泄不畅，亦会影响肝的疏泄。

（五）肾与膀胱

足少阴肾经属肾络膀胱，足太阳膀胱经属膀胱络肾，肾与膀胱通过经脉互为表里关系。肾脏生成的尿液，贮藏于膀胱；膀胱气化功能，取决于肾气盛衰。膀胱贮尿和排尿功能，依赖于肾的气化作用。肾气充足，固摄有权，膀胱开阖有度。若肾气不足，气化失常，固摄无权，则膀胱之开阖失度，即出现小便不利或尿失禁、尿频、遗尿等症。

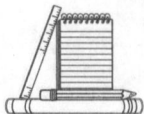

第六节　形体与官窍

形体是指脉、皮、肉、筋、骨，又称"五体"。官窍是指耳、目、鼻、口、舌、前阴和肛门。形体和官窍通过经络与脏腑相联系，与脏腑在生理、病理上有密切的关系。《素问·宣明五气》说："五脏所主，心主脉，肺主皮，肝主筋，脾主肉，肾主骨。"

一、形体

形体有广义和狭义之分。广义的形体，泛指一切有固定形态结构的组织器官。狭义的形体，是指有特定含义的"五体"，即脉、皮、肉、筋、骨，它们是构成整个人体的重要组织。本章所述的"形体"指的是"五体"。

（一）脉

脉即脉管，又称血脉、血府，主要指血管，为气血运行的通道。《灵枢·决气》说："夫脉者，血之府也。"脉是相对密闭的管道系统，它遍布全身，无处不到，环周不休，外与肌肤皮毛，内与脏腑体腔，形成一个密布全身上下内外的网络。

气血在人体的血脉之中运行不息，而循环贯注周身。血脉能约束和促进气血，使之循着一定的轨道和方向运行。饮食物经中焦脾胃的消化吸收，产生水谷精微，通过血脉输送到全身，为全身各脏腑的生理活动提供充足的营养。如果脉中气血数量减少，营养亏乏，就会导致全身气血不足。若脉中气血运行速度异常，运行迟缓则血瘀，血行加速、血液妄行则出血。

脉为气血运行的通道，人体各脏腑组织与血脉息息相通。脉与心密切相连。心脏推动血液在脉管中流动时产生的搏动，谓之脉搏。脉搏是生命活动的标志，也是形成脉象的动力。脉象是脉动应指的形象。脉象的形成，不仅与血、心、脉有关，而且与全身脏腑功能活动也有密切关系。因此，脉象成为反映全身脏腑功能、气血、阴阳的综合信息，是全身信息的反映。人体气血之多寡，脏腑功能之盛衰，均可通过脉象反映出来。所以，通过切脉来推断病理变化，可以诊断疾病。

经络是经脉和络脉的统称，其中纵行的主要干线称为经脉，由经脉分出网络全身的分支为络脉。经络是人体气血运行的通道，而经脉则是人体气血运行的主要通道。经络、经脉的含义较脉为广，言经络、经脉，脉亦在其中。

（二）皮

皮，为皮肤的简称。皮毛是皮肤和附着于此的毛发的合称，包括皮肤、毛发、汗孔、腠理等组织。汗孔，古称为"汗空""气门""鬼门""玄府"等，有分泌汗液、润泽皮肤、调节呼吸和抵御外邪等功能，是体表防御外邪的屏障。卫气行于皮毛，助皮肤以保护机体，使皮肤发挥抵御外邪的屏障作用。若卫气虚弱，皮肤疏缓，皮腠开，则外邪易于侵袭而致病。《灵枢·百病始生》说："虚邪之中人也，始于皮肤，皮肤缓则腠理开，开则邪从毛发入，入则抵深。"

汗为津液所化。汗是津液代谢的产物。汗主要通过皮肤的汗孔（玄府、气门）而排泄，以维持体内津液代谢的平衡。卫气功能之强弱，皮肤腠理的疏密，汗孔之开合，可影响汗液的排泄，从而影响机体的津液代谢。如汗出过多必损伤津液，轻则伤津，甚则伤阴、脱津。《灵枢·决气》说："津脱者，腠理开，汗大泄。"

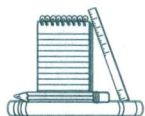

脏腑在气化过程中产生的少火,是正常的具有生气的火,是维持人体生命活动的阳气。少火达于皮肤,使皮肤温和,保持一定的温度。汗孔(又称鬼门、气门)是阳气藏泄的门户。正常的出汗有调和营卫、滋润皮肤的作用。皮肤通过排泄汗液,以调节体温并使之保持相对恒定。脏腑经络的阴阳平衡,气血和调,汗出无太过不及,则体温无高低之害,更无寒热之苦。阳热过盛则皮肤疏松,汗孔开张,增加汗出以泻热;阴寒太盛则皮腠致密,玄府闭塞,以减少阳气之丢失。肺合皮毛,皮毛上的汗孔有呼吸吐纳之功,故又称汗孔为玄府。

(三)肉

肉,中医古籍称为"分肉"。肌肉居于皮下,肌肉之间互相接触的缝隙或凹陷部位称为溪谷,为体内气血汇聚之所,亦是经气所在之处。大的缝隙处称谷,小的凹陷处称溪。《素问·气穴论》说:"肉之大会为谷,肉之小会为溪。"肌肉与皮肤统称为肌肤,肌肉与皮肤之间的部位称为肌皮。肌肉与骨节相连部位为肉节。人体各种形式的运动,均需肌肉、筋膜和骨节的协调合作,但主要靠肌肉的舒缩活动来完成。肌肉收缩弛张,始能动作。《灵枢·天年》说:"二十岁,血气始盛,肌肉方长,故好趋;三十岁,五脏大定,肌肉紧固,血脉盛满,故好步。"《灵枢·经脉》说:"肉为墙。"墙,障壁之谓,房屋或园场周围的障壁称之为墙。墙具有屏障作用,肌肉起着屏障作用。肌肉既可保护内在脏器,缓冲外力的损伤,又可抗拒外邪的侵袭。《灵枢·五变》说:"肉不坚,腠理疏,则善病风。"

(四)筋

筋,即筋膜,是联结肌肉、骨和关节的一种坚韧刚劲的组织,为大筋、小筋、筋膜的统称。附于骨节者为筋,筋之较粗大者为大筋,较细小者为小筋,包于肌腱外者称为筋膜。诸筋会聚所成的大筋又称宗筋。《素问·痿论》说:"宗筋弛缓,发为筋痿。"宗筋的另一含义特指阴茎,宗筋聚于前阴,故常以宗筋代指阴茎或睾丸。膝为诸筋会集之处,《灵枢·经筋》说:"膝为筋之府。"筋附于骨而聚于关节,《素问·五脏生成论》说:"诸筋者,皆属于节。"筋连结骨节肌肉,不仅加强了关节的稳固性,而且还有保护和辅助肌肉活动的作用,故有"筋者,周布四肢百节,联络而束缚之"之说。人体的运动系统是由骨、骨连结和骨骼肌三部分组成的。筋附着于骨节间,起到了骨连结的作用,维持着肢体关节的屈伸转侧,运动自如。肢体关节的运动,除肌肉的舒缩作用外,筋在肌肉、骨节之间的协同作用也是很重要的。《素问·痿论》说:"宗筋主束骨而利机关也。"

(五)骨

骨,泛指人体的骨骼。骨具有贮藏骨髓、支持形体和保护内脏的功能。《素问·脉要精微论》说:"骨者,髓之府。"骨为髓府,髓藏骨中,所以说骨有贮藏骨髓的作用。骨髓能充养骨骼。骨的生长、发育和骨质的坚脆等都与髓的盈亏有关。骨髓充盈,骨骼得养,则骨骼刚健。反之,会出现骨的生长发育和骨质的异常变化。骨具坚刚之性,为人身之支架,能支持形体,保护脏腑,《灵枢·经脉》说:"骨为干。"人体以骨骼为主干,骨支撑身形,使人体维持一定的形态,并防卫外力对内脏的损伤,从而发挥保护作用。骨所以能支持形体,实赖于骨髓之营养,骨得髓养,才能维持其坚韧刚强之性。若精髓亏损,骨失所养,则会出现不能久立,行则振掉之候。骨是人体运动系统的重要组成部分。肌肉和筋的收缩弛张,促使关节屈伸或旋转,从而表现为躯体的运动。在运动过程中,骨及由骨组成的关节起到了支点和支撑并具体实施动作等重要作用。所以一切运动都离不开骨骼的作用。

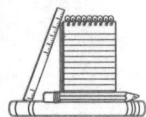

二、官窍

官窍，泛指器官和孔窍。官指舌、鼻、口、目、耳等五个器官，简称"五官"。五官分属于五脏，为五脏之外候。《灵枢·五阅五使》说："鼻者，肺之官也；目者，肝之官也；口唇者，脾之官也；舌者，心之官也；耳者，肾之官也。"《古今医彻》说："人之九窍，阳七，阴二，皆五脏主之。"阳窍有七，是头面部（眼二、耳二、鼻孔二和口）七个窍的合称。头面部的七窍，又称上窍、清窍、阳窍。人体清阳之气出于上窍，有"清阳出上窍"之说。阴窍有二，指前后二阴。二阴，又称下窍，人体气化产物如尿便，皆从二阴排出，有"浊阴出下窍"之说。

五脏的精气分别通于七窍。《灵枢·脉度》说："五脏常内阅于上七窍也。故肺气通于鼻，肺和则鼻能知香臭矣；心气通于舌，心和则舌能知五味矣；肝气通于目，肝和则目能辨五色矣；脾气通于口，脾和则口能知五谷矣；肾气通于耳，肾和则耳能闻五音矣。五脏不和，则七窍不通。"肾又开窍于二阴。

复习思考题

1. 如何理解"藏象"？
2. 何谓心主血、肝藏血、脾统血？三者在血液运行方面的病理改变各如何？
3. 脾主运化的生理病理意义各是什么？
4. 肝主疏泄的生理作用有哪些？
5. 试述心肾之间的生理关系。
6. 试述脾胃之间的生理关系。
7. 论述女子胞与脏腑经络的关系。

扫一扫，查阅
复习思考题答案

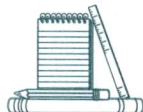

第三章　精气血津液

【学习目标】
1. 掌握：精、气、血的概念、生成、分类、运行与生理功能。
2. 熟悉：精、气、津液的相互关系。
3. 了解：精、气、血、津液常见的病理变化及其临床表现。

　　精、气、血、津液是构成人体和维持人体生命活动的基本物质，是脏腑经络、形体官窍进行生理活动的物质基础，同时是脏腑功能活动的产物。其生成与代谢，依赖脏腑、经络、形体、官窍正常生理活动而进行。

第一节　精

一、精的基本概念

　　精，或称精气，是构成人体和维持生命活动的最基本物质，是人体生命的本原。

　　精有广义和狭义之分。广义的精，泛指构成人体和维持生命活动的精微物质。《素问·金匮真言论》说："夫精者，身之本也。"广义之精包括精、血、津、液在内，《读医随笔·气血精神论》说："精有四：曰精也，曰血也，曰津也，曰液也。"精包括先天之精和后天之精。禀受于父母，充实于水谷之精，而归藏于肾者，谓之先天之精；后天之精，是人出生之后，以从自然界吸入的清气及从饮食物中摄取的营养精华为基础，由脏腑气化所生成的精微物质。其中，由饮食水谷所化生的精微物质又称为"水谷之精"。后天之精由脾、肺等脏腑转输全身。狭义的精，指肾藏之精，即生殖之精，是促进人体生长、发育和生殖功能的基本物质。《灵枢·决气》说："两神相搏，合而成形，常先身生，是谓精。"精指人体正气，《素问·通评虚实论》说："邪气盛则实，精气夺则虚。"

二、精的生成

　　人体之精由禀受于父母的先天之精与后天获得的水谷之精及吸入的自然界清气相融合而生成。

　　先天之精，禀受于父母，与生俱来。人之始生，秉精血以成，借阴阳而赋命。父主阳施，犹天雨露；母主阴受，若地资生。男女媾精，胎孕乃成。《灵枢·经脉》说："人始生，先成精。"

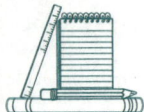

先天之精，实际上包括原始生命物质，以及从母体所获得的各种营养物质，主要秘藏于肾。《素问·上古天真论》曰："肾者主水，受五脏六腑之精而藏之。"

后天之精，主要来源于水谷。脾胃为人生后天之根本，人之既生赖水谷精微以养，脾胃运化水谷之精微，输布五脏六腑而成为五脏六腑之精，以维持脏腑的生理活动，其盈者藏于肾中。《景岳全书·脾胃》说："命门得先天之气也，脾胃得后天之气也，是以水谷之精本赖先天为之主，而精血又必赖后天为之资。"

人体之精，以先天之精为本，受后天之精的不断充养而生成。

三、精的功能

精主闭藏而静谧于内，与气之运行不息相较，其性属阴。精除具有繁衍生命的重要作用外，还具有濡养、化血、化气、化神等功能。

（一）繁衍生命

由先天之精与后天之精合化而生成的生殖之精，具有繁衍生命的作用。由于具有遗传功能的先天之精主要藏于肾，并且五脏六腑之精都可资助藏于肾的先天之精，故生殖之精实由肾精化生。

先后天之精的相辅相成使肾精逐渐充实，化生的肾气也逐渐充盛。充盛的肾气促进和维持了人体的生长发育，形体发育成熟到一定年龄产生"天癸"，使人体具备生殖机能，有利于繁衍后代。因此，肾精不仅产生生殖之精，而且化生肾气以促进生殖。在生殖过程中，父母将生命物质通过生殖之精遗传给后代，即是新生命的"先天之精"。因此，精是生命的本原。

（二）促进生长发育

人体之精具有推动和促进人体生长发育的重要作用。人体的生、长、壮、老、已这一生命过程均与肾中精气的盛衰变化密切相关，婴儿至青壮年，人体在肾中精气的推动下，逐渐生长发育至机体的鼎盛阶段，其后随着肾中精气的衰减，机体也逐渐衰老。如果肾精不足，则出现小儿生长发育迟缓或障碍，以及成人早衰等病理变化。因此临床上常以补肾精来治疗小儿五迟、五软等生长发育障碍和防治成人早衰。

（三）濡润脏腑

精能滋润濡养人体各脏腑形体官窍。先天之精与后天之精充盛，则脏腑之精充盈，肾精也充盛，因而全身脏腑组织官窍得到精的充养，各种生理机能得以正常发挥。若先天禀赋不足，或后天之精化生有碍，则肾精亏虚，五脏之精也衰，失去濡养作用，脏腑组织官窍得不到精的濡养和支持，其功能则不能正常发挥，甚至衰败。如肾精有损，则见生长发育迟缓或未老先衰；肺精不足，则见呼吸障碍、皮肤失润无泽；肝精不足，肝血不充，筋脉失养，则见拘挛、掉摇或抽搐等。

（四）生髓充脑养骨

肾是藏精的主要脏器，肾精可以生髓，髓充养骨骼，使骨骼健壮，牙齿坚固；髓充养于脑，则脑的生理功能得以充分发挥。如若肾精亏虚，不能生髓，则骨骼失养，牙齿脱落松动；髓海不足，则头昏神疲、智力减退。

（五）化血化气化神

精可以转化为血，是血液生成的来源之一。《张氏医通·诸血门》说："精不泄，归精于肝而化清血。"因而肾精充盈，则肝有所养，血有所充。故精足则血旺，精亏则血虚。精化血的另一层意义，是指精作为精微的生命物质，既可单独存在于脏腑组织中，也可不断地融合于血液中。

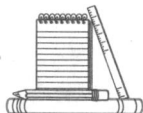

如心精一般融入心血中，肝精一般融入肝血中以发挥其濡养作用。

精可以化生为气。《素问·阴阳应象大论》说："精化为气。"先天之精可以化生先天之气（元气），水谷之精可以化生营卫之气，再加上肺吸入的自然界清气，综合而成一身之气。气不断地推动和调控人体的新陈代谢，维系生命活动。因此，精是生命之本原，是构成人体的最基本物质。先后天之精分藏于脏腑之中，则为脏腑之精；一身之气分布于脏腑之中，则为脏腑之气。先后天之精充盛，则其化生的一身之气必然充足；各脏腑之精充足，则化生的脏腑之气自然充沛。各脏腑之气推动和调控着各脏腑的功能，使其正常发挥而协调共济，共同维持着机体正常的生命进程。精化生气，气有保卫机体、抵御外邪入侵的能力。《素问·金匮真言论》说："故藏于精者，春不病温。"可见精足则正气旺盛，抗病力强，不易受病邪侵袭。脏腑之精充盈，肾精充盛，则化气充足，机体生命活动旺盛，身体健康，生殖功能正常，抗御外邪，祛病延年。若脏腑之精亏虚，肾精衰少，则化气不足，机体正气虚衰，抗病和生殖能力下降。

精能化神，精是神化生的物质基础。神是人体生命活动的外在总体表现，它的产生离不开精这一基本物质。《灵枢·平人绝谷》说："神者，水谷之精气也。"只有积精，才能全神，这是生命存在的根本保证。《素问遗篇·刺法论》说："精气不散，神守不分。"反之，精亏则神疲，精亡则神散，生命休矣。

第二节　气

一、气的基本概念

气是人体内活力很强、运行不息的极精微物质，是构成人体和维持人体生命活动的基本物质之一。气是一种至精至微的物质，是构成宇宙和天地万物的最基本元素。运动是气的根本属性，气的阴阳对立统一，是物质世界运动变化的根源。气和形及其相互转化是物质世界存在和运动的基本形式，天地万物的发生、发展和变化皆取决于气的气化作用。

气运行不息，推动和调控着人体新陈代谢，维系着生命进程。气的运动停止，则意味着生命终止。中医学气的概念，源于古人对人体生命现象的观察，受古代哲学气一元论的渗透和影响。

二、气的生成

人体之气，由精化生，并与肺吸入的自然界的清气相融合而成。一身之气的生成，是肺、脾胃和肾等脏腑综合协调的结果。

（一）气的来源

人体之气，来源于父母的先天精气、饮食物中的水谷精气和自然界的清气，通过肺、脾胃和肾等脏腑的综合协调作用而生成。

先天之精气，因其先身而生，禀受于父母的生殖之精而得名，是构成胚胎的原始物质。源于饮食物的水谷精微，被人体吸收后化生水谷之气，简称为"谷气"，布散全身后成为人体之气的主要部分；源于自然界的清气需要依靠肺的呼吸功能和肾的纳气功能才能吸入体内。《素问·阴阳应象大论》说："天气通于肺。"清气参与气的生成，并且不断吐故纳新，促进人体代谢活动，因而是生成人体之气的重要来源，清气随呼吸运动源源进入体内，不可间断。水谷之精

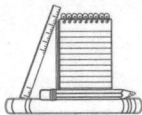

气和自然界清气都是人出生以后，从后天获得的，合称为"后天之精气"，是人类赖以生存的物质条件。

（二）相关脏腑

气的生成有赖于全身各脏腑组织器官的综合作用，与肺、脾胃和肾等脏腑的关系尤为密切。

肺为生气之主。肺主气，司呼吸，是体内外气体交换的场所，在气的生成过程中占有重要地位。一方面，肺主呼吸之气，通过吸清呼浊，将自然界的清气源源不断地吸入体内，同时不断地呼出浊气，保证了体内之气的生成及代谢。另一方面，肺吸入的清气与脾胃化生的水谷之气结合起来，生成宗气。若肺主气功能失常，清气吸入减少，则宗气生成不足，导致一身之气衰少。

脾胃为生气之源。脾主运化、主升，胃主受纳、主降，二者升降相因，纳运相合，共同将饮食水谷化生为水谷精气，成为气血生化之源，后天之本。脾胃在气的生成过程中成为人体之气生成的重要来源。因其不仅化生水谷精气，还参与宗气的生成，且又能滋养先天之精气。故《灵枢·五味》说："谷不入半日则气衰，一日则气少矣。"

肾为生气之根源。肾藏精，包括先天之精和后天之精。肾精是化生元气的物质基础。元气是人体最根本、最重要的气，因而肾藏精的生理功能对气的生成至关重要。肾精充足，元气充沛，则人体之气的生化泉源不竭。反之，肾精不足，元气不充，则人体之气生化无源而衰少。

肾的生理机能与先天之气的生成关系密切，脾胃和肺的生理机能与后天之气的生成关系密切，诸多脏腑的机能，密切配合，则人体之气生成来源不断，人体之气得以充足旺盛。

三、气的运动与气化

（一）气的运动

气的运动称作气机，是不断运动的具有极强活力的精微物质，运行于全身各脏腑、经络等组织器官，无处不在，维持人体的各种生理活动。

气运动的基本形式有升、降、出、入四种基本形式。正常气的运动，气机调畅，运动通畅无阻、升降出入运动之间平衡协调。

气运动的意义是生命活动的根本。先天之气、水谷之气和吸入的清气，必须经过升降出入才能布散全身，发挥其生理功能。精、血、津液必须通过气的运动才能在体内不断运行，以濡养全身。人体脏腑、经络、形体、官窍的生理活动必须依靠气的运动才得以完成，脏腑、经络、形体、官窍之间的联系和协调也必须通过气的运动才得以实现。人与自然环境间的联系，离不开气的升降出入运动。

气的运动规律，心肺在上，在上者宜降；肝肾在下，在下者宜升；脾胃居中，通连上下，为升降转输的枢纽。肺主出气，肾主纳气；肝气升发，肺气肃降；脾气升清、胃气降浊等。肺气宣发与肃降；小肠分清与泌浊。脏腑气机，升已而降，降已而升，升中有降，降中有升，对立统一，协调平衡。

正常气的运动为气机调畅。异常气的运动为气机失调，表现为气的运行受阻和升降出入之间失去协调平衡。气的运行受阻而不畅通为"气机不畅"，受阻较甚，局部阻滞不通为"气滞"；气的上升太过或下降不及为"气逆"；气的上升不及或下降太过为"气陷"；气的外出太过而不能内守为"气脱"；气不能外达而郁结闭塞于内为"气闭"。

（二）气化

气化是指通过气的运动而产生的各种变化。气化是体内新陈代谢的过程，是物质转化与能量转化的过程。具体表现在精、气、血、津液等各自的新陈代谢及相互转化。如饮食转化成

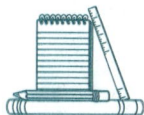

水谷精微，再化生为气、血、津液；津液代谢转化成汗液或尿液，就是气化作用的体现。《素问·六微旨大论》说："物之主，从乎化，物之极，由乎变；变化之相薄，成败之所由也。"若气化失常，一定会影响气血津液的代谢及饮食的消化吸收，影响汗液、尿液及粪便等排泄。

生命活动是在气的不断运动过程中产生的，气的运动是产生气化过程的根本，是气化过程发生和赖以进行的前提与条件。气化过程中寓有气的升降出入运动，气的各种运动形式是从气化过程中得以体现。气的运动及其所维持的气化过程存在于生命过程的始终。

四、气的功能

气有多种生理功能，在维系人体生命活动中起到重要的作用。《素问·五常政大论》说："气始而生化，气散而有形，气布而蕃育，气终而象变，其致一也。"《医门法律·先哲格言》说："人之生死由乎气。"《难经·八难》说："气者，人之根本也。"《医权初编》说："人之生死，全赖乎气。气聚则生，气壮则康，气衰则弱，气散则死。"

（一）推动作用

气的推动作用是指气具有激发、兴奋、促进等作用，是人体生命活动的原动力。主要表现为有激发和促进人体生长发育作用；有激发和促进脏腑、经络等组织的生理功能作用；激发和促进精、血、津液的生成与运行；激发和兴奋精神活动。

（二）温煦作用

气的温煦作用是指阳气具有温煦机体的作用。《难经·二十二难》说："气主煦之。"气具有促进产热，消除寒冷，使人体温暖的作用。《质疑录》说："人体通体之温者，阳气也。"主要表现为：①有维持人体体温的作用。《读医随笔·气血精神论》说："卫气者，热气也。凡肌肉之所以能温，水谷之所以能化者，卫气之功用也。"②有温煦脏腑组织的作用。③有温煦精血津液的作用。《素问·生气通天论》说："阳气者，若天与日，失其所，则折寿而不彰。"

（三）防御作用

气的防御作用是指气具有护卫肌表，抗御邪气入侵，维护机体健康的作用。正气强则抗病能力强。《素问·刺法论》说："正气存内，邪不可干。"《素问·评热病论》说："邪之所凑，其气必虚。"主要表现为：①气有护卫肌表，抵御外邪的作用。《医旨绪余·宗气营气卫气》说："卫气者，为言护卫周身，温分肉，肥腠理，不使外邪侵袭也。"②有与邪斗争，祛邪外出的作用。③有自我修复，恢复健康的作用。《冯氏锦囊秘录》说："正气旺者，虽有强邪，亦不能感，感亦必轻，故多无病，病亦易愈；正气弱者，虽即微邪，亦得易袭，袭则必重，故最多病，病亦难痊。"

（四）固摄作用

气的固摄作用指气对于体内血、津液、精等液态物质的固护、统摄和控制作用，防止这些物质无故流失，保证其在体内发挥正常的生理功能。《素问·生气通天论》说："凡阴阳之要，阳密乃固……阳强不能密，阴气乃绝。"主要表现为：有统摄血液的作用；有固摄津液的作用；有固摄精液的作用。《景岳全书·新方八阵略引》说："在上者在表者皆宜固气，气主在肺也；在下者在里者皆宜固精，精主在肾也。"

（五）营养作用

气的营养作用指气有为脏腑、肢体、官窍功能活动提供营养物质的作用。主要表现为：脾胃化生的水谷精气为全身提供生命活动所必需的营养物质；营卫之气营养全身五脏六腑、四肢百骸；通过经络之气，濡养脏腑经络；神的精明需要阳气的温养。《医旨绪余·宗气营气卫气》

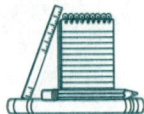

说："入于经隧，达脏腑，昼夜营周不休。"《灵枢·脉度》说："其流溢之气，内溉脏腑，外濡腠理。"

（六）气化作用

气化，是指通过气的运动所产生的各种变化。人体的气化作用存在于生命过程的始终，是各种物质或能量代谢与转化的过程。气化作用体现在精、气、血、津液各自的新陈代谢及相互转化中，关系到脏腑、经络、形体、官窍的功能活动。气化功能失常，则会影响气、血、津液的新陈代谢，影响食物的消化吸收，影响汗液、尿液和粪便的排泄等。

五、气的分类

人体之气，是先天之精气、水谷之气与吸入自然清气，经脾胃、肺、肾等脏腑功能的综合作用而生成，分布全身，无处不到。《医门法律·明胸中大气之法》说："身形之中，有营气，有卫气，有宗气，有脏腑之气，有经络之气，各为区分。"主要有以下四种。

（一）元气

元气，又名"原气""真气"，是人体生命活动的原动力，是人体最根本、最重要的气。元气是生命的本始之气，在胚胎中已经形成，是构成人体和维持人体生命活动的原始物质。

元气主要由肾藏的先天之精所化生，但必须依赖后天脾胃化生的水谷之精的滋养补充。因此，元气充盛与否，不仅与先天之精有关，也与后天之精是否充盛有关，后天的饮食、锻炼、精神、劳作和疾病等因素都可改变其强弱。《景岳全书·论脾胃》说："人之自生至老，凡先天之有不足者，但得后天培养之力，则补天之功，亦可居其强半，此脾胃之气所关乎人生者不小。"

元气以三焦为通道布散全身，内至五脏六腑，外达肌肤腠理，无处不到。《难经·六十六难》说："三焦者，原气之别使也，主通行三气，经历五脏六腑……所止辄为原。"

元气的功能：一是推动人体的生长发育。人体的生、长、壮、老、已，与元气的盛衰密切相关。元气充沛，则人体生长发育正常；元气不足，则人体生长发育迟缓或早衰。二是温煦和激发各脏腑经络等组织器官的生理功能。《石室秘录》说："心得命门而神明有主，始可以应物；肝得命门而能决断；胃得命门而能受纳；脾得命门而能转输；肺得命门而能治节；大肠得命门而能传导；小肠得命门而能布化；肾得命门而体强；三焦得命门而决断；膀胱得命门而收藏。"元气充沛，各脏腑经络等组织器官功能旺盛而体健少病；元气不足，则各脏腑经络等组织器官功能低下而体弱多病。

（二）宗气

宗气又名"大气""动气"，是积聚于胸中之气。宗气在胸中积聚之处，称为"膻中"，又称"气海"。

宗气由肺吸入的自然界清气和脾胃运化的水谷精气相结合而成。因此，脾的运化功能和肺主气、司呼吸的功能，与宗气的盛衰密切相关。

宗气聚于胸中，向上出于咽喉，向内贯注心脉，向下注于丹田（下气海），并注入足阳明胃经之气街而下行于足。

宗气的功能：一是走息道司呼吸。上出咽喉的宗气，有促进肺呼吸运动的作用，并与语言、声音的强弱有关。二是贯心脉行气血。宗气能贯注心脉，促进心脏推动血液运行，心脏搏动的力量和节律均与宗气的盛衰有关。三是资先天元气。凡气血盛衰的运行的状态、肢体的寒温和活动能力、视听觉能力、心脏搏动的强弱及其节律等，都与宗气的盛衰有关。若宗气虚衰，则表现为呼吸微弱、语音低微、脉律不齐、血行缓慢、肢体不温、行动无力等。古人常通过诊查

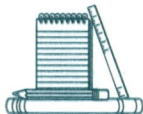

"虚里"部位（相当于左乳下心尖搏动处），以了解宗气的盛衰。若虚里处搏动正常，是宗气充盛之象；若搏动躁急，引衣而动，是宗气大泄；若搏动消失，是宗气亡绝。

（三）营气

营气，又称"荣气"，是行于脉中且富有营养作用的气。营气与卫气相对而言属阴，所以又称"营阴"。营气与血液同行脉中，故常"营血"并称。

营气由水谷精微中精纯柔和的部分化生。在脾胃的作用下，饮食水谷化为精微，由脾转输至上焦，进入脉中，成为营气。

营气出于中焦，经肺进入脉中，在心气的推动下，流行全身，无处不到。

营气的功能主要有两方面：一是营养全身。营气循脉流注全身，内则濡养五脏六腑，外则滋养形体官窍。二是化生血液。营气与津液相合，注入脉中，化为血液。若营气亏少，则会引起血液亏虚及全身脏腑组织功能减退的病理变化。

（四）卫气

卫气是行于脉外，具有护卫肌表、温养全身、调控腠理等作用的气。卫气与营气相对而言属阳，故又称"卫阳"。

卫气也由水谷精微化生，是水谷精微中慓疾滑利的部分。脾胃运化的水谷精微输至上焦，布散到经脉之外，成为卫气。

卫气"慓疾滑利"，活力甚强，运动迅速。卫气在肺的宣发作用下，循行于脉外，外至皮肤肌腠，内至五脏六腑，布散全身。

卫气的功能主要有三方面：一是护卫肌表，防御外邪入侵。二是温煦脏腑、肌肉、皮毛。三是调节控制腠理的开合、汗液的排泄，以维持体温的相对恒定。《灵枢·本脏》所谓"卫气者，所以温分肉，充皮肤，肥腠理，司开阖者也"，即是对卫气三方面功能的概括。若卫气不足，各方面功能减退，可见易感冒、恶寒无汗，或自汗、多汗等病理表现。

知识链接

从卫气运行来看"上课睡觉容易感冒"

《灵枢·口问》曰："卫气昼日行于阳，夜半则行于阴。阴者主夜，夜者卧；阳者主上，阴者主下。故阴气积于下，阳气未尽，阳引而上，阴引而下，阴阳相引，故数欠。阳气尽，阴气盛，则目瞑；阴气尽而阳气盛，则寤矣。"说明卫气行于体内，人便入寐；卫气出于体表，人便醒寤。人清醒时，行于体表的卫气能防御外邪，故"上课精神抖擞不易感冒"；若"上课睡觉"，卫气行于体内，肌表失去其温煦及防御作用，则外邪容易入侵而导致"容易感冒"。

第三节　血

一、血的基本概念

血是循行于脉中且富有营养的红色液态物质，是构成人体和维持人体生命活动的基本物质之一。血主于心，藏于肝，统于脾，布于肺，根于肾，有规律地循行脉管之中，在脉内营运不

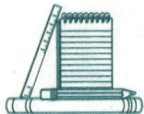

息，充分发挥灌溉一身的生理效应。脉是血液运行的管道，血液在脉中循行于全身，所以又将脉称为"血府"。如因某种因素，致血液不能在脉管中循行而溢出脉外，即是出血，又可称为"离经之血"。离经之血积于体内，久不消散，则成为瘀血。瘀血作为病理产物，不仅失去了血液的正常生理功能，还会成为致病因素。

二、血的生成

血液由营气和津液组成，其生成途径有两条：一是水谷精微化血；二是肾精化血。

（一）水谷之精化血

营气和津液，都来源于经脾胃的纳运作用而生成的水谷精微。水谷精微在脾的散精作用下，上输于肺，并与肺吸入的自然界的清气相结合，通过心肺的"化赤"作用注之于脉，化而为血。《灵枢·营卫生会》说："中焦亦并胃中，出上焦之后，此所受气者，泌糟粕，蒸津液，化其精微，上注于肺脉，乃化而为血。"有"脾胃为气血生化之源"之说。

（二）肾精化血

肾精化血，主要是通过骨髓和肝脏的作用来实现的。肾藏精，精化髓，髓充于骨而为骨髓。骨髓充盈，则血液生化有源。另外，精藏于肾，血藏于肝。肾中精气充盈，则肝有所养，血有所充。反之，肝血充足，肾精也旺。因精血互化，故有"精血同源"之说。

综上所述，血液是以水谷精微化生的营气、肾精和津液为主要物质基础，在脾胃、心肺、肝肾等脏腑的共同作用下而生成的。故临床上常用补养心血、补益心脾、滋养肝血和补肾益髓等法以治血虚之候。

三、血的运行

血液循行于脉中，环周不已，流布全身，发挥其营养全身的生理功能。血液的正常循行是心、肺、脾、肝等脏腑共同作用的结果。

心主血脉，心气是推动脉中血液循环的基本动力。心气的充足与推动功能正常与否在血液循行中起着主导作用。

肺朝百脉，循行于周身的血脉皆汇聚于肺。肺气宣发肃降，调节全身的气机，随着气的升降而推动血液运行至全身。尤其是宗气贯心脉而行气血的功能，更突出了肺气在血行中的推动和促进作用。

肝主疏泄，调畅气机，亦是保证血行通畅的一个重要环节。肝有贮藏血液和调节血量的功能，可以根据人体各个部位的生理需要，在肝气疏泄功能的协调下，调节血量。同时，肝藏血的功能还可防止血溢脉外，避免出血的发生。

脾主统血，全身之血全赖脾气统摄。脾气健旺则能控摄血液在脉中运行，防止血溢脉外。

由上可见，心、肝、脾、肺等脏生理功能的相互协调与密切配合，共同保证了血液的正常运行。其中任何一脏的生理功能失调，都可引起血行失常的病变。同时，血液充盈、寒温适度、脉道的完好无损与通畅无阻等，是保证血液正常运行的重要因素。

四、血的功能

血液具有营养和滋润全身的生理功能，又是神志活动的物质基础。

（一）濡养

血液由水谷精微所化，循行脉中，内至五脏六腑，外达皮肉筋骨，对全身各脏腑组织器官

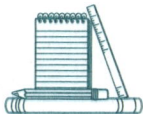

起着营养和滋润作用。《难经·二十二难》将血液的这一功能概括为"血主濡之"。血液充盈，濡养功能正常，则面色红润，肌肉壮实，皮肤和毛发润泽，感觉灵敏，运动自如。若血液亏少，濡养功能减退，则可见面色萎黄，肌肉瘦削，肌肤干涩，毛发不荣，肢体麻木或运动无力失灵等。

（二）化神

血液是神志活动的主要物质基础。血液充足，则神志清晰、精神充沛、思维敏捷。若失血、血虚、血热或血液运行失常，均会产生不同程度的精神异常。如血虚患者常有惊悸、失眠和多梦等表现；失血多者，可有烦躁、恍惚、昏迷，甚至死亡等。

第四节　津　液

一、津液的基本概念

津液是机体一切正常水液的总称，包括各脏腑形体官窍的内在液体及其正常的分泌物，是构成人体和维持生命活动的基本物质之一。津液是津和液的总称。质地较清稀，流动性较大，布散于体表皮肤、肌肉和孔窍，并能渗入血脉之内，起滋润作用的，称为津；质地较浓稠，流动性较小，灌注于骨节、脏腑、脑、髓等，起濡养作用的，称为液。

二、津液的代谢

津液的生成、输布和排泄，是一个由多个脏腑密切配合的、复杂的生理过程。《素问·经脉别论》说："饮入于胃，游溢精气，上输于脾，脾气散精，上归于肺，通调水道，下输膀胱，水精四布，五经并行。"这段经文简要概括了津液的生成、输布和排泄的全过程。

（一）津液的生成

津液来源于饮食水谷，通过脾、胃、小肠和大肠等脏腑的协调作用而生成。饮食水谷入胃，由胃受纳、腐熟，再由小肠分清别浊，以及脾运化水液和升清成为津液。此外，大肠也能吸收部分水液。津液的生成取决于两方面因素：一是充足的水饮类食物，这是生成津液的物质基础；二是脏腑功能正常，特别是脾胃、大小肠的功能正常。其中任何一方面因素异常，均可导致津液生成不足。

（二）津液的输布

津液的输布，主要是依靠脾、肺、肾、肝和三焦等脏腑密切配合而完成的。

脾对津液的输布，是通过脾运化水液的功能来实现的。脾一方面将津液上输于肺，再通过肺的宣发和肃降输布全身；另一方面将津液直接向四周布散至全身。此两方面统属于脾之"散精"功能。

肺主行水，为水之上源。肺对津液的输布，是通过肺的宣发、肃降作用实现的。通过肺的宣发作用，将津液向肌表和上部布散；在肺的肃降作用下，将津液向下、向内布散，以发挥津液的滋润濡养作用，并将初步代谢后的津液向下输布于肾，成为尿液生成之源。

肾主水，指肾是津液代谢的主宰和原动力。一方面肾对人体水液代谢的整个过程，起着推动和调控作用。从胃肠道吸收水液，到脾气运化水液，肺气宣降津液，肝气疏泄以利津行，三焦决渎通利水液，以至津液的排泄等，都离不开肾阳的温煦、激发和推动作用。另一方面，肾

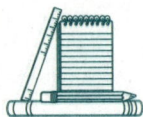

本身直接参与津液的输布。全身的水液都要通过肾的蒸腾气化、升清降浊，清者复经三焦上输于肺而布散全身，浊者化为尿液而注入膀胱。

肝主疏泄，调畅气机，气行则水行。肝的疏泄功能正常，则能促进津液的输布；若肝失疏泄，气机郁结，则会影响津液的运行，使水液停滞，产生痰饮、水肿及痰气搏结的瘿瘤、梅核气等。

《素问·灵兰秘典论》曰："三焦者，决渎之官，水道出焉。"三焦是津液运行的通道。津液通过三焦，随气升降出入，布于全身而环流不息。三焦水道不利，也会致水液停聚，引发多种病证。

（三）津液的排泄

津液的排泄，主要依赖于肺、脾、肾等脏腑的综合作用。排汗和排尿是津液排泄的主要途径，此外，呼气和粪便等也会排出少量水分。

尿液是津液排泄的最主要途径，故肾在津液排泄中的作用尤为重要。肾对津液的排泄，是通过肾的气化功能实现的。肾的气化作用正常，则将输布于肾的津液分为清浊两部分，清者重新吸收而布散全身，浊者化为尿液，下输膀胱贮存起来。若肾的气化作用失常，则可引起尿少、尿闭或尿多、尿失禁等多种津液代谢失常的病变。

膀胱具有贮尿、排尿的作用，也参与了津液的排泄。若膀胱的气化功能失常，也会引起尿少、尿闭或尿多、尿失禁等病变。

汗液的排出是津液排泄的另一重要途径。肺主宣发，将津液外输到体表皮毛，通过代谢化为汗液排出体外。若肺的宣发功能失常，则会出现汗液排泄的异常。此外，肺在呼气时也会带走部分水分，这也是水液排泄的一种途径。

粪便是人体饮食水谷代谢后排出的糟粕。大肠在排出粪便时，也会排出少量残余的水分。粪便的排泄与脾胃、小肠、大肠、肝、肺、肾等都有密切关系，若这些脏腑功能失调，则会引起大便稀溏，致使体内津液大量丢失，引起伤津或脱液等病变。

总之，津液的生成、输布、排泄过程，是许多脏腑相互协调、密切配合完成的，其中尤以肺、脾、肾三脏的生理功能至为重要。《景岳全书·肿胀》说："盖水为至阴，故其本在肾；水化于气，故其标在肺；水惟畏土，故其制在脾。"若肺、脾、肾等脏腑功能失调，则会影响津液的生成、输布和排泄，导致津液不足或水液停滞。当津液不足，会出现皮肤干燥、口唇燥裂、口渴、鼻干等症；津液停滞，则会产生水肿、痰饮等病变。

三、津液的功能

（一）滋润濡养

津液是液态物质，对全身脏腑具有滋润濡养作用。一般来说，津主要发挥滋润作用，液主要发挥濡养作用。如津液布散于体表，能滋养肌肤毛发；流注于孔窍，能滋养和保护眼、鼻、口等孔窍；注入骨髓，能充养骨髓、脑髓和脊髓；流于关节，能滑利关节；灌注于脏腑，能滋养内脏。若津液不足，对机体的滋润濡养作用减弱，则会影响肌肉、皮毛、关节、孔窍、脏腑等组织器官的生理功能，出现口干咽燥、皮肤干燥、毛发干枯、大便干结、小便短少等病理表现。

（二）化生血液

血是由水谷化生的津液与营气相结合，注入脉中而形成的。津液是血液的成分之一，是血液的物质基础。《灵枢·痈疽》说："中焦出气如露，上注溪谷，而渗孙脉，津液和调，变化而赤

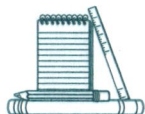

为血。"津液经孙络渗入血脉，成为血液的重要组成成分，起着濡养和滑利血脉的作用，保证了血液环流不息。同时，津液还可根据血液浓度的变化，出入脉道内外，调节血液浓度。当血液浓度增高时，津液能渗入脉中，稀释血液并补充血流量；当机体的津液亏乏时，血中之津液可渗出脉外以补充津液。

（三）调节阴阳

津液与气相对而言属阴，所以津液的代谢，对调节人体阴阳平衡起着重要的作用。津液的代谢常随机体生理状态和外界环境的变化而变化，以调节阴阳的动态平衡。如气候炎热或身体发热时，津液化为汗液排泄以散热；天气寒冷或体温低下时，津液因腠理闭塞而不外泄，如此则可维持机体的体温相对恒定和阴阳的平衡。

（四）排泄废物

津液在代谢过程中，能将机体产生的代谢废物通过汗液和尿液等，不断排出体外，维持机体各脏腑功能正常。若机体代谢的废物不能及时排出体外，就会蓄积致病。

（五）运载作用

津液还是气等物质的一种载体。气必须依附于有形的津液之中，才不会散失，并且气随津液运行而布达于全身各处。所以说，气能行津，津能载气。

第五节　气血津液之间的关系

气、血、津液在性状、分布及生理功能等方面虽各有特点，但都是构成人体和维持人体生命活动的基本物质，均来源于脾胃化生的水谷精微。故三者之间密切相关，生理上相互依存、相互为用，病理上相互影响。

一、气与血的关系

气与血相对而言，气无形而主动，属阳；血有形而主静，属阴。二者的关系常概括为"气为血之帅"和"血为气之母"。

（一）气对血的作用

气为血之帅，包括气对血有生血、行血、摄血三方面作用。

1. 气能生血　指气具有化生血液的作用。原因有二：第一，气化是血液生成的动力。饮食物转化成水谷精微，水谷精微转化成营气和津液，营气和津液转化为血等，都是脏腑气化作用的结果。第二，气（主要指营气）是化生血液的原料。营气与津液相合，入脉成血。所以，气旺则血旺，气虚则血少，故在临床治疗血虚疾患时，常配合补气药以生血。

2. 气能行血　指气具有推动和调控血液在脉中稳定运行的作用。具体地说，心气能推动血液运行；肺气助心行血；肝主疏泄，调畅气机，保证血行通畅。所以气行则血行，气滞则血瘀。若气虚或气滞，推动血行的力量减弱，则血行迟缓，流行不畅，甚则引起瘀血，称为"气虚血瘀"或"气滞血瘀"。若气机逆乱，则血行亦随气的升降出入的逆乱而异常。血随气升则面红、目赤、头痛，甚则吐血、衄血；血随气陷则脘腹坠胀、下血崩漏等。因此，临床治疗血行失常的病证时，常根据病情配合补气、行气、降气的药物，以提高疗效。

3. 气能摄血　指气具有统摄血液，使之循行于脉中而不外溢的作用。气的摄血作用主要是通过脾气来实现的。脾气旺盛则固摄有力，血行脉中而不外溢；若脾气亏虚，统摄作用减弱，

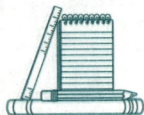

则血溢脉外，而见肌衄、便血、尿血、崩漏等出血病症。故治疗此类出血性疾病，常用健脾气以摄血的方法。另外，临床上发生大出血的危重病证时，常用大剂补气药物以摄血，也是这一理论的具体应用。

（二）血对气的作用

血为气之母，指血对气有载气、养气两方面作用。

1. 血能载气 由于气的活力很强，易于逸脱，所以要依附于血中，依赖血液的运载才能运行全身。因此，血虚时往往伴随气虚。而大出血的患者，更会导致气无所依附，涣散不收的气脱证，称为"气随血脱"。故治疗大出血时，往往用益气固脱之法。

2. 血能养气 血液含有丰富的营养，为气的化生和功能活动提供物质基础，使气得到及时而适当的补充。所以，血液充盈，则气得以充养；若血虚日久，无以养气，必然导致气虚。

二、气与津液的关系

气与津液相对言，气无形而主动，属阳；津液有形而主静，属阴。所以，气和津液的关系，与气和血的关系十分相似，具体表现在气能生津、行津、摄津和津能载气、化气五个方面。

（一）气能生津

气能生津，指气为津液生成的动力。在津液生成的一系列气化过程中，诸多脏腑，尤其是脾胃起着重要作用。脾胃等脏腑之气充盛，则津液化生充足。若脾胃等脏腑之气亏虚，则导致津液不足，可采用补气生津法治之。

（二）气能行津

气能行津，指气的运动是津液输布和排泄的动力。人体津液的输布及排泄，全赖气的升降出入运动。由于脾气的"散精"和转输，肺气的宣发和肃降，肾中精气的蒸腾气化，方能促使津液输布全身，使经过代谢的多余津液转化为汗液和尿液排出体外，以维持津液的正常代谢。若气的推动作用减弱，气化无力，或气机不利，气化受阻，均可导致"气不行水"，津液输布代谢障碍，产生水、湿、痰、饮停聚的病理变化。所以说气行则水行，气虚或气滞则水停。临床上"治痰先治气""治湿兼理脾"的方法，即是气能行津理论的具体应用。

（三）气能摄津

气能摄津，指气具有固摄津液排泄的作用。气的固摄、控制作用使体内的津液量维持相对恒定。若气的固摄作用减弱，则体内的津液无故流失，出现多汗、漏汗、多尿、尿崩等，临床可用补气摄津法治之。

（四）津能载气

津能载气，指津液具有充当气的载体作用。脉外之气无形而善动，必须依附于有形之津液，才能存在于体内。当津液损伤时，气随津泄，可导致气虚；当津液大量丢失时，更会产生气随津脱的危重病证。故《金匮要略心典·痰饮》说："吐下之余，定无完气。"

（五）津能化气

津能化气，指津液对气具有化生作用。津液对各脏腑具有滋润和濡养的作用，从而使脏腑功能健全，脏腑之气充足。津液亏虚，可致气的衰少，从而导致津气亏虚之证。

三、血与津液的关系

血和津液，相对于气而言，均属阴。二者同属液态物质，都有滋润和濡养作用，生理上可相互转化和相互补充，病理上则相互影响。它们之间的关系主要体现在同源和互化两个方面。

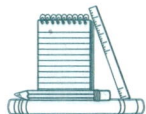

（一）津血同源

津液和血都来源于水谷精微，依赖脾胃的运化功能所化生。体内津血盛则同盛，衰则同衰。

（二）津血互化

津液与血之间还可相互转化和相互补充。津液渗入脉中，则成为血的一部分，血中水分渗出脉外，则成为津液。血液与津液病理上常互相影响。津液亏损可导致血虚，而营血亏虚同样会引起津液不足。如汗为津液所化，汗出过多会耗伤血液，造成血脉空虚，血液相对变稠，易形成"津枯血燥""津亏血瘀"等病变。反之，若大量失血，可出现口渴、舌干无津、尿少、便秘等津液亏虚之症。因此，《灵枢·营卫生会》有"夺血者无汗，夺汗者无血"之说。张仲景在《伤寒论》中也有"衄家不可发汗""亡血家不可发汗"的告诫。

复习思考题

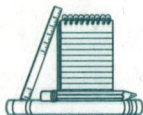

1. 何谓精？
2. 何谓气机、气化？简述气机失调的主要类型。
3. 简述元气、宗气、营气、卫气的功能。
4. 试述津与液的区别和联系。
5. 简述气、血、津液的功能。
6. 简述气与血的关系。

第四章 经 络

【学习目标】

1. 掌握：经络及经络学说的概念，经络系统的组成；十二经脉的名称、走向交接规律、表里关系、在体表的分布规律及流注次序。

2. 熟悉：奇经八脉的概念及督、任、冲、带脉的循行分布和基本功能。

3. 了解：经络的生理功能；经别、别络、经筋、皮部的概念。

经络学说是阐述人体经络系统的循行分布、生理功能、病理变化及其与脏腑相互关系的一门学说。是中医学理论体系的重要组成部分，贯穿中医学的生理、病理、诊断、治疗等方面，几千年来一直指导着针灸临床治病，也指导着中医各科的临床实践，在针灸学中的地位尤为突出。《灵枢·经脉》说："经脉者，所以决死生，处百病，调虚实，不可不通。"《灵枢·经别》说："夫十二经脉者，人之所以生，病之所以成，人之所以治，病之所以起，学之所始，工之所止也。"

第一节 经络概述

一、经络的基本概念

经络，是经脉和络脉的总称，是运行全身气血，联络脏腑形体官窍，沟通上下内外，感应传导信息的通路系统，是人体结构的重要组成部分。经络，作为人体一种组织结构的名称，最早见于《黄帝内经》。《灵枢·本脏》说："经脉者，所以行血气而营阴阳，濡筋骨，利关节者也。"《灵枢·海论》说："夫十二经脉者，内属于腑脏，外络于肢节。"经络是一种运行气血、沟通联系脏腑肢节及上下内外的通道。经络，分为经脉和络脉两大类。"经"，有路径、途径之意。《释名》说："经，径也，如径路无所不通。"《医学入门》说："脉之直者为经。"经脉是经络系统中的主干，即主要通路。络，有联络、网络之意。《说文解字》言："络，絮也。"细密繁多之意。《灵枢·脉度》说："支而横者为络。"络脉是经脉的分支，错综联络，遍布全身。经脉和络脉的区别，《灵枢·脉度》说："经脉为里，支而横者为络，络之别者为孙。"经脉多深而不见，行于分肉之间，络脉多浮而常见，行于体表较浅部位；经脉较粗大，络脉较细小；经脉以纵行为主，络脉则纵横交错，网络全身。经脉与络脉的区别，当以"经为主干，络为分支"为准则。经脉和络脉虽有区别，但两者紧密相连，共同构成人体的经络系统，担负着运行气血、联络沟通等作用，将体内五脏六腑、四肢百骸、五官九窍、皮肉筋脉等联结成一个有机的整体。

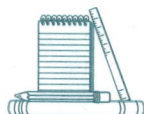

二、经络的形成与发展

经络学说起源的确切年代，现存的医学史料尚无明确记载。早在石器时代，人类在劳动或生活中发现身上某个部位被石块刺伤或火灼伤，其他一些部位的病痛有时会随之减轻和消除，这样反复不断的体验，使人们逐渐意识到用石刺、火灼可以治病，这可能就是针灸疗法的起源。最原始的针具是砭石，随后又出现了骨针、石针等。到了殷商时期，开始有了金属制的针。毫针深入机体组织能引起酸、麻、重、胀、寒、热等特殊的感觉，有时还会出现沿一定路径传导的现象。《黄帝内经》称为"气至"，即"得气"，现代称为"针感"或"经络感传"。《灵枢·九针十二原》说："刺之要，气至而有效。"这些都是长期针灸临床实践的经验总结。

长沙马王堆汉墓出土的帛书《阴阳十一脉灸经》和《足臂十一脉灸经》，其成书年代早于《黄帝内经》，书中均记载了十一条脉的具体名称、循行走向、所主疾病及灸法，指出"脉"具有既可生病又可治病的两面性。虽然出现"脉"字，但无"经脉"之称，脉与脉之间也没有联系，更没有经络系统气血循环的完整概念，但对经络系统的雏形已可辨识。《史记·扁鹊仓公列传》记载扁鹊以针石刺"三阳五会"治虢太子"尸厥"病时，就已经提到了"阳脉""阴脉"及"经""维""络"等名称。此时期是经络学说形成的萌芽和雏形阶段。

《黄帝内经》奠定了经络学说和整个中医学理论体系的基础。该书论述经络的就有20余篇，可见经络理论在《黄帝内经》中占有重要地位。书中系统阐述了十二经脉的起止、具体循行线路及其与相应脏腑的"属络"关系；十二经脉首尾相接及气血在经脉中运行"如环无端""周而复始"的状况；十二经脉的生理功能及十二经脉标本、根结之间的上下、内外对应的联系；十二经脉和脏腑功能发生异常时所出现的病候。对奇经八脉中冲、任、督三脉的起止、循行路线、生理功能和有关病候，以及带脉、阴阳维脉、阴阳跷脉的分布部位、生理功能做了大致的描述。对络脉及十二经筋、十二皮部的名称、分布、生理功能、常见病候也做了讨论。总结归纳了关于"脉"的初步知识，构筑了经络体系框架，完善了经络理论，是中医学经络学说形成的标志。

经络学说是古人长期医疗实践的总结。古人在对以砭刺、导引、推拿、气功等方法进行保健或治疗时所出现的经络现象的观察过程中，在对病理情况下所出现的经络病症的观察过程中，以及在对针刺主治作用的观察归纳过程中，积累了丰富的经验，并依据当时的解剖知识，加之古代哲学的渗透影响，逐渐上升为理论，从而形成了经络学说。《难经》首创"奇经八脉"一词。东汉张机是将经络理论运用于临床实践的典范，《伤寒杂病论》总结了外邪侵犯经络、脏腑的由表及里的过程，创立了伤寒病的六经辨证纲领。晋代皇甫谧编著的第一部针灸专著《针灸甲乙经》，记载各经穴位349个，不但将"穴"与"经"联系起来，以经统穴，还通过交会穴的形式表现了各经之间的关系。宋代王惟一根据经络学说的分经布点，主持铸造经络穴位模型"铜人"两具，编著《铜人腧穴针灸图经》三卷。杨继洲根据家传《卫生针灸玄机秘要》的内容，博取历代名医著述，编撰成《针灸大成》。清代陈惠畴的《经络图考》、黄谷的《明堂经络图册》、钱镜的《脏腑正伏侧人明堂图》等，对经络线路及穴位的正确标示起到一定的作用。中华人民共和国成立以后，编撰了大量经络针灸的著作及教材。同时应用现代科学知识和方法，从经络现象入手，对经络学说进行深入研究，尤其对经络的实质研究取得了一定成绩，使中医经络学说有了新的发展。

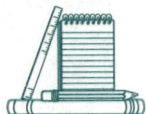

三、经络系统的组成

人体的经络系统，由经脉、络脉和连属部分组成，包括十二正经、奇经八脉、十五络脉、十二经筋和十二皮部（图4-1）。

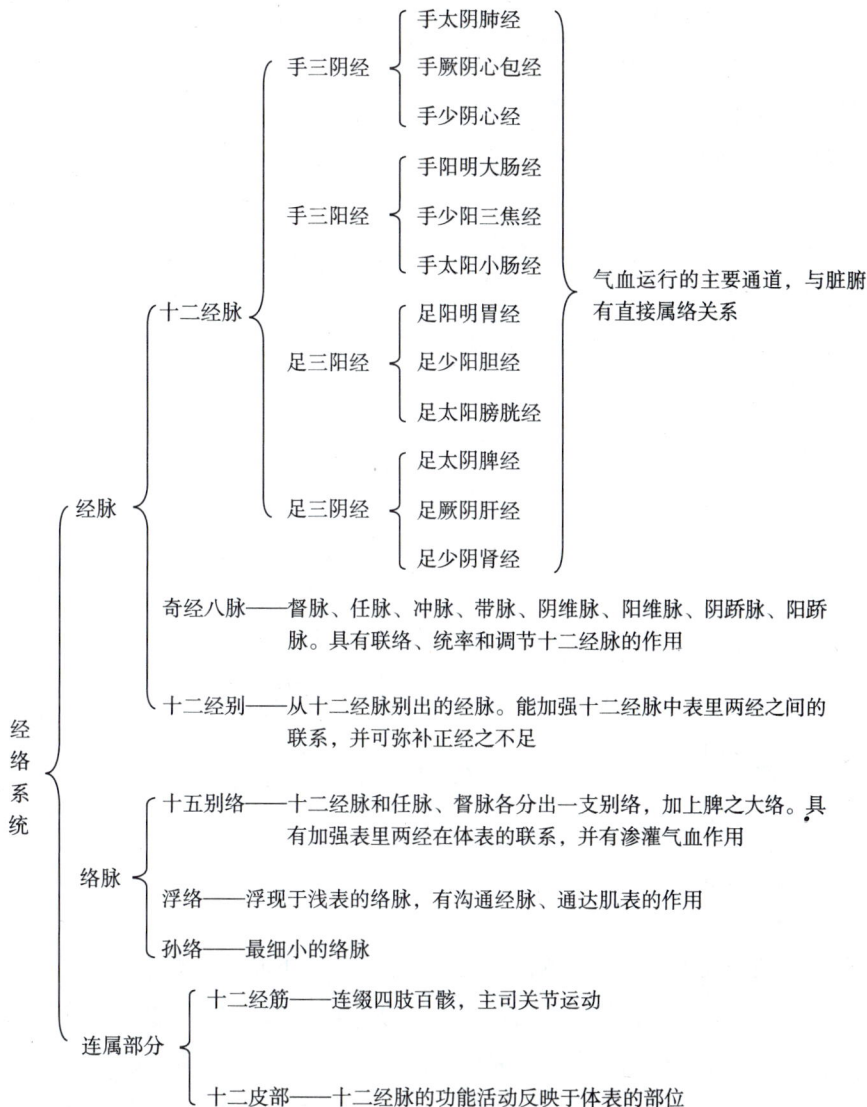

图 4-1 经络系统组成

（一）经脉

经脉是经络系统的主干，主要由十二正经与奇经八脉组成。

十二正经，即手足三阴经和手足三阳经，又称"十二经脉"。十二正经有一定的起止，一定的循行部位和交接顺序，在肢体的分布及走向有一定的规律，与脏腑有直接的络属关系，相互之间也有表里关系，是气血运行的主要通道。

奇经八脉，即督脉、任脉、冲脉、带脉、阴跷脉、阳跷脉、阴维脉、阳维脉。奇经有统率、联络和调节十二经脉中气血的作用。这些经脉"别道而行"，它们的分布不像十二经脉那样规则，且无脏腑络属关系，与正经有别，故名"奇经"。《圣济总录》说："脉有奇常，十二经者，常脉也；奇经八脉则不拘于常，故谓之奇经。盖人之气血常行于十二经脉，其诸经满溢则流入

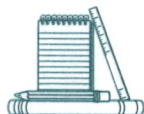

奇经焉。"

（二）络脉

络脉是经脉的分支，有别络、浮络、孙络之分。

别络是较大的络脉，有本经别走邻经之意。十二经脉和任督二脉各有一支别络，再加上脾之大络，合为"十五别络"。其主要功能是加强表里两经之间在体表的联系，并能通达某些正经没有到达的部位，可补正经之不足。

浮络是循行于人体浅表部位的络脉。

孙络是络脉中最细小的络脉，属络脉的再分支，分布全身，难以计数。

（三）连属部分

经络系统的组成中，还包括了其连属部分。经络对内连属各个脏腑，在外连于筋肉、皮肤而称为经筋和皮部。

经筋是十二经脉之气濡养和支持筋肉骨节的体系，为十二经脉的附属部分，具有约束骨骼、屈伸关节的机能。

皮部是十二经脉及其所属络脉在体表的分区，经气布散之所在，具有保卫机体、抗御外邪的机能，并能反映十二经脉的病证。《素问·皮部论》说："欲知皮部，以经脉为纪者，诸经皆然。"

第二节　十二经脉

十二经脉是经络系统的核心组成部分。经络系统的十二经别及络脉等都是从十二经脉中分出，彼此联系，相互配合而协同发挥作用的。

一、十二经脉的名称

十二经脉对称地分布于人体的两侧，分别循行于上肢或下肢的内侧或外侧，每一经脉又分别隶属于一脏或一腑，因此十二经脉的名称各不相同。十二经脉中每一经脉的名称，都是据其分布于手足内外、所属脏腑的名称和阴阳属性而命名的。行于上肢，起于或止于手的经脉，称"手经"；行于下肢，起于或止于足的经脉，称"足经"。分布于四肢内侧面的经脉，属"阴经"；分布于四肢外侧面的经脉，属"阳经"。阴经隶属于脏，阳经隶属于腑。按照阴阳的三分法，阴分为太阴、厥阴、少阴；阳分为阳明、少阳、太阳。胸中三脏，肺为太阴，心包为厥阴，心为少阴，其经脉皆行于上肢，故分别称为手太阴肺经、手厥阴心包经、手少阴心经，并依次分布于上肢内侧的前、中、后线；与此三脏相表里的大肠、三焦和小肠，则分属阳明、少阳和太阳，其经脉分别称为手阳明大肠经、手少阳三焦经和手太阳小肠经，并依次分布于上肢外侧的前、中、后线。腹中三脏，脾为太阴，肝为厥阴，肾为少阴，其经脉皆行于下肢，故分别称为足太阴脾经、足厥阴肝经和足少阴肾经，并依次分布于下肢内侧的前、中、后线（在小腿下半部，足厥阴肝经在前缘，足太阴脾经在中线）；与此三脏相表里的胃、胆和膀胱，则分属阳明、少阳和太阳，其经脉分别称为足阳明胃经、足少阳胆经和足太阳膀胱经，依次分布于下肢外侧的前、中、后线。

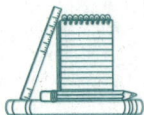

二、十二经脉的走向和交接规律

十二经脉的循行方向和相互交接呈现出一定的规律性。

（一）走向交接规律

十二经脉的走向和交接，有一定的规律，《灵枢·逆顺肥瘦》说："手之三阴，从脏走手；手之三阳，从手走头；足之三阳，从头走足；足之三阴，从足走腹。"即手三阴经从胸腔内脏走向手指末端，交手三阳经；手三阳经从手指末端走向头面部，交足三阳经；足三阳经从头面部走向足趾末端，交足三阴经；足三阴经从足趾走向腹腔、胸腔，交手三阴经。这样就构成了"阴阳相贯，如环无端"（《灵枢·营卫生会》）的循环路径。由于手、足三阳经皆在头面部相汇交接，故有"头为诸阳之会"的说法（图4-2）。

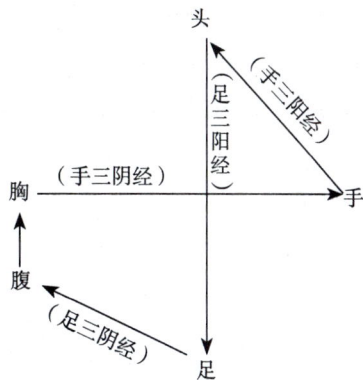

图4-2　十二经脉走向交接规律示意图

（二）交接部位规律

十二经脉按照一定的循行走向，相互联系，有三种交接方式。一是互为表里的阴经与阳经在四肢末端交接，共6对。其中互为表里的手三阴经与手三阳经交接在上肢末端（手指），互为表里的足三阳经和足三阴经交接在下肢末端（足趾）。如手太阴肺经和手阳明大肠经在食指端交接，手少阴心经和手太阳小肠经在小指端交接，手厥阴心包经和手少阳三焦经在无名指端交接，足阳明胃经和足太阴脾经在足大趾交接，足太阳膀胱经和足少阴肾经在足小趾交接，足少阳胆经和足厥阴肝经在足大趾爪甲后交接。二是同名手足阳经在头面部交接，有3对。如手阳明大肠经与足阳明胃经交接于鼻翼旁，手太阳小肠经与足太阳膀胱经交接于目内眦，手少阳三焦经与足少阳胆经交接于目外眦。三是足手阴经在胸腹部交接，有3对。如足太阴脾经与手少阴心经交接于心中，足少阴肾经与手厥阴心包经交接于胸中，足厥阴肝经与手太阴肺经交接于肺中。

三、十二经脉的分布规律

十二经脉在体内的分布虽有迂回曲折、交错出入的状况，但基本上是纵行的。除足阳明胃经外，阴经均行于四肢内侧或躯干的胸腹面，阳经均行于四肢外侧或躯干的背面。手经主要行于上肢；足经主要行于下肢。十二经脉在身体不同部位的分布特点如下。

（一）四肢部位的分布

三阴经行于内侧面，三阳经行于外侧面；就前中后来说，基本是太阴、阳明在前缘，少阴、太阳在后缘，厥阴、少阳居中。其中，需要说明的是在内踝上八寸以下，肝经在前缘，脾经在中线。向上至内踝上八寸处两经交叉，脾经在前缘，肝经在中线。

（二）头面部位的分布

手三阳经从手走头，足三阳经从头走足，手足六阳经均行经头面部，故《难经·四十七难》说："人头者，诸阳之会也。诸阴脉皆至颈、胸中而还，独诸阳脉皆上至头耳。"诸阳经在头面部的分布也有一定特点，阳明经主要行于面部，其中足阳明经行于额部；少阳经主要行于侧头部；

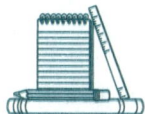

手太阳经主要行于面颊部,足太阳经行于头顶和头后部。阴经并非尽如《难经·四十七难》所言:"皆至颈、胸中而还。"其中手少阴心经、足厥阴肝经均上达目系,足厥阴肝经与督脉会于头顶部,足少阴肾经上抵舌根,足太阴脾经连舌本、散舌下,均行达头面之深部或颠顶。

(三)躯干部位的分布

手三阴经均从胸部行于腋下;手三阳经行于肩胛部;足三阳经则是足阳明经行于躯干前面(胸腹面),足太阳经行于后面(背面),足少阳经行于躯干侧面;足三阴经均行于腹面。循行于胸腹面的经脉,自内向外依次为足少阴肾经、足阳明胃经、足太阴脾经和足厥阴肝经。

知识链接

经络体系的构建充分体现了中医学的意象思维

意象思维是通过取象比类将未知对象与已知事物相通、相近的属性或规律进行关联类比,找出共性特征,从而对未知对象进行阐释的一种思维方法,在中国传统文化中占有特殊地位。中医学认识人体经络,即运用了意象思维方法。

中国以农耕文化为主,古人多临水而居。他们类比天上有银河、地上有黄河,认为人体亦有河流,即为经络。《类经》中说:"经犹大地之江河,络犹原野之百川。"经络就相当于人体内的江河湖泊,经脉相当于大江大河的干流与支流,络脉相当于与之贯通交汇的溪流。人体内气血循环流动,纵横交错,遍布全身,就好似大河小溪的水流川流不息,滋润濡养着大地一样。此外,一年有十二月、三百六十五天,故人体有十二经、三百六十五络。可见,先哲是在观察自然河海之象的基础上获得灵感,由此而体悟、探索人体经络的运行。

四、十二经脉的表里关系

手足三阴经与三阳经,通过各自的经别和别络相互沟通,组成六对表里相合关系。如《素问·血气形志》说:"手太阳与少阴为表里,少阳与心主为表里,阳明与太阴为表里,是为手之阴阳也。""足太阳与少阴为表里,少阳与厥阴为表里,阳明与太阴为表里,是为足阴阳也。"(表4-1)

表4-1　十二经脉的表里关系

十二经脉表里关系						
表	手阳明经	手少阳经	手太阳经	足阳明经	足少阳经	足太阳经
里	手太阴经	手厥阴经	手少阴经	足太阴经	足厥阴经	足少阴经

互为表里的两条经脉,分别循行于四肢内外侧的相对位置,并在手或足末端相互交接。十二经脉的表里关系,不仅由于相互表里的两经的衔接而加强了联系,而且由于脏经和腑经相互络属,因而相表里的一脏一腑在生理功能上互相配合,在病理上也可相互影响。

五、十二经脉的流注次序

十二经脉中的气血运行是循环贯注的,即从手太阴肺经开始,依次传至足厥阴肝经,再传至手太阴肺经,首尾相贯,如环无端。其流注次序如下(图4-2)。

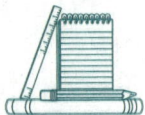

　　上述十二经脉的流注次序是十二经脉气血大循环的主要规律。气血在体内除了循十二经脉流注外，还通过多种途径和方式运行往复。如营气行脉中，按十二经脉走向，按时循经运行；卫气行脉外，昼行于阳，夜行于阴，环周运行；经别中的气血着重于表里经内部的循行；络脉中的气血着重于体表的弥漫布散；奇经八脉以蓄溢方式调节气血的运行等。它们之间既有体系之间大小主次的区别，又有密切的联系，共同组成了一个以十二经脉为主体的完整的气血循环流注系统（图4-3）。

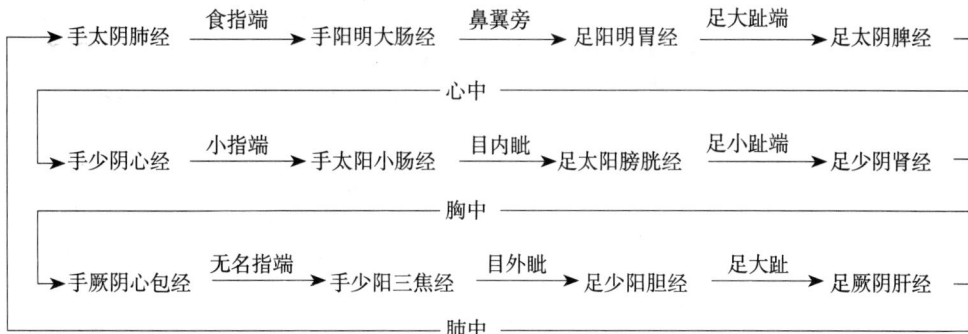

```
 ┌→手太阴肺经 ─食指端→ 手阳明大肠经 ─鼻翼旁→ 足阳明胃经 ─足大趾端→ 足太阴脾经─┐
 │                          ───── 心中 ─────                              │
 │┌→手少阴心经 ─小指端→ 手太阳小肠经 ─目内眦→ 足太阳膀胱经 ─足小趾端→ 足少阴肾经┐│
 ││                         ───── 胸中 ─────                             ││
 ││→手厥阴心包经 ─无名指端→ 手少阳三焦经 ─目外眦→ 足少阳胆经 ─足大趾→ 足厥阴肝经│
 │                          ───── 肺中 ─────
```

图4-3　十二经脉流注次序图

六、十二经脉的循行

（一）手太阴肺经（1U）

　　手太阴肺经，起于中焦，下络大肠，还循胃口（下口幽门，上口贲门），通过膈肌，属肺，从肺系（与肺相连的气管、支气管及喉咙等）横行至胸部外上方（中府穴），出腋下，沿上肢内侧前缘下行，过肘窝，入寸口，上鱼际，直出拇指桡侧端（少商穴）。

　　分支：从手腕的后方（列缺穴）分出，沿掌背侧走向食指桡侧端（商阳穴），交于手阳明大肠经（图4-4）。

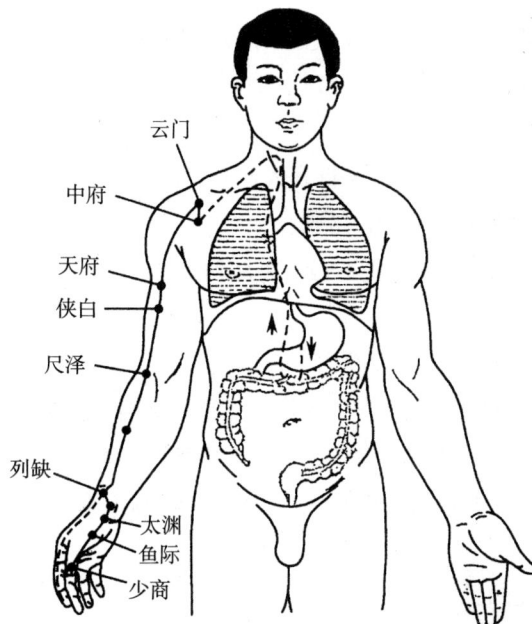

图4-4　手太阴肺经（1U）

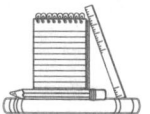

（二）手阳明大肠经（1I）

手阳明大肠经，起于食指桡侧端（商阳穴），经过手背部行于上肢伸侧（外侧）前缘，上肩，至肩关节前缘，向后到第七颈椎棘突下（大椎穴），再向前下行入缺盆（锁骨上窝），进入胸腔络肺，向下通过膈肌下行至大肠，属大肠。

分支：从锁骨上窝上行，经颈部至面颊，入下齿中，回出夹口两旁，左右交叉于人中水沟穴，至对侧鼻翼旁（迎香穴），交于足阳明胃经（图4-5）。

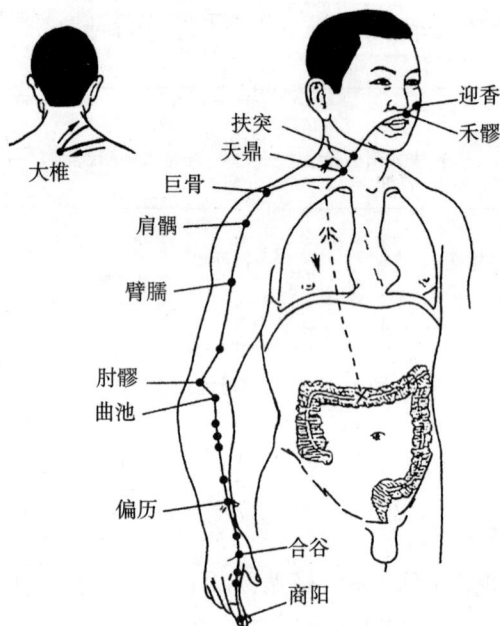

图4-5　手阳明大肠经（1I）

（三）足阳明胃经（ST）

足阳明胃经，起于鼻翼旁（迎香穴），夹鼻上行，左右交会于鼻根部，旁行入目内眦，与足太阳经相交，向下沿鼻柱外侧，入上齿中，出而夹口两旁，环绕口唇，在颏唇沟承浆穴处左右相交，退回沿下颌骨后下缘到大迎穴处，沿下颌角上行过耳前，经过上关穴，沿发际，到额前。

分支：从颌下缘（大迎穴）分出，下行到人迎穴，沿喉咙向下后行至大椎，折向前行，入缺盆，深入体腔，下行穿过膈肌，属胃，络脾。

直行者：从缺盆出体表，沿乳中线下行，夹脐两旁（旁开2寸），下行至腹股沟处的气街（气冲穴）。

分支：从胃下口幽门处分出，沿腹腔内下行至气街，与直行之脉会合。而后沿大腿之前侧下行，至膝膑，向下沿胫骨前缘行至足背，入足第二趾外侧端（厉兑穴）。

分支：从膝下三寸处（足三里穴）分出，下行入中趾外侧端。

分支：从足背（冲阳穴）分出，前行入足大趾内侧端（隐白穴），交于足太阴脾经（图4-6）。

（四）足太阴脾经（SP）

足太阴脾经，起于足大趾内侧端（隐白穴），沿内侧赤白肉际，上行过内踝的前缘，沿小腿内侧正中线上行。至内踝尖上八寸处，交出足厥阴肝经之前，上行沿大腿内侧前缘，进入腹中，

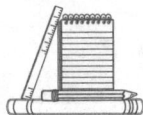

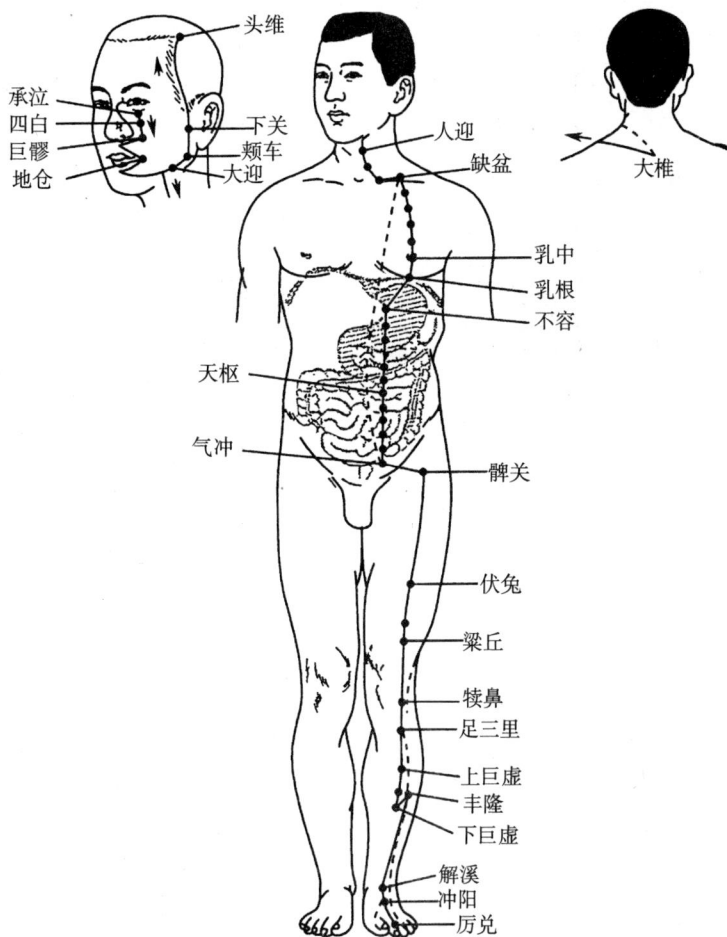

图 4-6 足阳明胃经（ST）

属脾，络胃。向上穿过膈肌，沿食道两旁，连舌本，散舌下。

分支：从胃别出，上行通过膈肌，注入心中，交于手少阴心经（图 4-7）。

（五）手少阴心经（HT）

手少阴心经，起于心中，走出后属心系（心与其他脏腑相连的脉络），向下穿过膈肌，络小肠。

分支：从心系分出，挟食道上行，连于目系（目与脑相连的脉络）。

直行者：从心系出来，退回上行经过肺，向下浅出腋下（极泉穴），沿上肢内侧后缘，过肘中，经掌后锐骨端，进入掌中，沿小指桡侧，出小指桡侧端（少冲穴），交于手太阳小肠经（图 4-8）。

（六）手太阳小肠经（SI）

手太阳小肠经，起于小指外侧端（少泽穴），沿手背尺侧上腕部，循上肢外侧后缘，过肘部，到肩关节后面，绕行肩胛部，交肩上后入大椎穴，再前行入缺盆，深入体腔，络心，沿食道下行，穿过膈肌，到达胃部，下行，属小肠。

分支：从缺盆出来，沿颈部上行到面颊，至目外眦后，退行进入耳中（听宫穴）。

分支：从面颊部分出，向上行于目眶下，至目内眦（睛明穴），交于足太阳膀胱经（图 4-9）。

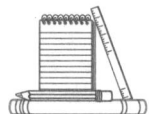

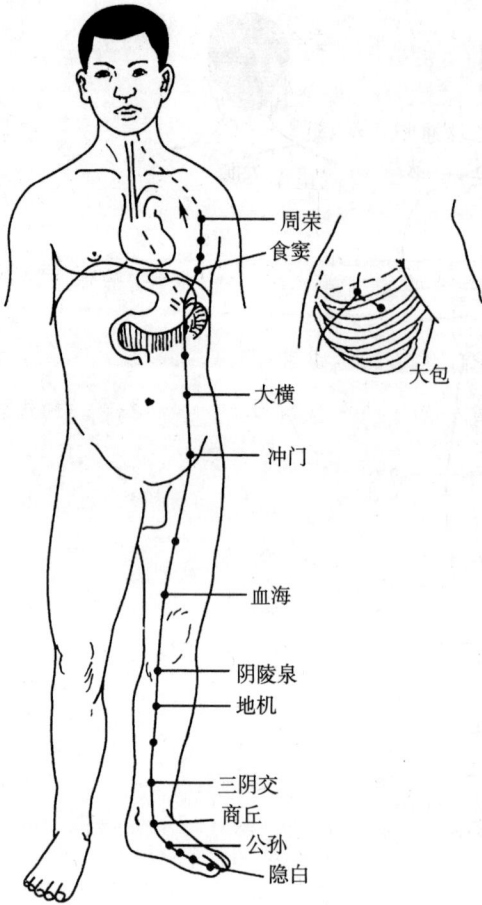

图 4-7 足太阴脾经（SP）

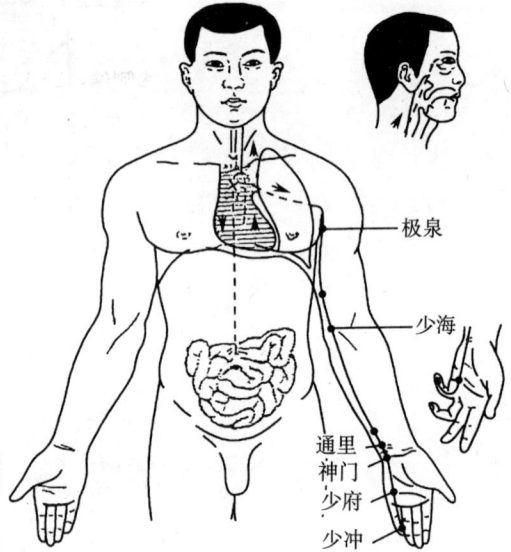

周荣
食窦
大包
大横
冲门
血海
阴陵泉
地机
三阴交
商丘
公孙
隐白

图 4-8 手少阴心经（HT）

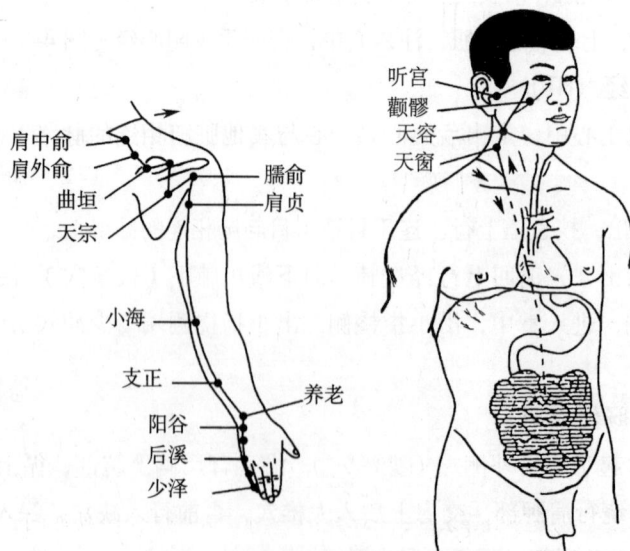

极泉
少海
通里
神门
少府
少冲

图 4-9 手太阳小肠经（SI）

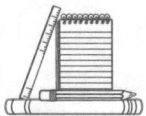

肩中俞
肩外俞
曲垣
天宗
臑俞
肩贞
小海
支正
养老
阳谷
后溪
少泽
听宫
颧髎
天容
天窗

（七）足太阳膀胱经（B1）

足太阳膀胱经，起于目内眦（睛明穴），向上到达额部，左右交会于头顶部（百会穴）。

分支：从头顶部分出，到耳上角处的头侧部。

直行者：从头顶部分出，向后行至枕骨处，进入颅腔，络脑，回出后下行到项部（天柱穴），下行交会于大椎穴，再分左右沿肩胛内侧、脊柱两旁（脊柱正中旁开1.5寸）下行，到达腰部（肾俞穴），进入脊柱两旁的肌肉（膂），深入体腔，络肾，属膀胱。

分支：从腰部分出，沿脊柱两旁下行，穿过臀部，从大腿后侧外缘下行至腘窝中（委中穴）。

分支：从项部（天柱穴）分出下行，经肩胛内侧，从附分穴夹脊（脊柱正中旁开3寸）下行至髀枢（在转子部，当环跳穴处），经大腿后侧至腘窝中，与前一支脉会合，然后下行穿过腓肠肌，出走于足外踝后，沿足背外侧缘至小趾外侧端（至阴穴），交于足少阴肾经（图4-10）。

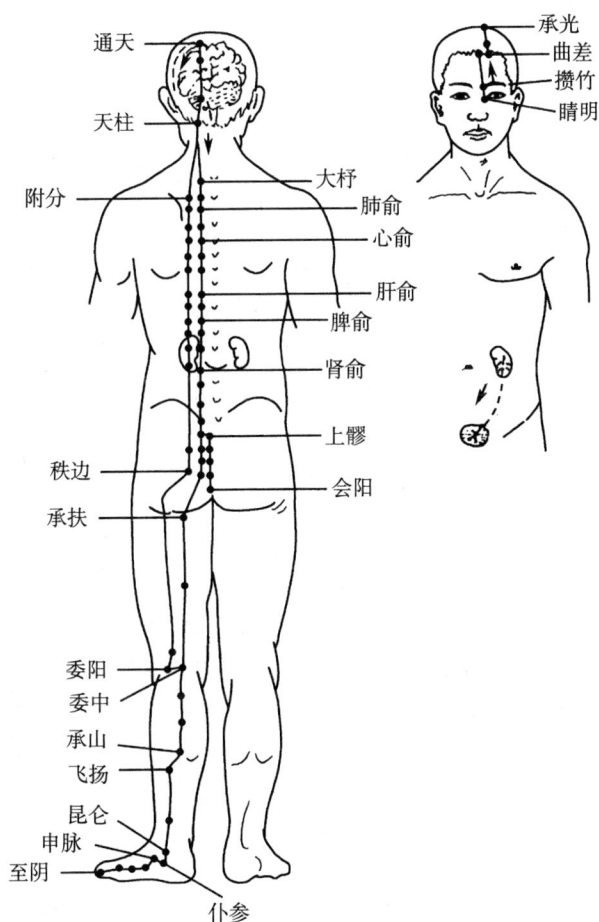

图4-10 足太阳膀胱经（B1）

（八）足少阴肾经（KI）

足少阴肾经，起于足小趾下，斜行于足心（涌泉穴），出行于舟骨粗隆之下，沿内踝后，分出进入足跟部，向上沿小腿内侧后缘，至腘窝内侧，上股内侧后缘入脊内（长强穴），穿过脊柱至腰部，属肾，络膀胱。

直行者：从肾上行，穿过肝和膈肌，进入肺，沿喉咙，到舌根两旁。

分支：从肺中分出，络心，注入胸中，交于手厥阴心包经（图4-11）。

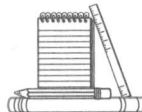

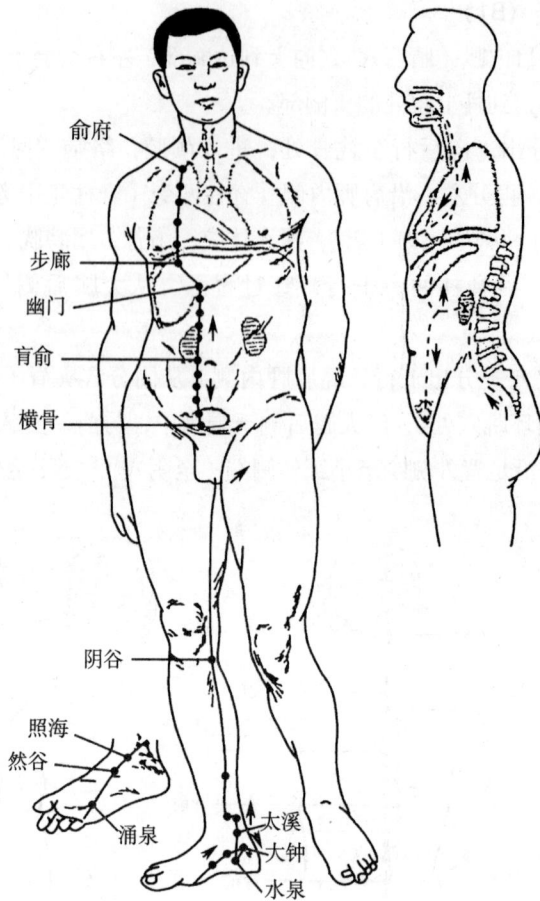

图 4-11　足少阴肾经（KI）

（九）手厥阴心包经（PC）

手厥阴心包经，起于胸中，出属心包络，向下穿过膈肌，依次络于上、中、下三焦。

分支：从胸中分出，沿胸浅出胁部，当腋下 3 寸处（天池穴），向上至腋窝下，沿上肢内侧中线入肘，过腕部，入掌中（劳宫穴），沿中指桡侧，出中指桡侧端（中冲穴）。

分支：从掌中分出，沿无名指出尺侧端（关冲穴），交于手少阳三焦经（图 4-12）。

（十）手少阳三焦经（TE）

手少阳三焦经，起于无名指尺侧端（关冲穴），向上沿无名指尺侧至手腕背面，上行前臂外侧尺、桡骨之间，过肘尖，沿上臂外侧向上至肩部，向前行入缺盆，布于膻中，散络心包，穿过膈肌，依次属上、中、下三焦。

分支：从膻中分出，上行出缺盆，至肩部，左右交会于大椎，分开上行到项部，沿耳后（翳风穴），直上出耳上角，然后屈曲向下经面颊部至目眶下。

分支：从耳后分出，进入耳中，出走耳前，经上关穴前，在面颊部与前一支相交，至目外眦（瞳子髎穴），交于足少阳胆经（图 4-13）。

（十一）足少阳胆经（GB）

足少阳胆经，起于目外眦（瞳子髎穴），上至额角（颔厌穴），再向下到耳后（完骨穴），再折向上行，经额部至眉上（阳白穴），又向后折至风池穴，沿颈下行至肩上，左右交会于大椎穴，分开前行入缺盆。

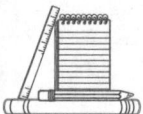

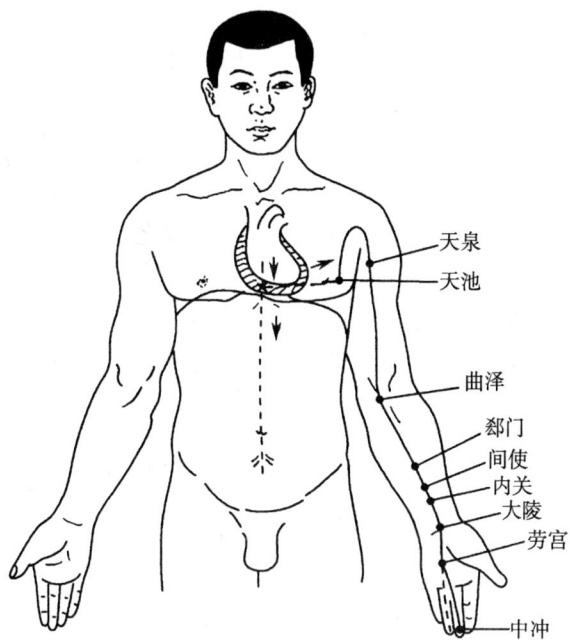

图 4-12　手厥阴心包经（PC）

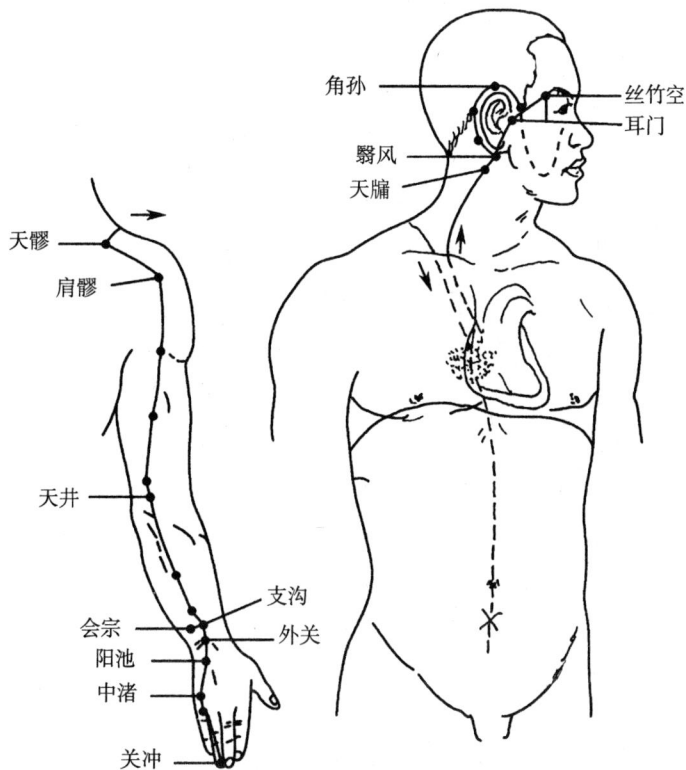

天泉
天池
曲泽
郄门
间使
内关
大陵
劳宫
中冲

图 4-13　手少阳三焦经（TE）

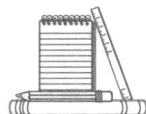

角孙
丝竹空
耳门
翳风
天牖
天髎
肩髎
天井
支沟
会宗
外关
阳池
中渚
关冲

分支：从耳后完骨穴分出，经翳风穴进入耳中，出走于耳前，过听宫穴，至目外眦后方。

分支：从目外眦分出，下行至下颌部的大迎穴处，同手少阳经分布于面颊部的支脉相合，复行至目眶下，再向下经过下颌角部，下行至颈部，经颈前人迎穴旁，与前脉会合于缺盆。然后下行进入胸腔，穿过膈肌，络肝，属胆，沿胁里浅出气街，绕毛际，横向至髋关节（环跳穴）处。

直行者：从缺盆下行至腋，沿胸侧，过季胁，下行至髋关节（环跳穴）处与前脉会合，再向下沿大腿外侧、膝关节外缘，行于腓骨前面，直下至腓骨下端（绝骨穴），浅出外踝之前，沿足背行，出足第四趾外侧端（足窍阴穴）。

分支：从足背（临泣穴）分出，前行出足大趾外侧端，折回穿过爪甲，分布于足大趾爪甲后丛毛处，交于足厥阴肝经（图4-14）。

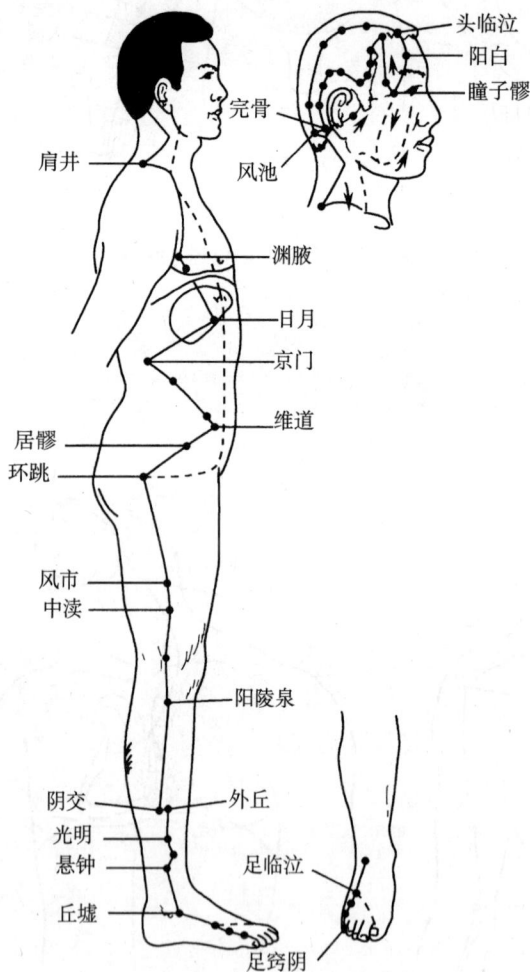

图4-14 足少阳胆经（GB）

（十二）足厥阴肝经（1R）

起于足大趾爪甲后丛毛处，向上沿足背至内踝前一寸处（中封穴），向上沿胫骨内缘，在内踝尖上八寸处交出足太阴脾经之后，上行过膝内侧，沿大腿内侧中线进入阴毛中，绕阴器，至小腹，夹胃两旁，属肝，络胆，向上穿过膈肌，分布于胁肋部，沿喉咙的后边，向上进入鼻咽部，上行连接目系，出于额，上行与督脉会于头顶部。

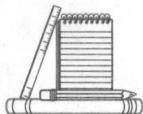

分支：从目系分出，下行颊里，环绕口唇的里边。

分支：从肝分出，穿过膈肌，向上注入肺，交于手太阴肺经（图 4-15）。

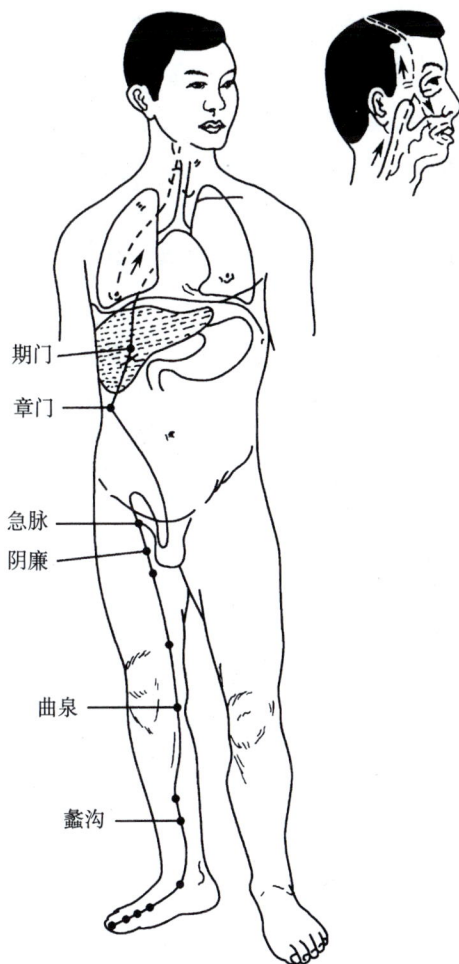

图 4-15 足厥阴肝经（1R）

第三节 奇经八脉

奇经八脉，是督脉、任脉、冲脉、带脉、阴跷脉、阳跷脉、阴维脉、阳维脉的总称。奇经是与正经相对而言的，由于其分布不如十二经脉那样有规律，与五脏六腑没有直接的络属联系，相互之间也没有表里关系，有异于十二正经，故曰"奇经"。又因其数有八，故曰"奇经八脉"。《难经·二十七难》说："凡此八脉者，皆不拘于经，故曰奇经八脉也。"《圣济总录·奇经八脉》说："脉有奇常，十二经者，常脉也；奇经八脉则不拘于常，故谓之奇经，盖言人之气血常行于十二经脉，其诸经满溢则流入奇经焉。"

一、奇经八脉的生理功能

奇经八脉是十二经脉之外的重要经脉，在经络系统中发挥着统率、联系、调节等作用。由

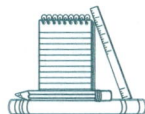

于奇经八脉不同于十二正经，在循行分布等方面均有异于经络系统中的其他组成部分，故其功能也具有自己的特点，主要表现于以下几方面：

（一）加强十二经脉的联系

奇经八脉在循行分布过程中，与十二经脉交叉相接，补充十二经脉在循行分布上的不足，而且对十二经脉的联系还起到分类组合的作用。如督脉与手足六阳经交会于大椎而称"阳脉之海"；任脉与足三阴经交会于关元穴，而足三阴经又接手三阴经，故任脉因联系手足六阴经而称"阴脉之海"；冲脉通行上下前后，渗灌三阴三阳，有"十二经脉之海"之称；带脉约束纵行诸经，沟通腰腹部的经脉；阳维脉维络诸阳，联络所有阳经而与督脉相合，阴维脉维络诸阴，联络所有阴经而与任脉相会；阳跷、阴跷脉左右成对，有"分主一身左右阴阳"之说。

（二）调节十二经脉气血

奇经八脉虽然除任、督外不参与十四经气血循环，但具有涵蓄和调节十二经气血的功能。当十二经脉气血满溢时，就会流入奇经八脉，蓄以备用；当十二经脉气血不足时，奇经中所涵蓄的气血则溢出给予补充，以保持十二经脉气血的相对恒定状态，有利于维持机体生理功能的需要。这正是古人将正经比作"沟渠"，将奇经比作"湖泽"的含义。可见，奇经八脉对十二经气血的涵蓄和调节是双向性的，既能蓄入也能溢出。保持十二经脉气血的相对恒定状态，有利于维持人体生命活动对气血的需要。

（三）与某些脏腑关系密切

奇经八脉虽然不似十二经脉那样与脏腑有直接的络属关系，但它们在循行分布过程中与脑、髓、女子胞等奇恒之腑及肾脏等有较为密切的联系。如督脉"入颅络脑""行脊中""属肾"；任、督、冲三脉，同起于胞中，相互交通，共同参与人体生殖功能的调节，与女子的经、带、胎、产密切相关，有"冲为血海"与"任主胞胎"之说。

二、奇经八脉的循行和基本功能

（一）督脉（GV）

督脉起于胞中，下出会阴，沿脊柱里面上行，至项后风府穴处进入颅内，络脑，并由项沿头部正中线，经头顶、额部、鼻部、上唇，到上唇系带处。

分支：从脊柱里面分出，络肾。

分支：从小腹内分出，直上贯脐中央，上贯心，到喉部，向上到下颌部，环绕口唇，再向上到两眼下部的中央（图4-16）。

"督"，有总督、督管、统率之意。督脉主要调节阳经气血，为"阳脉之海"；督脉行于背部正中，其脉多次与手足三阳经及阳维脉相交会，如督脉与手足三阳经会于大椎；与足太阳会于百会、脑户等；与阳维脉会于风府、哑门。所以督脉与各阳经都有联系，称为"阳脉之海"，对全身阳经气血起调节作用。督脉行脊里，入络于脑，与脑、髓有密切联系。《素问·骨空论》说："督脉为病，脊强反折。"《难经·二十九难》说："督之为病，脊强而厥。"督脉又"属肾"，与肾也有密切关系。肾为先天之本，主生殖，故生殖系统疾患与督脉有关。

（二）任脉（CV）

任脉起于胞中，下出会阴，沿阴阜，沿腹部和胸部正中线上行，至咽喉，上行至下颌部，环绕口唇，沿面颊，分行至目眶下。

分支：由胞中别出，与冲脉相并，行于脊柱前（图4-17）。

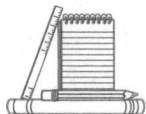

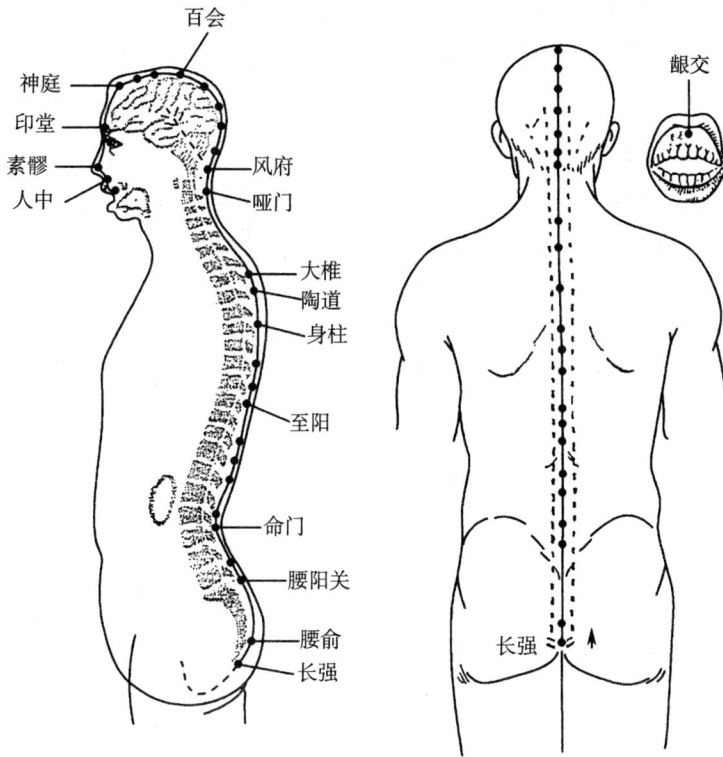

图 4-16 督脉（GV）

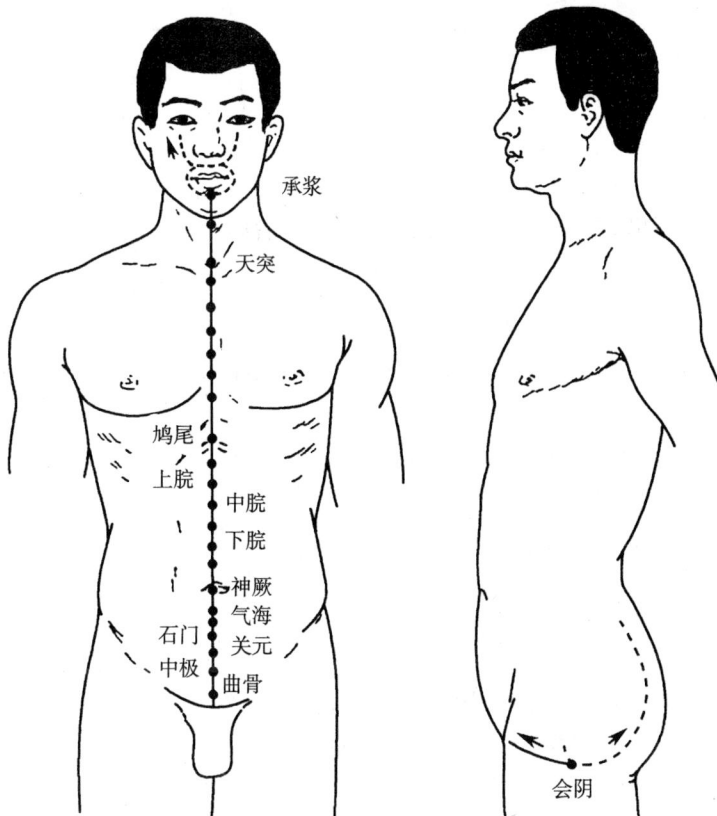

图 4-17 任脉（CV）

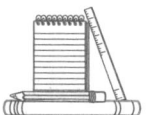

"任"，有担任、妊养之意。任脉的主要调节阴经气血，为"阴脉之海"，任脉循行于腹面正中线，其脉多次与足三阴经及阴维脉交会。如任脉与足三阴会于中极、关元；与足厥阴会于曲骨；与足太阴会于下脘；与手太阴会于上脘；与阴维脉会于廉泉、天突等。任脉能总任阴脉之间的相互联系，调节阴经气血，故称"阴脉之海"。任主胞胎，《太平圣惠方·卷一》说："夫任者妊也，此是人之生养之本。"任脉起于胞中，与女子月经来潮及妊养、生殖功能有关。《素问·骨空论》说："任脉为病……女子带下瘕聚。"

（三）冲脉

冲脉起于胞中，下出会阴，从气街部起与足少阴经相并，夹脐上行。散布于胸中，再向上行，经喉，环绕口唇，到目眶下。

分支：从少腹输注于肾下，浅出气街，沿大腿内侧进入腘窝，再沿胫骨内缘，下行到足底。

分支：从内踝后分出，向前斜入足背，进入大趾。

分支：从胞中分出，向后与督脉相通，上行于脊柱内（图4-18）。

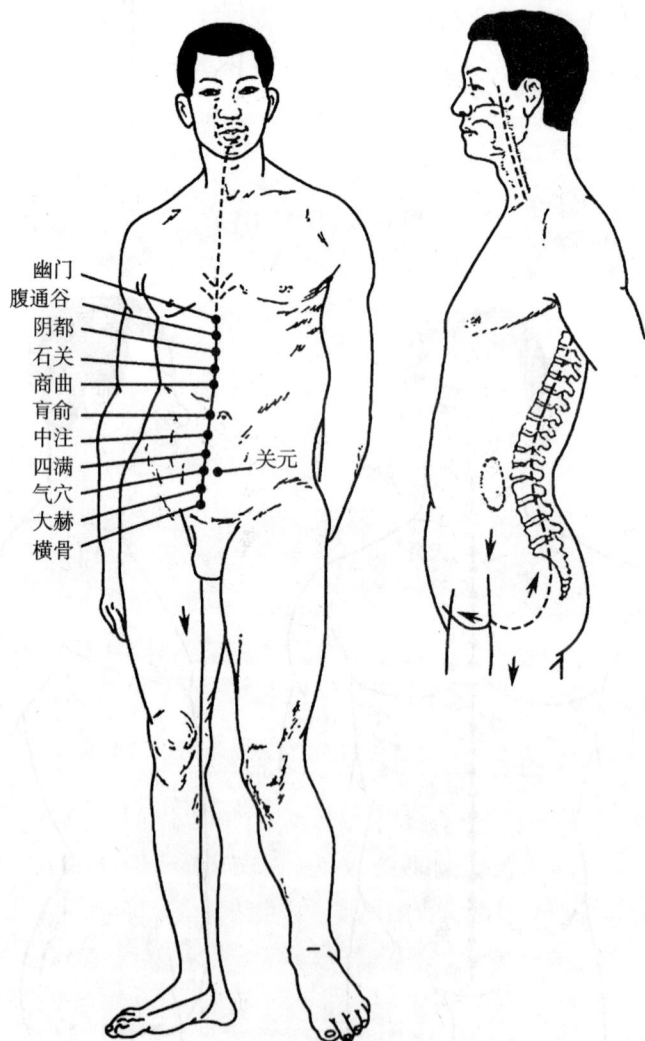

图 4-18　冲脉

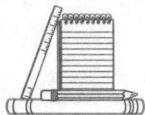

"冲"，有要冲之意。冲脉主要调节十二经气血，冲脉循经上至头，下至足，后行于背，前布于胸腹，可谓贯穿全身，分布广泛，为一身气血之要冲，故能"通受十二经气血"。且上行者，行于脊内渗诸阳；下行者，行于下肢渗诸阴，能容纳和调节十二经脉及五脏六腑之气血，故有"十二经脉之海"和"五脏六腑之海"之称。冲脉与女子月经及孕育功能有关，女子月经来潮及孕育功能，皆以血为基础，冲脉起于胞中，分布广泛，为"十二经脉之海"，《灵枢·海论》言其为"血海"。因此女子月经来潮及妊娠与冲脉盛衰密切相关。只有当冲、任脉气血旺盛时，其血才能下注于胞中，或泻出为月经，或妊娠时以养胚胎，若冲、任脉气血不足或通行不利，则会发生月经不调、绝经或不孕。《医宗金鉴·妇科心法要诀》说："女子不孕之故，由伤其冲、任之脉，则月经不调、赤白带下、经漏、经崩等病生焉。"

（四）带脉

带脉起于季胁，斜向下行到带脉穴，绕身一周，环行于腰腹部。并于带脉穴处再向前下方沿髂骨上缘斜行到少腹（图4-19）。

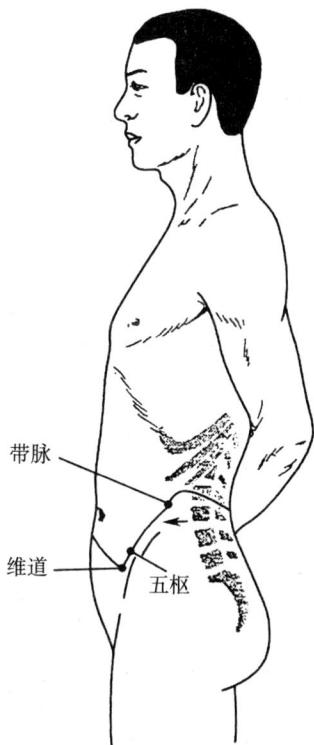

图4-19 带脉

"带"，有束带之意，指带脉循行，绕身一周，"束带而前垂"的特点。带脉约束纵行诸经，十二正经与奇经中的其余七脉均为上下纵行，唯有带脉环腰一周，有总束诸脉的功能。《太平圣惠方·辨奇经八脉法》说："夫带者，言束也，言总束诸脉，使得调柔也。"带脉约束纵行经脉，以调节脉气，使之通畅。又主司妇女带下，如带脉亏虚，不能约束经脉，多见妇女带下量多、腰酸无力等症。《傅青主女科》说："夫带下俱是湿证，而以带名者，因带脉不能约束而有此病。"

（五）阴跷脉和阳跷脉

阴跷脉起于内踝下足少阴肾经的照海穴，沿内踝后直上小腿、大腿内侧，经前阴，沿腹、胸进入缺盆，出行于人迎穴之前，经鼻旁，到目内眦，与手足太阳经、阳跷脉会合（图4-20）。

阳跷脉起于外踝下足太阳膀胱经的申脉穴，沿外踝后上行，经小腿、大腿外侧，再向上经

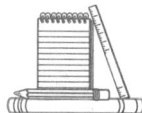

腹、胸侧面与肩部，由颈外侧上夹口角，到达目内眦，与手足太阳经、阴跷脉会合，再上行进入发际，向下到达耳后，与足少阳胆经会合于项后（图4-21）。

"跷"，有轻健、矫捷的含义。跷脉主司下肢运动，《太平圣惠方·辨奇经八脉法》说："夫跷脉者，捷疾也，言此脉是人行走之机要，动作之所由也，故曰跷脉也。"跷脉有交通一身阴阳之气和调节肢体肌肉运动的机能，主要使下肢运动灵活、矫捷；又司眼睑开合，阴阳跷脉交会于目内眦，阳跷主一身左右之阳，阴跷主一身左右之阴。《灵枢·寒热病》曰："阴跷、阳跷，阴阳相交……交于目锐眦，阳气盛则瞋目，阴气盛则瞑目。"

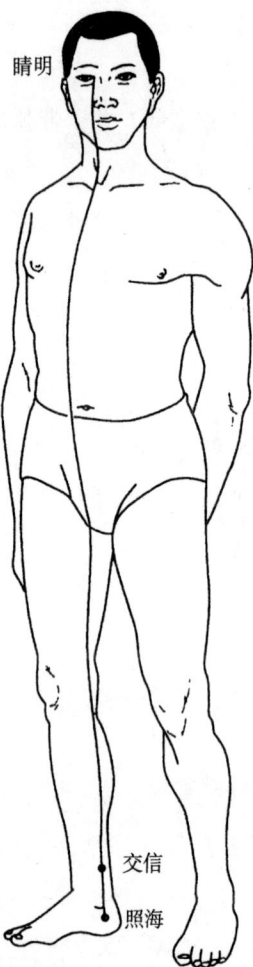

图 4-20　阴跷脉

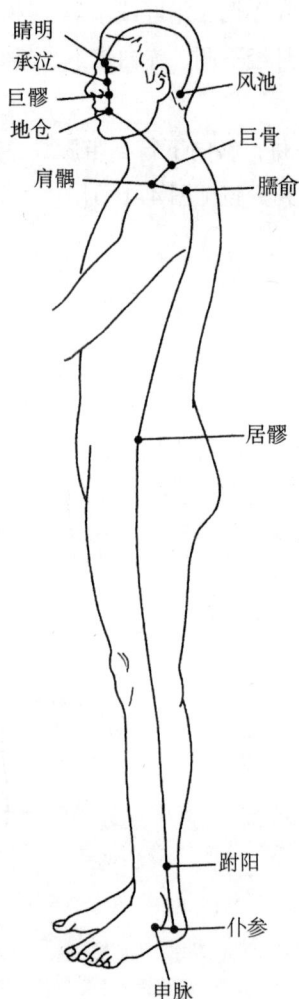

图 4-21　阳跷脉

（六）阴维脉和阳维脉

阴维脉起于小腿内侧足三阴经交会之处，沿下肢内侧上行，至腹部与足太阴脾经同行，到胁部与足厥阴肝经相合，然后上行至咽喉，与任脉相会（图4-22）。

阳维脉起于外踝下，与足少阳胆经并行，沿下肢外侧向上，经躯干部后外侧，从腋后上肩，经颈部、耳后，前行到额部，分布于头侧及项后，与督脉会合（图4-23）。

"维"，有维系、维络之意。维脉的主要功能是维系全身经脉。《难经集注·二十八难》说："阳维者，维络诸阳，起于诸阳会也；阴维者，维络诸阴，起于诸阴交也。"阴维脉在循行过程中与足三阴经相交，并最后合于任脉；阳维脉在循行过程中与手足三阳经相交，并最后合于督脉。因此，阳维有维系联络全身阳经的作用，阴维有维系联络全身阴经的作用。

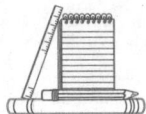

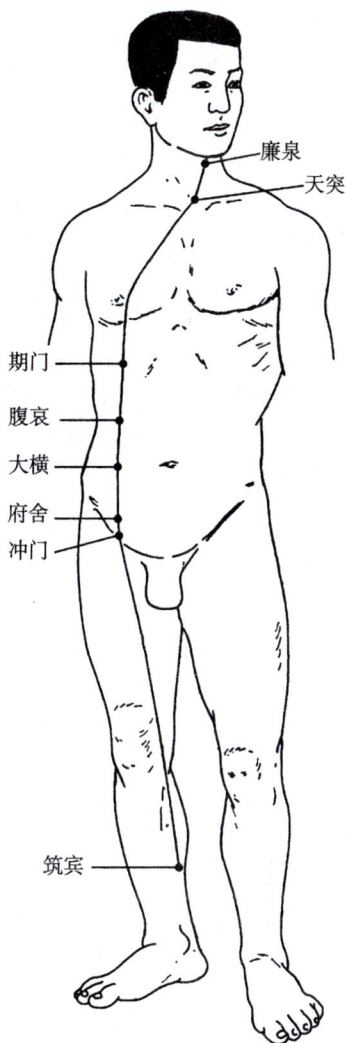

图 4-22　阴维脉

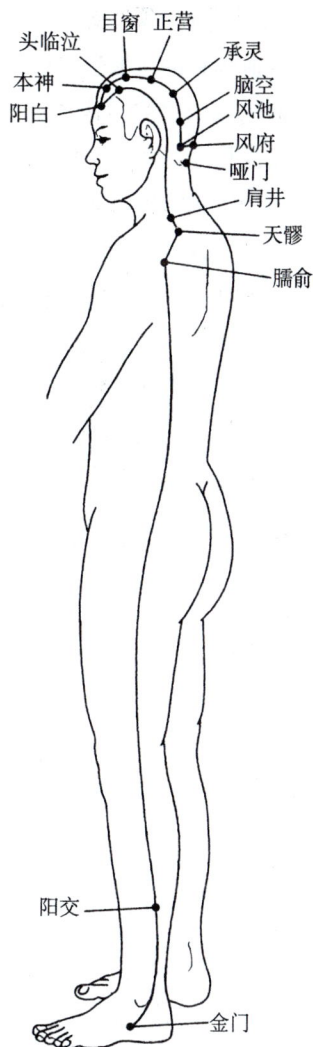

图 4-23　阳维脉

第四节　经络的生理功能和经络学说的应用

一、经络的生理功能

经络的主要生理功能体现在沟通表里上下，联系脏腑器官；通行气血，濡养脏腑组织；感应传导及调节平衡等方面。

（一）沟通联系作用

人体是由五脏六腑、五官九窍、四肢百骸等组成的复杂有机体。其各部位具有各不相同的生理功能，同时共同参与有机的整体活动。这种有机配合、相互联系，主要靠经络的沟通、联系作用实现的。由于十二经脉及其分支的纵横交错，入里出表，通达上下，相互络属于脏腑；奇经八脉联系沟通于十二经脉；十二经筋、十二皮部联络筋脉皮肉。这样，就使人体脏腑与体表之间、脏腑同官窍之间、脏腑与脏腑之间、经脉与经脉之间有机地联系起来，构成一个内外、表里、左右、上下彼此之间紧密联系、协调共济的统一整体。

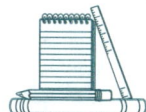

（二）通行气血作用

经络是气血运行的主要通道。人体的各个脏腑组织均需要气血的濡养，才能维持其正常的生理活动。而气血所以能通达全身、发挥其营养组织器官、抗御外邪、保卫机体的作用，则必须依赖于经络的传注。故《灵枢·本脏》说："经脉者，所以行血气而营阴阳，濡筋骨，利关节者也。"就说明了经络不断地将气血输送全身，在内灌注濡养脏腑组织，在外濡养腠理皮毛。

（三）感应传导作用

感应传导是指经络系统对于针刺或其他刺激的感觉和传递作用。经络不仅有运行气血的功能，而且还有传导信息的作用，所以经络系统也是人体各组成部分之间的信息传导网。当体表受到某种刺激时，如针刺，就是通过经络传导于脏腑，以达到调整脏腑功能的目的。在针刺治疗中，当针刺某些穴位时会产生酸、麻、胀、重等感觉，并可沿经脉的循行路线传导发散，这种现象称为"得气"和"行气"，就是经络传导感应作用的具体表现。同样，脏腑功能活动的变化，亦可通过经络的传导反映于体表。

知识链接

循经感传现象

循经感传是针灸临床常见的一种经络现象。是指用毫针、脉冲电、按压等方法刺激人体穴位时，所产生的一种酸、麻、胀、重等感觉沿着经脉路线传导的现象。循经感传的性质多种多样。如针刺和指压时产生酸、麻、胀、抽动、冷、热等感觉传导；电脉冲刺激时，除有上述感觉外，尚有流水感、虫跳感、蠕动感等；艾灸时，多产生热感或麻感；穴位注射后以酸、胀、沉重感居多，偶有热感、冷感等。感觉的性质还和针刺的部位、深浅、手法等有关，如针尖浅刺时，在皮内引起痛觉，定位明确，不传导；当针尖深入皮下及肌层时则有胀感，再深刺则有酸、麻、胀、重的感觉。

（四）调节平衡作用

经络能运行气血和协调阴阳，使人体功能活动保持相对的平衡。若人体的气血阴阳失去协调平衡，通过经络系统的自我调节，仍不能恢复正常者，则发生疾病。当人体发生疾病时，即可针对气血失和、阴阳盛衰的具体证候，运用针灸、推拿等方法，通过对适当的穴位施以适量的刺激，以激发经络的调节作用，"泻其有余，补其不足，阴阳平衡"（《灵枢·刺节真邪》）。实验证明，针刺某些穴位，可以使亢奋得到抑制，使抑制变得兴奋，这就是经络调节的结果。

二、经络学说的应用

（一）阐释病理变化

在正常生理情况下，经络有运行气血、感应传导等作用，而在人体发生病变时，经络就成为传递病邪和反映病变的途径。

1. 外邪由表传里的途径　由于经络内属于脏腑，外布于肌表，因此当体表受到外邪侵袭时，可通过经络由表入里，由浅及深，逐次向里传变而波及脏腑。如外邪侵袭肌表，初见发热、恶寒、头痛身疼等症，由于肺合皮毛，若外邪循经入肺，可见咳嗽、喘促、胸痛等症状。故《素问·皮部论》说："邪客于皮则腠理开，开则邪入客于络脉，络脉满则注于经脉，经脉满则入舍于腑脏也。"

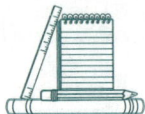

2. 内脏病变反映于外的途径　经络不仅是外邪由表入里的传变途径，内脏有病，也可以通过经络传导反映于外。如足厥阴肝经绕阴器，抵小腹，布胁肋，上连目系。故肝气郁结，可见两胁及少腹胀痛；肝火上炎，可见目赤肿痛；肝经湿热，可见阴部湿疹瘙痒等。

3. 脏腑病变相互传变的途径　由于脏腑之间通过经脉相互联系，所以，当脏腑发生病变时，也可以通过经脉相互影响。如手少阴心经和手太阳小肠经相互络属，心火可循经下移于小肠，引起尿赤、尿痛等症。足厥阴肝经夹胃，故肝失疏泄可以影响胃的受纳腐熟功能，出现胃脘胀满、嗳气呕恶等症。

（二）指导疾病的诊断

由于经络有一定的循行部位，并且多与脏腑相络属，可以反映所络属脏腑的病证，因而在临床上，就可根据疾病症状出现的部位，结合经络循行的部位及所联系的脏腑，进行分析，作为疾病诊断的依据。例如两胁疼痛，多为肝胆疾病。头痛一症，痛在前额者，多为阳明经病变引起；痛在两侧者，多为少阳经病变引起；痛在后头部及项部者，多与太阳经有关；痛在颠顶者，多与厥阴经有关。又如牙痛，上牙痛病在足阳明胃经，下牙痛病在手阳明大肠经。在临床实践中，人们还发现一些患者，在经络循行部位或在某些穴位处，有明显的压痛或有结节状、条索状的反应物，也常有助于疾病的诊断。如肺脏有病时可在肺俞穴出现结节或压痛；阑尾穴有明显压痛，多为肠痈等。

（三）指导临床治疗

经络学说作为一种指导实践的理论，广泛应用于临床各科，尤其是对针灸、推拿和药物治疗，更具有较大指导意义。

1. 指导针灸推拿治疗　针灸和推拿疗法，是以经络学说为理论基础的常用治病及保健方法，主要是对于某一经或某一脏腑的病变，在其病变的邻近部位或经络循行的远端部位上取穴，通过针灸或推拿，以调整经络气血的功能活动，从而达到治疗的目的。而穴位的选取，必须首先按经络学说来辨证。断定病证属于何经后，再根据经络的循行分布路线来选穴，这就是"循经取穴"。

2. 指导药物治疗　中药口服和外用治疗，也是通过经络的传导转输，才使药到病所，发挥其治疗作用。古代医家在长期临床实践的基础上，根据某些药物对某一脏腑经络或某几个脏腑经络所具有的特殊选择性作用，创立并形成了药物归经理论。例如，麻黄能入肺经、膀胱经，连翘能入心经，柴胡能入肝经、胆经，甘草能入十二经等。古人还根据经络学说，创立"引经报使"理论，如治头痛：属太阳经的可用羌活，属阳明经的可用白芷，属少阳经的可用柴胡。羌活、白芷、柴胡，它们不仅分别入手足太阳、阳明、少阳经，并且能作为其他药物的向导，引导其他药物归入上述各经而发挥治疗作用。此外，目前广泛应用的头针、耳针、电针、穴位注射、穴位结扎等治疗方法，也都是在经络学说指导下创立和发展起来的。这些疗法的发展和应用，又进一步充实和发展了经络学说。

复习思考题

1. 试述经络系统的组成。

2. 试述十二经脉的命名原则及走向交接规律。

3. 试述十二经脉的气血流注次序。

4. 何谓奇经八脉？其作用如何？

5. 经络的生理功能有哪些？

6. 试述经络学说在中医学中的应用。

扫一扫，查阅
复习思考题答案

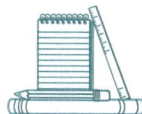

第五章　体　质

> 【学习目标】
>
> 　　1. 掌握：体质的基本概念和构成。
>
> 　　2. 熟悉：体质的特点和影响因素。
>
> 　　3. 了解：体质的分类及应用。

人有脏腑经络、形体官窍、精气血津液等形质与功能活动，也有神、魂、魄、意、志，以及喜、怒、悲、思、恐等的心理活动，这是人体的生理共性。人体是有差异的，不同的个体在形质、功能、心理上存在着各自的特殊性，这种个体在生理上的身心特性便称之为体质。体质影响着人对自然、社会环境的适应能力和对疾病的抵抗能力，还影响着某些疾病的证候类型和个体对治疗措施的反应性，使人体的生、老、病、死等生命过程，带有明显的个体特异性。重视对于体质的研究，有助于从整体上把握个体的生命特征；有助于分析疾病的发生、发展和演变规律，对诊断、治疗、预防疾病及养生与康复均有重要意义。

第一节　体质学说的基本内容

中医体质学说，是以中医学理论为指导，研究正常人体体质的概念、形成、特征、类型、差异规律及其对疾病发生、发展、演变过程的影响，并以此指导对疾病进行诊断和防治的理论。

一、体质的基本概念

体质的"体"，指具有生命活力的形体、躯体，"质"即指特质、性质。体质是指人类个体在生命过程中，由先天禀赋和后天获得的因素所决定的表现在形态结构、生理机能和心理活动方面综合的相对稳定的特性。换言之，体质是人群及人群中的个体，禀受于先天，受后天影响，在其生长、发育和衰老过程中所形成的与自然、社会环境相适应的相对稳定的人体个性特征。它通过人体形态、机能和心理活动的差异性表现出来。在生理上表现为机能、代谢及对外界刺激反应等方面的个体差异，在病理上表现为对某些病因和疾病的易感性或易罹性，以及产生病变的类型与疾病传变转归中的某种倾向性。每个人都有自己的体质特点，人的体质特点或隐或显地体现于健康或疾病过程中。

二、影响体质的因素

体质是禀受于先天，受后天影响，在生长、发育过程中所形成的与自然、社会环境相适应

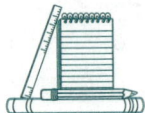

的人体形态结构、生理功能和心理因素的综合的相对稳定的固有特征。凡能影响脏腑经络、精气血津液功能活动的因素，均可影响体质。

（一）先天因素

先天禀赋，是指子代出生以前在母体内所禀受的一切，包括父母生殖之精的质量，父母血缘关系所赋予的遗传性，父母生育的年龄，以及在体内孕育过程中母亲是否注意养胎和妊娠期疾病所给予的一切影响。先天禀赋是体质形成的基础，是人体体质强弱的前提条件。父母的生殖之精结合形成胚胎，禀受母体气血的滋养而不断发育，从而形成了人体，这种形体结构便是体质在形态方面的雏形，《灵枢·决气》说："两神相搏，合而成形。"张介宾称之为"形体之基"。因此，父母生殖之精的盈亏盛衰和体质特征决定着子代禀赋的厚薄强弱，父母体内阴阳的偏颇和机能活动的差异，可使子代也有同样的倾向性。汉代王充《论衡·气寿》说："禀气渥则其体强，体强则命长；气薄则体弱，体弱则命短，命短则多病短寿。"明代万全《幼科发挥·胎疾》说："子与父母，一体而分。"父母形质精血的强弱盛衰，影响子代禀赋的不同，表现出体质的差异，如身体强弱、肥瘦、刚柔、长短、肤色、性格、气质等差异。在体质的形成过程中，先天因素起着关键性作用，对体质的发展提供了可能性，而体质的发育和定型，还受后天各种因素综合作用的影响。

（二）年龄因素

体质是一个随着个体发育的不同阶段而不断演变的生命过程，某个阶段的体质特点与另一个阶段的体质特点是不同的。人有生、长、壮、老、已的变化规律，在这一过程中，人体的脏腑经络及精气血津液的生理功能都发生着相应的变化。在生长、发育、壮盛以至衰老、死亡的过程中，脏腑精气由弱到强，又由盛至衰，影响着人体的生理活动和心理变化，决定着人体体质的演变。随着年龄的变化，小儿生机旺盛，精气阴阳蓬勃生长，故称之为"纯阳之体"。但其精气阴阳均未充分成熟，故又称为"稚阴稚阳"。前人把小儿的体质特点概括为脏腑娇嫩，形气未充，易虚易实，易寒易热。成年人一般精气血津液充盛，脏腑功能强健，体质类型已基本定型，一般而言比较稳定。老年人由于内脏机能活动的生理性衰退，体质常表现出精气神渐衰、阴阳失调、脏腑功能减退、气血郁滞等特点。

（三）饮食因素

长期的饮食习惯和固定的膳食品种质量，日久可因体内某些成分的增减等变化而影响体质。饮食物各有不同的成分或性味特点，而人之五脏六腑，各有所好。脏腑之精气阴阳，需五味阴阳和合而生。如饮食不足，影响精气血津液的化生，可使体质虚弱；饮食偏嗜，使体内某种物质缺乏或过多，可引起人体脏气偏盛或偏衰，形成有偏倾趋向的体质，甚则成为导致某些疾病的原因。如嗜食肥甘厚味可助湿生痰，形成痰湿体质；嗜食辛辣则易化火灼津，形成阴虚火旺体质；过食咸则胜血伤心，形成心气虚弱体质；过食生冷寒凉会损伤脾胃，产生脾气虚弱体质；饮食无度，久则损伤脾胃，可形成形盛气虚体质；贪恋醇酒佳酿，湿热在中，易伤肝脾。合理的膳食结构，科学的饮食习惯，适当的营养水平，则能保持和促进身体的正常生长发育，使精气神旺盛，脏腑功能协调，痰湿不生，阴平阳秘，体质强壮。饮食结构和营养状况对体质有明显的影响。

（四）性别差异

人类最基本的体质类型可分为男性体质与女性体质两大类。由于男女在遗传性征、身体形态、脏腑结构、生理功能、心理特征等均有差异。男为阳，女为阴。男性多禀阳刚之气，脏腑功能较强，体魄健壮魁梧，能胜任繁重的体力和脑力劳动，性格多外向、粗犷，心胸开阔；女

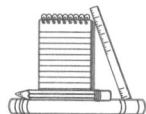

性多禀阴柔之气，脏腑功能较弱，体形小巧苗条，性格多内向、喜静、细腻，多愁善感。男子以肾为先天，以精、气为本；女子以肝为先天，以血为本。男子多用气，故气常不足；女子多用血，故血常不足。男子病多在气分，女子病多在血分。男子之病，多由伤精耗气；女子之病，多由伤血。此外，女子有经、带、胎、产、乳等特殊生理过程，还有月经期、妊娠期和产褥期的体质改变。当月经来潮后，体内产生了明显的周期性变化，故中医学有经期感冒热入血室等专论；妊娠期由于胎儿生长发育的需要，产褥期由于产育、哺育的影响，母体产生适应性反应，故有"孕妇宜凉，产后宜温"之说。

（五）情志因素

七情变化，泛指喜怒忧思悲恐惊等心理活动，是人体对外界客观事物刺激的正常反应，反映了机体对自然、社会环境变化的适应调节能力。情志活动的产生、维持有赖于内在脏腑的机能活动，以脏腑精气阴阳为物质基础。七情的变化，可以通过影响脏腑精气的变化，而影响人体的体质。情志和调，则气血调畅，脏腑功能协调，体质强壮。反之，长期强烈的情志刺激，超过了人体的生理调节能力，可致脏腑精气的不足或紊乱，给体质造成不良影响，常见的气郁型体质多由此起。气郁化火，伤阴灼血，又能导致阳热体质或阴虚体质。气滞不畅还可形成血瘀型体质。情志变化导致的体质改变，与疾病的发生有特定的关系，如郁怒不解，情绪急，易患眩晕、中风等病证。保持良好的精神状态，对体质健康十分有益。

（六）地理因素

不同地区或地域具有不同的地理特征，影响着不同地域人群的饮食结构、居住条件、生活方式、社会民俗等，从而影响着不同地域生存的不同人群的形态结构、生理机能和心理行为特征的形成和发展。由于自然环境条件不同，各自形成了与其生存环境条件相协调的自我调节机制和适应方式，从而产生并形成了不同自然条件下的体质特征。早有记载人们受不同水土性质、气候类型、生活条件、饮食习惯等影响，形成的东、南、西、北、中五方人的体质差异及其特征。一般而言，北方人形体多壮实，腠理致密；东南之人多形体瘦弱，腠理偏疏松；滨海临湖之人，多湿多痰。

（七）劳逸因素

适度的劳作或体育锻炼，可使筋骨强壮，关节通利，气机通畅，气血调和，脏腑功能旺盛；适当的休息，有利于消除疲劳，恢复体力和脑力，维持人体正常的功能活动。劳逸结合，有利于人体的身心健康，保持良好的体质。但过度的劳作，则易于损伤筋骨，消耗气血，致脏腑精气不足，功能减弱，形成虚性体质。《素问·举痛论》说："劳则气耗。"《素问·宣明五气》说："久立伤骨，久行伤筋。"而过度安逸，长期养尊处优，四体不勤，则可使气血流行不畅，肌肉松弛，脾胃功能减退，而形成痰瘀型体质。《灵枢·根结》说："王公大人，血食之君，身体柔脆，肌肉软弱。"

（八）其他因素

疾病是促使体质改变的一个重要因素。一般来说，疾病改变体质多是向不利方面变化，如大病、久病之后，常使体质虚弱；某些慢性疾病（如水肿、肺痨等）迁延日久，患者的体质易表现出一定的特异性。但感染邪气，罹患某些疾病（如麻疹、天花）之后，还会使机体具有相应的免疫力，使患者终生不再罹患此病。可见，体质与疾病因素常互为因果。药物具有不同的性味特点，针灸也具有相应的补泻效果，能够调整脏腑精气阴阳之盛衰及经络气血之偏颇，用之得当，将会收到补偏救弊的功效，使病理体质恢复正常；用之不当，或针药误施，将会加重体质损害，使体质由壮变衰，由强变弱。

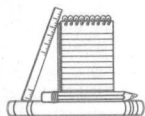

总之，体质禀赋于先天，受制于后天。先后天多种因素构成影响体质的内外环境，在先后天诸多因素的共同作用下，形成个体不同的体质特征。

三、体质的分类

体质的差异现象是先天禀赋与后天多种因素共同作用的结果。人类体质间的同一性是相对的，而差异性则是绝对的。这种差异，既有因生存空间上存在的自然地域性差异而形成的群体差异，又有因先天禀赋、生活方式、行为习惯的不同而形成的个体差异；既有不同个体间的差异，又有同一个体不同生命阶段的差异。为了把握个体的体质差异规律及体质特征，有效地指导临床实践，就必须对纷繁的体质现象进行广泛的比较分析，然后予以甄别分类。

体质的分类方法是认识和掌握体质差异性的重要手段。中医学体质的分类，是以整体观念为指导思想，以阴阳五行学说为思维方法，以藏象及精气血津液神理论为理论基础而进行的。古今医家从不同角度对体质作了不同的分类。《黄帝内经》曾提出过阴阳含量划分法、五行归属划分法、形态与机能特征分类法、心理特征分类法（包括刚柔分类法、勇怯分类法、形态苦乐分类法）等。现代医家多从临床角度根据发病群体中的体质变化、表现特征进行分类，但由于观察角度、分类方法不同，对体质划分的类型、命名方法也有所不同，有四分法、五分法、六分法、七分法、九分法、十二分法等，每一分类下又常有不同划分方法，但其分类的基础，是脏腑经络及精气血津液的结构与功能的差异。体质的生理学基础是脏腑经络及精气血津液的盛衰偏颇，实际上是脏腑精气阴阳及其机能的差异和经络气血之偏颇。

在正常生理条件下，个体之间存在着一定的脏腑精气阴阳和经络气血的盛衰偏颇，导致了个体之间在生命活动表现形式上的某种倾向性和属性上偏阴偏阳的差异性，从而决定了人类体质现象的多样性和体质类型的出现。因此，着眼于整体生理功能的高低强弱，运用阴阳的分类方法对体质进行分类是体质分类的基本方法。前人说："治病之要，首当察人体质之阴阳强弱。"因此，将人体正常体质大致分为阴阳平和质、偏阳质和偏阴质三种类型。

（一）阴阳平和质

阴阳平和质是功能较为协调的体质类型。体质特征为：身体强壮，胖瘦适度；面色与肤色虽有五色之偏，但都明润含蓄；目光有神，性格开朗、随和；食量适中，二便通调；舌红润，脉象缓匀有神；夜眠安和，精力充沛，反应灵活，思维敏捷，工作潜力大；自身调节和对外适应能力强。具有这种体质特征的人，不易感受外邪，很少生病。即使患病，多为表证、实证，且易于治愈，康复亦快，有时会不药而愈。如果后天调养得宜，无暴力外伤、慢性疾患及不良生活习惯，其体质不易改变，易获长寿。

（二）偏阳质

偏阳质是指具有亢奋、偏热、多动等特性的体质类型。体质特征为：形体适中或偏瘦，但较结实；面色多略偏红或微苍黑，或呈油性皮肤；性格外向，喜动好强，易急躁，自制力较差；食量较大，消化吸收功能健旺；大便易干燥，小便易黄赤；平时畏热喜冷，或体温略偏高，动则易出汗，喜饮水；唇、舌偏红，苔薄易黄，脉多偏阳；精力旺盛，动作敏捷，反应灵敏，性欲较强。具有这种体质特征的人，对风、暑、热等阳邪的易感性较强，受邪发病后多表现为热证、实证，并易化燥伤阴；皮肤易生疖疮；内伤杂病多见火旺、阳亢或兼阴虚之证；容易发生眩晕、头痛、心悸、失眠及出血等病证。

由于此类体质的人阳气偏亢，多动少静，故日久必有耗阴之势。若调养不当，操劳过度，思虑不节，纵欲失精，嗜食烟酒、辛辣，则必将加速阴伤，发展演化为临床常见的阳亢、阴虚、

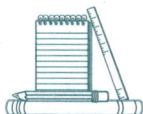

痰火等病理性体质。

（三）偏阴质

偏阴质是指具有抑制、偏寒、多静等特征的体质类型。体质特征为：形体适中或偏胖，但较弱，容易疲劳；面色偏白而欠华；性格内向，喜静少动，或胆小易惊；食量较小，消化吸收功能一般；平时畏寒喜热，或体温偏低；精力偏弱，动作迟缓，反应较慢，性欲偏弱。具有这种体质特征的人，对寒、湿等阴邪的易感性较强，受邪发病后多表现为寒证、虚证；表证易传里或直中内脏；冬天易生冻疮；内伤杂病多见阴盛、阳虚之证；容易发生湿滞、水肿、痰饮、瘀血等。

由于本类体质者阳气偏弱，长期发展，易致阳气虚弱，脏腑机能偏衰，水湿内生，从而形成临床常见的阳虚、痰湿、水饮等病理性体质。

在体质分类上所使用的阴虚、阳虚、阳亢及痰饮、瘀血等名词，与辨证论治中所使用的证候名称是不同的概念。证候是对疾病某一阶段或某一类型的病变本质的分析和概括，而体质反映的是一种在非疾病状态下就已存在的个体特异性。体质是疾病的基础，许多疾病，特别是慢性病，体质类型对其证候类型具有内在的规定性，这时，证候名称和原来的体质类型名称就可能一致，这说明体质与证候关系密切。

知识链接

中医体质九分法

出生、生活方式、性格、成长背景等的不同，造就了不同的人拥有不同的体质。2009年4月9日中华中医药学会发布了《中医体质分类与判定》，该标准将体质分为平和质、气虚质、阳虚质、阴虚质、痰湿质、湿热质、血瘀质、气郁质、特禀质九个类型。

平和质，阴阳气血调和，以体态适中、面色红润、精力充沛等为主要特征；气虚质，元气不足，以疲乏、气短、自汗等气虚表现为主要特征；阳虚质，阳气不足，以畏寒怕冷、手足不温等虚寒表现为主要特征；阴虚质，阴液亏少，以口燥咽干、手足心热等虚热表现为主要特征；痰湿质，痰湿凝聚，以形体肥胖、腹部肥满、口黏苔腻等痰湿表现为主要特征；湿热质，湿热内蕴，以面垢油光、口苦、苔黄腻等湿热表现为主要特征；血瘀质，血行不畅，以肤色晦暗、舌质紫暗等血瘀表现为主要特征；气郁质，气机郁滞，以神情抑郁、忧虑脆弱等气郁表现为主要特征；特禀质，先天失常，以生理缺陷、过敏反应等为主要特征。

第二节　体质学说的应用

体质学说重在研究正常人体的生理特殊性，强调脏腑经络的偏颇和精气阴阳的盛衰对形成体质差异的决定性作用，揭示了个体的差异规律、特征及机制。由于个体的自身素质，体质的差异性在很大程度上决定着疾病的发生发展变化、转归预后上的差异及个体对治疗措施的不同反应性。因此，体质与病因、发病、病机、辨证、治疗及养生预防均有密切的关系。中医学强调的"因人制宜"就是体质学说在临床应用方面的体现，是个性化诊疗思想的反映。

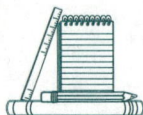

一、说明个体对某些病因的易感性

体质因素决定着个体对某些病邪的易感性或耐受性。体质内阴阳寒热的盛衰偏倾，决定个体的机能状态的不同，对外界刺激的反应性、亲和性、耐受性不同，选择性不同，谓之"同气相求"。一般而言，偏阳质者易感受风、暑、热之邪而耐寒，感受风邪易伤肺脏，感受暑热之邪易伤肺胃及肝肾之阴气。偏阴质者易感受寒湿之邪而耐热，感受寒邪后亦易入里，常伤脾肾之阳气等。小儿气血未充，稚阴稚阳之体，常易感受外邪或因饮食所伤而发病。清代吴德汉《医理辑要·锦囊觉后编》说："要知易风为病者，表气素虚；易寒为病者，阳气素弱；易热为病者，阴气素衰；易伤食者，脾胃必亏；易劳伤者，中气必损。"

体质因素还决定着发病的倾向性。脏腑组织有坚脆刚柔之别，个体对某些病因的易感性不同，不同体质的人发病情况也各不相同。《灵枢·五变》说："五脏皆柔弱者，善病消瘅。""小骨弱肉者，善病寒热。""粗理而肉不坚者，善病痹。"一般而言，小儿脏腑娇嫩，体质未壮，易患咳喘、泄泻、食积等疾；年高之人，五脏精气多虚，体质转弱，易患痰饮、咳喘、眩晕、心悸、消渴等病；肥人或痰湿内盛者，易患中风、眩晕；瘦人或阴虚之体，易罹肺痨、咳嗽诸疾；阳弱阴盛体质者易患肝郁气滞之证。脏气偏聚盈虚的改变，形成体内情感好发的潜在环境，使人对外界刺激的反应性增强，使情志症状的产生有一定的选择性和倾向性。《素问·宣明五气》说："精气并于心则喜，并于肺则悲，并于肝则忧，并于脾则畏，并于肾则恐。"

不同家族长期的遗传因素和生活环境条件不同，形成了体质的差异，即对某些疾病的易感性、抗病能力和免疫反应的不同。

二、阐释发病原理

体质强弱决定着发病与否及发病情况。邪正交争是疾病发生的基本原理。疾病发生与否，主要取决于正气的盛衰，而体质正是正气盛衰偏颇的反映。一般而言，体质强壮者，正气旺盛，抗病力强，邪气难以侵入致病；体质羸弱者，正气虚弱，抵抗力差，邪气易于乘虚侵入而发病。发病过程中又因体质的差异，或即时而发，或伏而后发，或时而复发，发病后的证候类型也因人而异。人体能否感邪而发病，主要取决于个体的体质状况。内伤杂病的发病亦与体质密切相关。《医宗金鉴·杂病心法要诀》说："凡此九气（怒、喜、悲、恐、寒、炅、惊、劳、思）丛生之病，壮者得之气行而愈，弱者得之气着为病也。"这说明对某些情志刺激，机体发病与否不仅与刺激的种类及其量、质有关，更重要的是与机体体质有关。疾病的发生，除由正邪斗争的结果决定外，还受环境、饮食、营养、遗传、情志、劳逸等多方面因素的影响，这些因素影响人体体质的状态，使机体的调节能力和适应能力下降而导致了疾病的发生。

三、解释病理变化

体质因素决定病机的从化。从化，即病情随体质而变化。由于体质的特殊性，不同的体质类型有其潜在的、相对稳定的倾向性，可称之为"质势"。人体遭受致病因素的作用时，即在体内产生相应的病理变化，而且不同的致病因素具有不同的病变特点，这种病理演变趋势称之为"病势"。病势与质势结合就会使病变性质发生不同的变化。这种病势依附于质势，从体质而发生的转化，称之为"质化"，亦即从化。《医门棒喝·六气阴阳论》说："邪之阴阳，随人身之阴阳而变也。"如同为风寒之邪，偏阳质者得之易从阳化热，偏阴质者得之易从阴化寒。同为湿邪，阳热之体得之，易从阳化热而为湿热之候；阴寒之体得之，易从阴化寒而为寒湿之证。素

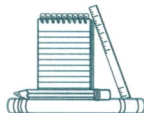

体阴虚阳亢者，机能活动相对亢奋，受邪后多从热化；素体阳虚阴盛者，机能活动相对不足，受邪后多从寒化；素体津亏血耗者，易致邪从燥化；气虚湿盛者，受邪后多从湿化。体质因素决定疾病的传变。

传变是说疾病的变化和发展趋势，是指病变部位在脏腑经络等之间的传递转移，以及疾病性质的转化和改变。疾病传变与否，虽与邪之盛衰、治疗得当与否有关，但主要还是取决于体质因素。体质主要对疾病的传变发生作用。体质强壮者，正气充足，抗邪能力强，一般不易感邪发病，即便发病，多为正邪斗争剧烈的实证，病势虽急但不易传变，病程也较短暂。体质虚弱者，不但易于感邪，且易深入，病情多变，易发生重症或危证；若罹患某些慢性病，则病势较缓，病程缠绵，难以康复。如素体阳盛阴虚者，感邪多从阳化热，疾病多向实热或虚热方面演变；素体阴盛阳虚者，则邪多从阴化寒，疾病多向实寒或虚寒方面转化。

四、指导辨证

体质是辨证的基础，体质决定疾病的证候类型。一方面，感受相同的致病因素或患同一种疾病，因个体体质的差异可表现出阴阳、表里、寒热、虚实等不同的证候类型，即同病异证。如同一地区、同一时期所发生的感冒，由于邪气性质、感邪轻重和体质的差异，证候类型就有风寒、风热、风湿、风燥等的不同。如同样感受寒邪，素体强壮，正气可以御邪于肌表者，表现为恶寒发热、头身疼痛、苔薄白、脉浮等风寒表证；而素体阳虚，正不胜邪者，一发病就出现寒邪直中脾胃的畏寒肢冷、纳呆食减、腹痛泄泻、脉象缓弱等脾阳不足之证。可见，体质是形成同病异证的决定性因素。另一方面，异病同证的产生也与体质密切相关。感受不同的病因或患不同的疾病，而体质在某些方面具有共同点时，常常可表现为相同或类似的证候类型。所以说，同病异证与异病同证主要是以体质的差异为生理基础，体质是证候形成的内在基础。

由于体质的特殊性决定着发病后证候类型的倾向性，证候的特征中包含着体质的特征，故临床辨证特别重视体质因素，将判别体质状况视为辨证的前提和重要依据。

五、指导治疗

体质特征在很大程度上决定着疾病的证候类型和个体对治疗反应的差异性，因而注重体质的诊察就成了辨证论治的重要环节。辨证论治是中医学治疗的基本原则和特色，而形成证候的内在基础是体质。

（一）区别体质特征而施治

体质有阴阳之别、强弱之分、偏寒偏热之异，所以在治疗中，常以患者的体质状态作为立法处方用药的重要依据。对证候的治疗包含对体质内在偏颇的调整是根本的治疗，更是治病求本的反映。偏阳质者，多发实热证候，当慎用温热伤阴之剂；偏阴质者，多发实寒证候，慎用寒凉伤阳之药。"同病异治"和"异病同治"是辨证论治的具体体现。由于体质的差异，同一疾病可出现病情发展、病机变化的差异，表现出不同的证候，治疗上应根据不同的情况采取不同的治法；虽不同的病因或疾病，但患者的体质在某些方面有共同点，证候随体质而化，可出现大致相同的病机变化和证候，故可采用大致相同的方法进行治疗。

（二）根据体质特征注意针药宜忌

体质有寒热虚实之异，药物有性味偏颇，针灸也有补泻手法的不同，因此治疗时就要明辨体质对针药的宜忌，把握用药及针灸的"度"，中病即止，既可治愈疾病，又不损伤正气。

一般来说，体质偏阳者宜甘寒、酸寒、咸寒、清润，忌辛热温散、苦寒沉降；体质偏阴者

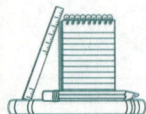

宜温补益火，忌苦寒泻火；素体气虚者宜补气培元，忌耗散克伐；阴阳平和质者宜视病情权衡寒热补泻，忌妄攻蛮补；痰湿质者宜健脾芳化，忌阴柔滋补；湿热质者宜清热利湿，忌滋补厚味；瘀血质者，宜疏利气血，忌固涩收敛等。

不同的体质对药物的反应不同，一般说来，体质强壮者，对药物耐受性强，剂量宜大，用药可峻猛；体质瘦弱者，对药物耐受性差，剂量宜小，药性宜平和。

体质不同，针灸治疗后的疼痛反应和得气反应有别。一般体质强壮者，对针石、火的耐受性强；体质弱者，耐受性差。肥胖体质者，多气血迟涩，对针刺反应迟钝，进针宜深，刺激量宜大，多用温针、艾灸；瘦长体形者气血滑利，对针刺反应敏感，进针宜浅，刺激量相应宜小，少用温灸。

此外，疾病初愈或趋向恢复时，调理时需多方面的措施配合，促其康复的善后调理十分重要。各种措施的具体选择应用皆须兼顾患者的体质特征。

六、指导养生

善于养生者，修身养性，形神共养，以增强体质，预防疾病，增进身心健康。调摄时就要根据各自不同的体质特征，选择相应的措施和方法。中医学的养生方法，贯穿衣食住行的各个方面，主要有顺时摄养、调摄精神、起居有常、劳逸适度、饮食调养及运动锻炼等，无论在哪一方面的调摄都应兼顾体质特征。在食疗方面，体质偏阳者，进食宜凉而忌热；体质偏寒者，进食宜温而忌寒；形体肥胖者多痰湿，食宜清淡而忌肥甘；胃酸偏多者，则不宜酸咸食品；阴虚之体，饮食宜甘润生津之品，忌肥腻厚味、辛辣燥烈之品；阳虚之体宜多食温补之品。在精神调摄方面，要根据个体体质特征，采用各种心理调节方法，以保持心理平衡，维持和增进心理健康。如气郁质者，精神多抑郁不爽，神情多愁闷不乐，性格多孤僻内向，多愁善感，气度狭小，故应注意情感上的疏导，消解其不良情绪，以防过极。

复习思考题

1.人体生理功能的差异性主要表现在哪些方面？

2.为什么说脏腑经络、精气血津液是体质形成的生理学基础？

3.试述阴阳平和质、偏阳质、偏阴质三种体质类型的不同特点。

4.试述体质学说在中医学中的应用。

5.试述体质与证候的关系。

6.体质理论是如何运用于临床治疗的？

扫一扫，查阅
复习思考题答案

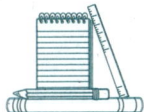

第六章　病　因

【学习目标】

1. 掌握：六淫的性质及致病特点；七情、痰饮、瘀血等的致病特点。
2. 熟悉：病因的概念及病因的分类。
3. 了解：外伤、烧烫伤、冻伤、虫兽伤的致病作用及内生五邪的形成。

　　病因是指凡能导致疾病发生的原因，又称致病因素。《医学源流论》说："凡人之所苦，谓之病；所以至此病者，谓之因。"病因主要包括六淫、疠气、七情、饮食、劳逸、痰饮、瘀血、结石、外伤、寄生虫、虫兽伤、药邪、医过及先天因素等。

　　中医学的病因学说是研究各种致病因素的概念、形成、性质、致病特点的学说，是中医学理论体系的重要组成部分。由于病因的多样性，古人对病因做过分类，《黄帝内经》把病因分为阴阳两类，《素问·调经论》说："夫邪之生也，或生于阴，或生于阳，其生于阳者得之风雨寒暑，其生于阴者得之饮食居处、阴阳喜怒。"指出了自然界异常的气候变化多伤人体外部肌表，把它们归属为阳邪；饮食不节、居处无常、起居无常、房事失度、情志过激，多伤人体内脏腑，把它们归属为阴邪。东汉末年张仲景在《金匮要略》中把病因按其传变的途径不同，将其分为三类，指出"千般疢难，不越三条：一者，经络受邪入脏腑，为内所因也；二者，四肢九窍，血脉相传，壅塞不通，为外皮肤所中也；三者，房室、金刃、虫兽所伤。以此详之，病由都尽"。宋代陈无择在张仲景分类的基础上，把病因与发病途径结合起来，在《三因极一病证方论》提出："六淫，天之常气，冒之则先自经络流入，内合于脏腑，为外所因；七情，人之常性，动之则先自脏腑郁发，外形于肢体，为内所因；其如饮食饥饱、叫呼伤气……金疮踒折、疰忤附着、畏压缢溺等，有悖常理，为不内外因。"明确提出了"三因学说"，即外因为六淫侵袭，内因为七情所伤，不内外因为饮食劳倦、跌仆金刃及虫兽所伤。这种分类方法更加合理，明确了不同的病因有不同的侵袭和传变途径，使中医学病因理论更趋完善，对后世影响很大，现代对病因的分类基本沿用此法，将病因分为外感病因、内伤病因、病理产物性病因，以及其他病因四大类。

　　中医学对病因在疾病发生、发展变化过程中的作用非常重视，认为任何疾病的临床症状和体征都是在某种病因的影响和作用下产生的，因此，准确地探求病因是临床诊断疾病和治疗疾病的前提和依据。中医学探求病因的方法有三种：一是通过详细询问发病的经过及其相关的情况，推断其病因，称为"问诊求因"，如自然界的风寒暑燥、强烈的精神情志刺激、饮食的过饥或过饱、劳逸失度、跌仆金刃损伤，以及虫兽伤等。二是用类比的方法将疾病的临床症状和体征与自然界的事物或现象进行比较，从而推断出某些疾病的性质和致病特点，称为"取象比类"，如把具有寒冷、凝结、收引的临床表现比作自然界的寒，把具有黏滞、重浊、趋下的临床

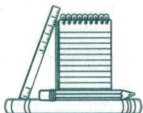

表现比作自然界的湿。三是根据疾病所反映出来的临床表现，通过分析其症状和体征来推求病因，从而为治疗用药提供依据，称为"辨证求因"，如根据患者身体某部出现刺痛、固定不移、拒按，夜间尤甚，舌质紫暗等，可以诊断为瘀血致病；如出现脘腹胀痛、厌食、嗳腐吞酸、腹泻等，可诊断为食积所伤。根据病因可分别采用活血化瘀、消食导滞的治法来消除病证。《三因极一病证方论》说："凡治病，先须识因；不知其因，病源无目。"因此，学习掌握各种病因的性质和致病特点对临床疾病的诊治和预防都有重要意义。

第一节　外感病因

外感是指邪气来源于自然，从肌表皮毛、口鼻途径入侵人体，导致外感病发生的一类外感性致病因素。由于邪气从自然界来，侵袭人体的途径也是由外至内，引起的病证多为外感病，因此称为外感病因。外感病一般发病急，初起多表现为恶寒发热、舌苔薄白、脉浮等表证症状。外感病因主要包括六淫和疠气两大类。

一、六淫

（一）六淫的概念及致病特点

六淫，即风、寒、暑、湿、燥、火（热）六种外感病邪的统称。在正常情况下，风、寒、暑、湿、燥、火是自然界六种不同的气候变化，是万物生长化收藏和人类赖以生存的必要条件，称为"六气"。人类长期生活在六气交互更替的环境中，对其产生了一定的适应能力，一般不会致病。但在自然界气候异常变化超过了人体的适应能力，或人体的正气不足，抵抗力下降，不能适应气候变化而发病时，六气则成为病因。伤人致病的六气便称之为"六淫"。淫，有太过和浸淫之意。由于六淫是致病邪气，所以又称其为"六邪"。自然界气候变化的异常与否是相对的。这种相对性表现在两个方面：一是与该地区常年同期气候变化相比，或太过，或不及，或非其时而有其气，如冬应寒而暖或夏应热而寒等；或气候变化过于剧烈急骤，如严寒酷热或暴冷暴热等，此时六气则变为六淫而侵人发病。二是气候变化作为致病条件，主要是与人体正气的强弱及调节适应能力相对而言的。若气候剧变，正气充盛者则可自我调节而不病，正气虚弱之人则可发病；气候正常，个体正气不足，仍可发病，这时对于患者而言，六气即成为致病邪气，所致病证也属六淫致病范畴。六淫的共同致病特点：

1. 外感性　六淫之邪多从肌表、口鼻侵犯人体而发病，如风寒多伤于肌腠，温邪多自口鼻而入，故又把六淫致病称为外感病。外感病的初期，多以恶寒发热、舌苔薄白、脉浮为主要特征，称为表证。表证不愈多由表入里，由浅入深传变。

2. 季节性　六淫致病常有明显的季节性，如春季多风病、夏季多暑病、长夏多湿病、秋季多燥病、冬季多寒病等。这是一般规律，还有特殊情况，比如气候变化异常，夏天应热而反寒、冬天应寒而反热，导致夏季出现寒病，冬季出现热病。六淫致病与时令气候变化密切相关，故又称之为"时令病"。

3. 地域性　六淫致病常与居住地区和工作、生活环境密切相关，如西北高原地区比较寒冷、干燥，所以多寒病、燥病；东南沿海地区比较潮湿、炎热，所以多湿病、温病。久居潮湿环境多湿病，经常高温环境下作业者多患火热燥病。

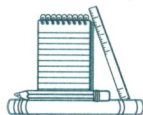

4. 相兼性 六淫邪气既可单独伤人致病，又可两种以上同时侵犯人体而为病。如风热感冒、暑湿感冒、湿热泄泻、风寒湿痹等。《素问·痹论》说："风寒湿三气杂至，合而为痹也。其风气胜者为行痹，寒气胜者为痛痹，湿气胜者为著（着）痹也。"

5. 转化性 六淫致病在一定条件作用下，其证候的寒、热、虚、实可发生转化，《医宗金鉴》说："六气之邪，感人虽同，人受之而生病各异也，何也？盖人之形有厚薄，气有盛衰，脏有寒热，所受之邪，每从其人之盛气而化，故生病各异也。"如感受风寒之邪可从表寒证转化为里热证，或由于患者为阳盛之体虽感风寒之邪却从阳化热，一开始就表现为风热表证。此外，治疗的太过、不及或误治也可引起六淫致病的证候发生转化。

知识链接

五运六气

以十天干的甲己配为土运，乙庚配为金运，丙辛配为水运，丁壬配为木运，戊癸配为火运，统称五运。如年干逢甲，便是阳土运年，年干逢己，便是阴土运年，阳年主太过，阴年主不及，依法推算，便知本年属某运。以十二地支的巳亥配为厥阴风木，子午配为少阴君火，寅申配为少阳相火，丑未配为太阴湿土，卯酉配为阳明燥金，辰戌配为太阳寒水，称为六气。按风木、君火、相火、湿土、燥金、寒水顺序，分主于一年的二十四节气，是谓主气。又按风木、君火、湿土、相火、燥金、寒水的顺序，分为司天、在泉、左右四间气六步，是谓客气。主气分主一年四季，年年不变，客气则以每年的年支推算。如年支逢辰逢戌，总为寒水司天，湿土在泉；逢卯逢酉，总为燥金司天，君火在泉。司天管上半年，在泉管下半年，以此类推。从年干推算五运，从年支推算六气，并从运与气之间，观察其生制与承制的关系，以判断该年气候的变化与疾病的发生。

（二）六淫各自的性质和致病特征

中医学运用类比和演绎的思维方法，即以自然界之气象、物象与人体临床表现相类比，经过反复临床实践的验证，不断推演、归纳、总结出风、寒、暑、湿、燥、火各自的性质和致病特点。此外，临床上还有某些并非因为外感六淫之邪，而是由于脏腑气血功能紊乱所产生的内风、内寒、内湿、内燥、内火五种病理反应，这五种病理反应的临床表现虽与六淫风、寒、暑、湿、燥、火的致病特点相似，但不是外感，是由内而生，故称为"内生五邪"。有关"内生五邪"的内容将在相关章节中予以介绍。

1. 风邪 自然界中凡致病具有轻扬开泄、善动不居特性的外邪，称为风邪。风邪所致疾病称为外风病。风为春季的主气，在春季多见风邪引起的疾病，但在其他季节亦可发生，称为"百病之长"。风邪侵犯人体多从皮毛肌腠而入，产生外风病证。《素问·风论》说："风气藏于皮肤之间……腠理开则洒然寒，闭则热而闷。"风为自然界一种无形的、流动不居的气流，来去匆匆，时有时无，且能使树木枝叶动摇，故以此之象来比拟人体感受风邪发病时所出现的症状或体征。其性质和致病特点如下：

（1）**风为阳邪，轻扬开泄，易袭阳位** 风具有轻扬、升散、向上、向外的特性，故风邪为阳邪。其性开泄，是指风邪侵犯人体可使人的腠理疏松而张开。正是因为风邪具有升散、向上、向外、开泄的特性，所以风邪侵袭人体常易伤及人体的阳位，如头面部、肌表、腰背、阳经等部位。如风邪袭表，腠理开泄，可见汗出、恶风等症；风邪循经上扰导致头痛；风邪犯肺可导

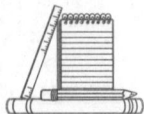

致鼻塞、咽痒、咳嗽等症状。故《素问·太阴阳明论》说："故犯贼风虚邪者，阳受之。""伤于风者，上先受之。"

（2）风性善行而数变 "善行"，是指风具有善动不居、游走不定的特征。故风邪致病有病位游移、行无定处的特点。"数变"，是指风邪致病具有发病急、变化多、传变快的特点。以风邪为先导的外感病，一般发病急，传变也较快。如风中于头面，可突发口眼㖞斜；小儿风水证，起病仅有表证，但短时间内即可出现头面一身俱肿、小便短少等。故《素问·风论》说："风者，善行而数变。"

（3）风性主动 是指风邪致病具有动摇不定的特征。如风邪入侵，常现颜面肌肉抽掣，或眩晕、震颤、抽搐、颈项强直、角弓反张、两目上视等。临床上因受风而面部肌肉颤动，或口眼㖞斜，为风中经络；因金刃外伤，复受风毒之邪而出现四肢抽搐、角弓反张等症，也属于风性主动的临床表现。故《素问·阴阳应象大论》说："风胜则动。"

（4）风为百病之长 一是指风邪常兼他邪伤人，为外邪致病的先导；因风性开泄，凡寒、湿、暑、燥、热诸邪，常依附于风而侵犯人体，从而形成外感风寒、风湿、风热、风燥等证。二是指风邪致病最多，四季皆有。风邪侵人，无孔不入，表里内外均可遍及，侵害不同的脏腑组织，可发生多种病证。《临证指南医案·卷五》说："盖六气之中，惟风能全兼五气。如兼寒则曰风寒，兼暑则曰暑风，兼湿则曰风湿，兼燥则曰风燥，兼火则曰风火。盖因风能鼓荡此五气而伤人，故曰百病之长。其余五气，则不能互相全兼，如寒不能兼暑与火，暑亦不能兼寒，湿不兼燥，燥不兼湿，火不兼寒。由此观之，病之因乎风而起者自多也。"所以风邪常为外邪致病的先导。故有"风者，百病之长也"与"风者，百病之始也"之说。

2. 寒邪 自然界中凡致病具有寒冷、凝结、收引特性的外邪，称为寒邪。寒邪所致疾病称为外寒病。寒为冬季的主气，在气温较低的冬季，或气温骤降，人体不注意防寒保暖，则常易感受寒邪。此外，淋雨涉水、汗出当风、贪凉饮冷、风餐露宿，都是感受寒邪的重要途径。外寒病根据寒邪所侵犯部位之不同有"伤寒"和"中寒"之别。寒邪侵犯肌表，郁遏卫阳，称为"伤寒"；寒邪直中于里，伤及脏腑，称为"中寒"。寒邪入侵造成的外寒病与体内阳气虚引起的内寒病两者既有区别又有联系，常相互影响。外感寒邪侵袭机体损伤人体的阳气，导致内寒病发生；而阳虚内寒之体，由于阳气不足常易感受外寒。自然界的寒冷，具有冰冻、凝结、收缩之象，故以此之象比拟人体感受寒邪后所表现的症状或体征。其性质和致病特点如下：

（1）寒为阴邪，易伤阳气 寒邪属于阴邪，人体的阳气可以防御或祛除阴寒之邪。《素问·阴阳应象大论》说："阴盛则寒。"若阴寒偏胜，人体阳气不足以祛除，反易被阴寒所伤，故寒邪致病最易伤人体的阳气。《素问·阴阳应象大论》说："阴盛则阳病。"如外寒侵袭肌表，卫阳被遏，可见恶寒、发热、无汗、鼻塞、流清涕等症；寒邪直中脾胃，脾阳受损，可见脘腹冷痛、呕吐、腹泻等症；若心肾阳虚，寒邪直中于少阴，则可见恶寒蜷卧、手足厥冷、下利清谷、小便清长、精神萎靡、脉微细等症。

（2）寒性凝滞 "凝滞"即凝结、阻滞不通之意。人身的气血津液所以能运行不息，畅通无阻，全依赖于一身阳气的温煦和推动。寒邪具有凝结、阻滞的特性，寒邪侵犯人体会使经脉气血运行缓慢，甚或凝结，从而出现疼痛的症状，《素问·举痛论》说："寒气入经而稽迟，泣而不行，客于脉外则血少，客于脉中则气不通，故猝然而痛。"如痹证中的寒痹，寒邪偏盛，肢体经脉气血不通，不通则痛，导致关节剧烈疼痛，又称为"痛痹"。寒邪侵犯上、中、下三焦分别出现头疼、胸痛、腹痛等，这类疼痛遇寒加重，得热则减轻。可见寒邪致病多见疼痛症状，《素问·痹论》说："痛者，寒气多也，有寒故痛也。"因此，有寒性凝滞主痛之说。

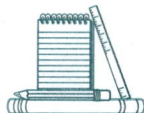

（3）寒性收引　"收引"，即收缩牵引之意。寒邪收引是指寒邪具有收缩、牵引的特性，故寒邪侵犯人体，可使气机收敛，腠理闭塞，经络筋脉收缩挛急。《素问·举痛论》说："寒则气收。""寒气客于脉外则脉寒，脉寒则缩蜷，缩蜷则脉绌急，绌急则外应小络，故猝然而痛。"缩蜷、绌急，即经脉、血脉收引之意。如临床上寒邪侵袭肌表，毛窍腠理闭塞，卫阳被郁不得宣泄，可见恶寒发热、无汗；寒客经脉关节，则筋脉、经络收缩挛急，可见筋脉、关节屈伸不利；寒邪侵入足厥阴肝经，可见少腹拘急不仁。

3. 暑邪　凡夏至以后，立秋以前，自然界中致病具有炎热、升散特性的外邪，称为暑邪。暑邪为病称为暑病。暑为火热之气所化，是夏季的主气。暑气太过，伤人致病，称为暑邪，其致病具有明显的季节性，《素问·热论》说："先夏至日者为病温，后夏至日者为病暑。"说明发生在夏至之前者称为温病，发生在夏至以后、立秋之前为暑病，而在夏至以后，立秋之前正是气候炎热，雨水较多，空气湿度大，故暑邪具有热兼湿的特性。暑邪为病，发病缓者、轻者，为"伤暑"；急者、重者为"中暑"。暑病只有外感，没有内生，这是六淫中独有的。其性质和致病特点如下：

（1）暑为阳邪，其性炎热　暑为盛夏之火气，具有酷热之性，故暑为阳邪，其性火热。暑邪伤人多表现为阳热症状，如高热、心烦、面赤、脉洪大等。

（2）暑性升散，伤津耗气　暑为阳邪，主升主散；人体在炎热的环境中，出汗是主要的散热方式，故暑邪侵犯，腠理开泄多汗。汗出过多，易耗伤津液；大量出汗，气随津泄，亦易致津气两虚，甚则气随津脱。《素问·举痛论》说："炅则气泄。"故临床除见口渴喜饮、尿赤短少等津伤之症外，往往可见气短、乏力，甚则气津耗伤太过，清窍失养而突然昏倒、不省人事。

（3）暑多夹湿　夏季不仅炎热，又多雨潮湿，天暑下逼，地湿上蒸，故暑邪常与湿邪相兼致病。其临床表现除发热、烦渴等暑热症状外，常兼见身热不扬、四肢困倦、胸闷呕恶、大便溏泄不爽等湿滞症状。如夏季的感冒病多属暑邪兼夹湿邪而致。

4. 湿邪　自然界中凡致病具有重浊、黏腻、趋下特性的外邪，称为湿邪。湿邪所致疾病称为外湿病。湿为长夏的主气，长夏为夏秋之交，阳热下降，水气上腾，氤氲熏蒸，潮湿充斥，空气中湿度很大，为一年中湿气最盛的季节，故此季节多发湿病。此外，阴雨连绵，或居处环境潮湿，或涉水淋雨，或汗出后湿衣未能及时更换等，均可成为外感湿邪的致病途径。湿邪入侵造成的外湿病与脾失健运，水湿不化，停聚于体内而成的内湿病两者既有区别，又有联系，常相互影响。伤于外湿，湿邪困脾，影响脾运，水湿不化，则可继发内湿病，而脾虚湿盛之体易招致外湿的入侵。自然界的湿，具有重浊、黏腻、趋下之象，故以此之象比拟人体感受湿邪后所表现的症状或体征。其性质和致病特点如下：

（1）湿为阴邪，易损伤阳气，阻遏气机　湿性属水，故为阴邪。湿邪侵及人体，留滞于脏腑经络，因其为有形之邪，易阻滞气机，使气机升降失常，经络不畅，导致不同脏腑的气机升降、传导、气化等功能紊乱。如湿阻胸膈，气机不畅则胸闷；湿困脾胃，升降不利，气机阻滞则脘痞腹胀、大便不爽；湿停下焦，气机阻滞，气化不利则小便短涩。湿为阴邪，阴盛则阳病，侵犯人体易损伤人体阳气，叶天士在《温热论·外感温热篇》说："湿盛则阳微。"在五脏中，脾喜燥恶湿，故湿邪侵犯人体易伤脾阳。如湿邪留滞中焦，常先困脾，脾阳不振，运化无权，水湿停聚，发为泄泻、小便短少、水肿等。《素问·六元正纪大论》说："湿盛则濡泻，甚则水闭胕肿。"

（2）湿性重浊　"重"，即沉重、重着之意，是指湿邪致病患者的临床表现具有沉重、重着的特点。如湿邪外袭肌表，困遏清阳，清阳不展，可见周身困重、四肢倦怠、头重如裹。又如

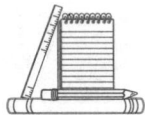

湿邪留滞经络关节，阳气布达受阻，可见肌肤不仁、关节疼痛重着，故湿邪偏盛的痹证，称为"湿痹"或"着痹"。"浊"，即混浊、秽浊之意，指湿邪为患，其排泄物和分泌物等呈现出秽浊不清的特点。湿邪侵袭人体部位不同，其临床表现不一样，如湿邪在上，其临床症状表现为面垢、眵多；湿滞大肠，其表现为大便溏泄，下痢黏液脓血；湿浊下注，其表现为小便混浊、妇女带下过多；湿邪浸淫肌肤，其表现为湿疹等。

（3）湿性黏滞 "黏"，即黏腻；"滞"，即停滞。湿性黏滞是指湿邪致病具有黏腻、停滞的特点，这种特点主要表现在两个方面：一是症状的黏滞性。湿邪致病临床症状多表现为黏滞不爽、黏滞不清，如大便黏腻不爽、小便涩滞不畅、分泌物的黏腻和舌苔厚腻等。二是病程的缠绵性。湿性黏滞，胶着难解，易阻滞气机，故湿邪致病多起病缓慢，病程较长，反复发作，时起时伏，缠绵难愈。例如湿温、湿疹、湿痹等，因有湿邪侵袭，故时起时伏，缠绵不愈，具有明显的病程长、难以速愈的特点。

（4）湿性趋下，易袭阴位 水性趋下，湿类于水为有质之邪，故湿邪有趋下的特性，人体下部属阴，同类相求，故湿邪为病，易于伤及人体下部。例如水湿所致的浮肿，多以下肢肿胀明显。又如淋浊、泻痢、妇女带下及下肢溃疡、水疝等多由湿邪下注所致，《素问·太阴阳明论》说："伤于湿者，下先受之。"

5. 燥邪 自然界中凡具有干燥、收敛清肃等特性的外邪，称为燥邪。燥为秋天的主气，秋季气候干燥，其气收敛清肃，空气中缺乏水分，自然界呈现一派肃杀的景象。燥气太过，人感受燥邪而出现一系列干燥症状者，称为燥病。燥邪多从口鼻而入，侵犯肺卫，致人发病，为外燥病证。燥邪为病，根据相兼的寒热邪气不同，可分为温燥和凉燥。其温燥多是初秋，有夏热之余气，久晴无雨，秋阳以曝，燥与热相合侵犯人体所导致；而凉燥多是深秋近冬，西风肃杀，燥与寒相合侵犯人体所导致。清代医家费伯雄《医醇賸义》说："初秋尚热则燥而热，深秋既凉则燥而凉。"其性质和致病特点如下：

（1）燥性干涩，易伤津液 干，干燥；涩，涩滞。燥邪其性干燥，侵犯人体，最易损伤人体的津液，出现各种干燥、涩滞的症状。如口干唇燥，鼻咽干燥，皮肤干燥，甚则皲裂，毛发干枯，小便短少，大便干结等，《素问·阴阳应象大论》说："燥胜则干。"

（2）燥易伤肺 肺为娇脏，喜润恶燥；肺主气司呼吸，开窍于鼻，外合皮毛，而燥邪多自口鼻而入，故燥邪最易伤肺。燥邪犯肺，使肺阴受损，影响肺气宣降，宣降失司，甚则损伤肺络，出现干咳少痰，或痰黏难咯，或喘息胸痛，痰中带血。由于肺与大肠相表里，燥邪犯肺，肺津耗伤，大肠失润，故燥邪自肺影响到大肠，出现大便干燥不畅等症状。

6. 火（热）邪 自然界中凡具有火之炎热升腾等特性的外邪，称为火（热）邪。火（热）邪所致病证，称为外热病证。火（热）旺于夏季，但是不具有明显的季节性，不受季节气候的限制，所以火（热）邪伤人致病，一年四季均可发生。火（热）之邪侵人所致的病证，称为外感火（热）病。

中医学热邪与火邪有什么区别呢？二者其实是异名同类，都是阳盛，故常统称为火（热）邪。但是广义的热与火还是有一定区别的，一般来说，热归属于邪气，而火既可指具有温煦生化作用的阳气，称为"少火"；又可指火热之邪，称为"壮火"。就发病而言，热邪多指外感，如风热、暑热之类病邪，而火常指内生，如心火上炎、肝火亢盛等证；就临床表现而言，热邪致病多表现为全身弥漫性发热，而火邪致病多表现为某些局部症状，如肌肤局部的红、肿、热、痛等，故热与火的阴阳属性，热性弥散属阳，火性结聚属阴。其性质和致病特点如下：

（1）火（热）为阳邪，其性燔灼趋上 火（热）邪具有燔灼躁动、升腾上炎特性，故属阳

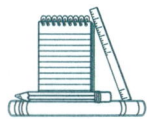

邪。阳邪伤人，人体阴气与之相搏，由于人体阳气病理性偏亢，"阳盛则热"，临床上多见高热、恶热、面红、脉洪数等属热的症状。火（热）有燔灼向上的特性，易伤害人体上部，故火（热）邪侵犯人体其症状多表现在人体上部。如风热上壅出现的面红目赤、咽喉红肿疼痛；阳明热盛出现的牙龈肿痛、口舌生疮糜烂、耳内肿痛或流脓等症。

（2）火（热）易扰心神　心在五行属火，火（热）与心相通应，而火（热）为阳邪，其性躁动，故火（热）邪入于营血，易扰心神。轻者心神不宁而心烦、失眠；重者可扰乱心神，出现狂躁不安，或神昏、谵语等症。《素问·至真要大论》说："诸躁狂越，皆属于火。"

（3）火（热）易伤津耗气　火（热）邪为阳邪，"阳胜则阴病"，热邪在内一方面迫津外泄，另一方面消灼煎熬阴津，从而耗伤人体的阴液，故热邪致病临床表现除热象显著外，往往伴有口渴喜冷饮、咽干舌燥、小便短赤、大便秘结等津亏液耗的症状。此外，人体之热靠气化而生，热太盛势必耗气过多，《素问·阴阳应象大论》有"壮火食气"之说。再加上热邪迫津外泄，气随津脱，使气更耗伤，因此临床上还可见到体倦乏力、少气懒言等气虚的症状，重则可致全身津气脱失的气脱证。

（4）火（热）易生风动血　"生风"，指火（热）邪侵犯人体，可燔灼肝经，耗伤津血，使筋脉失养，致肝风内动，又称"热极生风"。临床表现为高热神昏、四肢抽搐、两目上视、角弓反张等。《素问·至真要大论》说："诸热瞀瘛，皆属于火。""动血"，指火（热）邪入血脉，其性急迫躁动，轻则血行加速，甚则灼伤脉络迫血妄行，引起各种出血的病证，如衄血、吐血、尿血、便血、皮肤发斑、妇女月经过多、崩漏等。

（5）火（热）邪易致疮痈　火（热）邪侵入血中，结聚于局部，使气血壅聚不散，致血败肉腐，发为痈肿疮疡。《灵枢·痈疽》说："大热不止，热胜则肉腐，肉腐则为脓，故名曰痈。"《医宗金鉴·痈疽总论歌》说："痈疽原是火毒生。"

二、疠气

疠气指一类具有强烈致病性和传染性的外感病邪。又称为"疫毒""疫气""异气""戾气""毒气""乖戾之气"等。明代吴又可《温疫论·原序》说："夫瘟疫之为病，非风非寒非暑非湿，乃天地间别有一种异气所感。"指出疠气是有别于六淫而具有强烈传染性的外感病邪。疠气的传染途径：一是通过空气传染，经口鼻侵入致病；二是可随饮食、蚊虫叮咬、虫兽咬伤、皮肤接触等途径传染而发病。

（一）疠气的致病特点

1. 传染性强，易于流行　疠气具有强烈的传染性和流行性，可通过空气、食物等多种途径在人群中传播，所以具有强烈的传染性和流行性。《温疫论》说："此气之来，无论老少强弱，触之者即病。"强调了疠气流行的地方，无论男女老幼、体质强弱，触之多可发病。当然，疠气发病既可大面积流行，也可散在发生。

2. 发病急骤，病情危笃　一般而言，由于疠气多属热毒之邪，其性疾速，而且常夹毒雾、瘴气等秽浊之邪侵犯人体，故其致病比六淫更显发病急骤，来势凶猛，变化多端，病情险恶。因而发病过程中常出现发热、扰神、动血、生风、剧烈吐泻等危重症状。《温疫论》言："缓者朝发夕死，重者顷刻而亡。"足见疠气致病来势凶猛，病情危笃。

3. 一气一病，症状相似　疠气作用于脏腑组织器官，发为何病，具有一定的特异性，而且其临床表现也基本相似。《素问遗篇·刺法论》称："无问大小，症状相似。"疠气对机体作用部位具有一定选择性，从而在不同部位产生相应的病证。疠气种类不同，所致之病各异。每一种

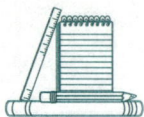

疠气所致之疫病，均有各自的临床特点和传变规律，所谓"一气致一病"。例如痄腮，无论男女，一般都表现为耳下腮部肿胀。说明疠气有一种特异的亲和力，某种疠气可专门侵犯某脏腑、经络或某一部位而发病，所以"众人之病相同"。

（二）疫病发生及流行的原因

1. 气候反常 自然气候的反常变化，如久旱、酷热，洪涝、湿雾瘴气等，均可滋生疠气而导致疾病的发生。《证治准绳》说："时气者乃天疫暴疠之气流行，凡四时之令不正乃有此气。"

2. 环境污染和饮食不洁 环境卫生不良，如水源、空气污染等均可滋生疠气。《医学入门》说："东南两广，山峻水恶，地湿沤热，如春秋时月，外感雾毒，寒热胸满不食，此瘴毒从口鼻而入也。"食物污染、饮食不当也可引起疫病发生，如疫毒痢、疫黄等病。

3. 预防隔离工作不力 由于疠气具有强烈的传染性，人触之者皆可发病。若预防隔离工作不力，也往往会使疫病发生或流行。《松峰说疫》告诫说："凡有疫之家不得以衣服饮食器皿送于无疫之家，而无疫之家亦不得受有疫之家之衣服饮食器皿。"

4. 社会因素 社会因素对疠气的发生与疫病的流行也有一定的影响。若战乱、社会动荡不安、工作环境恶劣、生活极度贫困，则疫病不断发生和流行。若国家安定且注意卫生防疫工作，采取一系列积极有效的防疫和治疗措施，疫疠即能得到有效的控制。

第二节　内伤病因

内伤病因是指人的情志或行为不循常度，超过自身调节范围，直接伤及脏腑发病的致病因素。内伤病因是与外感病因相对而言，包括七情内伤、饮食失宜、劳逸失度等。

一、七情内伤

（一）七情的基本概念

七情是指人的喜、怒、忧、思、悲、恐、惊七种正常的情志变化，若将七情分属于五脏，则以喜、怒、思、悲、恐为代表，分属于心、肝、脾、肺、肾，称为五志。在正常的情况下，七情是人体对客观外界事物的现象所作出的七种不同的情志反应，是人体的生理和心理活动对外界环境刺激的不同回应，一般不会导致或诱发疾病。只有突然、强烈或长期持久的情志刺激，超越了人体本身的生理和心理的调节范围，引起脏腑气血功能紊乱，才会导致疾病的发生。此时的七情便成为致病因素，例如不理想的生活、工作环境恶劣、人际关系紧张、天灾人祸、社会动荡、经济上的大起大落等，均可引发七情内伤而导致疾病。

七情能否导致发病还与个体心理承受能力和调节能力有关，同样的情志变化，针对不同的人，心理承受能力和调节能力强者不易发病，心理承受能力和调节能力弱者易发病，而心理承受能力和调节能力的强弱与个体脏腑气血阴阳盛衰及身体素质有着密切关系。如长期情绪悲伤，损伤肺气，导致肺气虚而咳嗽。

人的情志活动与脏腑气血有着密切的关系，情志活动的物质基础就是五脏的精气血，《素问·阴阳应象大论》说："人有五脏化五气，以生喜怒悲忧恐。"因此，情志活动与五脏有相对应的关系，即心在志为喜，肺在志为忧和悲，肝在志为怒，脾在志为思，肾在志为恐。所以内在脏腑气血的变化会影响到情志的变化。《灵枢·本神》说："肝气虚则恐，实则怒……心气虚则悲，实则笑不休。"《素问·调经论》说："血有余则怒，不足则恐。"反之，七情太过也会损伤相

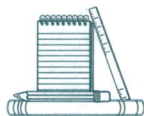

应的内脏，引起七情致病。

（二）七情内伤的致病特点

七情能否致病，与情志本身反应强度、方式有关，还与个体心理特征、生理状态有密切的关系。七情内伤是导致疾病发生或诱发疾病的因素，又可影响病情发展与转归。七情内伤的致病特点如下：

1. 直接伤及内脏　由于五脏精气是情志活动的物质基础，因此，七情致病导致气血运行失常直接影响脏腑的功能。如心主喜，过喜则伤心；肝主怒，过怒则伤肝；脾主思，过思则伤脾；肺主忧，过忧则伤肺；肾主恐，过恐则伤肾。但也不能过于绝对，因为人是一个有机的整体，一种情志引发的病理变化不仅局限某一脏腑，也会引起人体多方面的变化。《灵枢·口问》说："故悲哀愁忧则心动，心动则五脏六腑皆摇。"说明心为五脏六腑之大主，精神之所舍，七情发生之处，故七情太过首先伤及心神，然后影响到其他脏腑而引起疾病，所以心在七情发病中起着主导作用。心主血而藏神，肝藏血则主疏泄，脾主运化而为气血生化之源。从临床上看，七情致病以心、肝、脾三脏为多见。如惊喜伤心，可致心神不宁，出现心悸、失眠、健忘，甚则精神失常等症状。郁怒伤肝，肝经气郁则见两胁胀痛、善太息、咽中如有物梗阻等症状；或气滞血瘀则见胁痛，妇女月经不调、痛经、闭经、癥瘕等症状；怒则气上，肝气上逆，可见头痛、呕血等症状。思虑伤脾，脾失健运则可见食欲不振，可见脘腹胀满、大便溏泄等症状。

2. 影响脏腑气机　情志活动对脏腑之气运动变化影响重大。故七情致病，是影响脏腑的气机、致气机失常、气血运行紊乱的重要因素。

（1）怒则气上　"气上"为气机上逆之意。怒为肝之志，正常情况下，遇事不遂而产生一时性激怒，一般不会致病，但过度愤怒，导致肝气疏泄太过，气机上逆或横逆。上逆指气血并走于上，临床上主要表现为头胀头痛、面红目赤、呕血，甚则昏厥猝倒；如兼有肝气横逆，影响脾胃运化，出现腹胀、泄泻、吞酸、呕吐等症。《素问·举痛论》说："怒则气逆，甚则呕血及飧泄。"

（2）喜则气缓　"气缓"为心气弛缓之意，包括缓和紧张与心气涣散两方面。喜为心之志，正常情况下，喜能缓和精神紧张，使心情平静舒畅。但过度喜乐伤心，导致心气涣散不收，出现精神不能集中，《灵枢·本神》说："喜乐者，神惮散而不藏。"重者心气暴脱或神不守舍，出现失神狂乱、大汗淋漓、气息微弱、脉微欲绝等症状。《淮南子·精神训》说："大喜坠阳。"

（3）悲则气消　"气消"为肺气消耗之意。悲为肺之志，正常情况下，悲是伤感而哀痛的一种情志表现，过度悲忧伤肺，导致肺失宣降及肺气耗伤。可出现气短胸闷、精神萎靡不振、乏力懒言等症。《素问·举痛论》说："悲则心系急，肺布叶举，而上焦不通，荣卫不散，热气在中，故气消矣。"

（4）恐则气下　"气下"为精气下陷之意。恐为肾之志，正常情况下，恐是一种胆怯惧怕的情志表现，过度恐惧伤肾，致使肾气失固，气陷于下。可出现的症状有二便失禁，甚至昏厥、遗精等。《灵枢·本神》说："恐惧而不解则伤精，精伤则骨酸痿厥，精时自下。"

（5）惊则气乱　"气乱"为心气紊乱之意。心藏神，猝然受惊伤心肾，导致心神不定，气机逆乱，肾气不固。可见惊悸不安、神志错乱，甚则二便失禁等。《素问·举痛论》说："惊则心无所倚，神无所归，虑无所定，故气乱矣。"惊与恐不同，自知者为恐，不知者为惊。

（6）思则气结　"气结"为脾气郁结之意。思为脾之志，思考是人正常的神志活动，过度思虑伤心脾，导致心脾气机阻滞，运化失职。可见精神萎靡、反应迟钝、纳呆、脘腹胀满、便溏等症状。

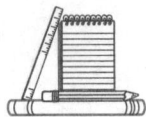

七情内伤多影响到脏腑气机，气机失调导致脏腑功能失职，引起气血津液精的生成、输布、代谢障碍，继而导致发病。同时，七情导致的气机失调并不是绝对的，如惊则气乱，有时也可引起气下。此外，七情致病易化热，有"郁则气滞，气滞久必化热"之说。说明气机失调，尤其是气郁，久则化热，其在疾病过程中可出现面赤、心烦易怒、失眠及吐血等症状，称之为"五志化火"。

3.七情变化影响病情　七情变化对病情具有两方面的影响：一是有利于康复。情绪积极乐观，七情反应适当，当怒则怒，当悲则悲，怒而不过，悲而不消沉，有利于病情的好转乃至痊愈。二是使病情加重或恶化。情绪消沉，悲观失望，或七情异常波动，使病情加重或恶化。如临床上由于肝气郁滞导致的梅核气、胃脘痛及腹泻等病证，会因情志剧烈刺激而病势加重。把握好情志活动对病情正负双面的影响，对全面正确治疗具有重要指导意义。

二、饮食失宜

饮食是人类赖以生存和维持生命活动的必需物质。正常合理饮食是维持生命活动正常进行、维系气血津液充盈的主要物质来源。若饮食失宜，可导致疾病发生。《济生方》说："善摄生者，谨于和调，使一饮一食，入于胃中，随消随化，则无留滞为患。"饮食主要依靠脾胃消化吸收，饮食失宜主要损伤脾胃，也称为"饮食内伤"。包括饮食不节、饮食不洁与饮食偏嗜三个方面。

（一）饮食不节

饮食不节是指饮食无规律，失其常度而致病，主要有饥饱失常和食无定时两个方面。

1.饥饱失常　指明显少于或超过本人的营养需要，前者称为过饥，后者称为过饱。良好的饮食习惯，就是适量定时。每个人适度的饮食量是根据其年龄、性别、体质、工作种类等而不同，基本要求是满足人体的营养需要。

（1）过饥　指摄食不足，如饥而不得食，或有意识限制饮食，或脾胃虚弱，或不能按时饮食，导致化源不足，气血得不到足够的补充而衰少，《灵枢·五味》说："谷不入，半日则气衰，一日则气少矣。"可出现面色少华、心悸气短、全身乏力等症状，同时还可因为化生正气衰少、抵抗力下降而继发其他病证。

（2）过饱　指饮食过量，暴饮暴食，或脾胃虚弱而强食，超过了人体脾胃的受纳运化能力，可导致饮食积滞，脾胃损伤，出现脘腹胀满、嗳腐吞酸、厌食、吐泻等症，《素问·痹论》说："饮食自倍，肠胃乃伤。"小儿由于脾胃功能较弱，又不能自控食量，常会出现饮食过量，伤及脾胃，形成食积，日久郁而化热，聚湿生痰，酿成疳积，出现面黄肌瘦、脘腹胀满、手足心热、心烦易哭等症。经常地饮食过量，不仅导致消化不良，而且会影响气血流通，筋脉郁滞，引起痢疾或痔疮。《素问·生气通天论》说："因而饱食，筋脉横解，肠澼为痔。"在疾病初愈阶段，由于脾胃尚虚，饮食过量或吃不容易消化的食物，常可引起疾病复发，称为"食复"。《素问·热论》说："病热少愈，食肉则复，多食则遗。"

2.食无定时　若饮食无时，必损伤脾胃。正常应按固定时间、有规律进食，以保证消化、吸收功能有节奏地进行，使脾胃功能协调，水谷精微化生有序，输布全身。"早饭宜好，午饭宜饱，晚饭宜少"。

（二）饮食不洁

饮食不洁是指食用了不洁净、不卫生、陈腐变质或有毒的食物。饮食不清洁、不卫生而致的病变是以胃肠道疾病为主，出现腹痛、吐泻、痢疾等，或引起寄生虫病，如蛔虫病、蛲虫病等，临床表现为腹痛时作、嗜食异物、面黄肌瘦等。若进食腐败变质、有毒食物，可致食物中

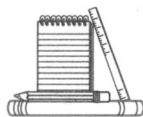

毒，常出现剧烈腹痛、呕吐腹泻，重者毒气攻心，神志昏迷，甚至出现死亡。《金匮要略·禽兽鱼虫禁忌并治》说："秽饭、馁肉、臭鱼，食之皆伤人……六畜自死，皆疫死，则有毒，不可食之。"

（三）饮食偏嗜

饮食要品种多样，寒热适中，无所偏嗜，这样才能满足人体对各种营养成分的需要。若过分偏爱吃某些食物，就会造成人体某些营养成分的过剩或不足，导致阴阳失调或营养失调而发病。所谓饮食偏嗜，就是指过分爱吃某些食物，引起受纳不足和（或）吸收太过导致阴阳失调而发生疾病。可分为寒热偏嗜、五味偏嗜及种类偏嗜三个方面。

1. 寒热偏嗜　饮食寒热，指食品性质的寒热性，同时包括饮食温度的寒热。寒热食品太过可致体内阴阳失衡。《灵枢·师传》说："食饮者，热无灼灼，寒无沧沧。寒温中适，故气将持，乃不致邪僻也。"说明了良好的饮食习惯要寒热适中。食物不仅有酸苦甘辛咸五味之分，还有寒热温凉四气之别。偏嗜寒性食物和偏嗜热性食物，导致人体阴阳失调而发生疾病。如过食生冷寒凉之品，可损伤脾胃阳气，从而内生寒湿，发生腹痛、泄泻等症；若偏嗜辛温燥热之品，则会导致胃肠热盛，出现牙痛、口臭、腹满、便秘等症。严重时，化燥伤阴，损伤脉络，出现形体消瘦、下血等。

2. 五味偏嗜　人体的精神气血都是由饮食五味所资生，食物的五味与人体的五脏，各有其亲和性。《素问·至真要大论》说："夫五味入胃，各归所喜，故酸先入肝，苦先入心，甘先入脾，辛先入肺，咸先入肾。"如果长期嗜好某种食物就会造成与之相应的内脏机能偏胜，久之则可损伤其他脏腑，破坏五脏的平衡协调，导致疾病的发生。《素问·五脏生成》说："多食咸，则脉凝泣而变色；多食苦，则皮槁而毛拔；多食辛，则筋急而爪枯；多食酸，则肉胝皱而唇揭；多食甘，则骨痛而发落。"即偏嗜咸味的食物，咸入肾，肾盛乘心，可出现胸闷气短、面色无华、血脉瘀滞；偏嗜苦味的食物，苦入心，心盛而乘肺，可出现皮肤干燥、毫毛脱落及脾胃失调的症状；偏嗜辛味的食物，辛入肺，肺盛而乘肝出现爪甲干枯不荣、筋脉拘急不利；偏嗜酸味的食物，酸入肝，肝盛而乘脾，可出现皮肉变厚变皱、口唇干裂掀起；偏嗜甘味的食物，甘入脾，脾盛而乘肾，可出现面色黧黑、胸闷气喘、腰膝酸痛、脱发。在临床多见的是偏食肥甘厚味，导致内生痰热阻滞气血而发生多种疾病，如胸痹、肥胖病、痈肿疮疡等。《素问·生气通天论》说："膏粱之变，足生大丁。"

3. 种类偏嗜　人类膳食结构以谷类为主，肉类为副，蔬菜为充，水果为助才有益于健康。饮食种类要多样，膳食结构要合理，人体才能获得充足的营养，以满足生命活动的需要。若专食某种或某类食品，或厌恶某种或某类食物而不食，或膳食中缺乏某些食物等，久之则可成为某些疾病发生的原因。如瘿瘤（碘缺乏）、佝偻（钙、磷代谢障碍）、夜盲（维生素 A 缺乏）等。如偏嗜肥甘厚味，可聚湿生痰、化热，易致肥胖、眩晕、中风、胸痹、消渴等病变。如偏嗜饮酒则可损伤肝胆脾胃，内生湿热，临床常见脘腹胀满、胃纳减退、口苦口腻、舌苔厚腻等症。《诸病源候论》有："饮酒中毒候。"《医门法律》说："过饮滚酒，多成膈证。"说明偏嗜饮酒或饮酒不当均可引起多种疾病。若专食某种或某类食品，或厌食某类食物均可致疾病发生。

三、劳逸失度

在日常的生活中，劳动与休息要合理调配，适度的劳动有助于气血流通，增强体质，必要的休息可以消除疲劳，恢复体力和脑力，这是保证人体健康的必要条件。如果长时间的过度劳累或过度安逸，则导致脏腑经络及精气血津液神的失常而致人发病，《素问·经脉别论》说："生

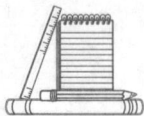

病起于过用。"作为致病因素之一的过度疲劳和过度安逸，简称过劳和过逸。

（一）过劳

过劳是过度劳累，又称劳倦。包括劳力过度、劳神过度和房劳过度三个方面。

1.劳力过度 又称为"形劳"。是指长时间地从事繁重的体力劳动，损伤形体之气，而积劳成疾。其病变特点主要表现在两个方面：一是过度劳力而损耗形体之气，损伤内脏的精气，导致脏气亏虚，功能减退。由于气之主为肺，生气之源为脾，故过劳易耗伤脾肺之气。常见的临床症状如少气懒言、体倦神疲、喘息汗出等。《素问·举痛论》说："劳则气耗。"二是过度劳力而导致形体损伤，即伤其筋骨。体力劳动主要依靠筋骨、关节、肌肉的牵拉、支撑等运动完成，如果长时间用力太过，会导致形体组织损伤，久而成疾。《素问·宣明五气》说："久立伤骨，久行伤筋。"

2.劳神过度 又称为"心劳"。指长时间思虑劳神，用脑过度而积劳成疾。由于脾主运化，为气血生化之源，在志为思，心主血脉，藏神，而血是神志活动的主要物质基础，故思虑太过则可暗耗心血，损伤脾气，以致心神失养，脾失健运，可见心悸、健忘、失眠、多梦及纳呆、腹胀、便溏、消瘦等症。

3.房劳过度 又称"肾劳"。主要指性生活太过，没有节制，或手淫频繁，或妇女早孕多育等，损伤肾精、肾气而致病。肾藏精，为封藏之本，肾精不宜过度耗泄。若性生活不节，房事过频，则损伤肾中精气，根本动摇，临床上常见腰膝酸软，眩晕耳鸣，精神萎靡，或遗精、早泄、阳痿等。《素问·生气通天论》说："因而强力，肾气乃伤，高骨乃坏。"妇女早孕多育，亏耗精血，累及冲任及胞宫，易致月经不调、带下过多等妇科疾病。

（二）过逸

过逸是指过度安逸。包括体力过逸和脑力过逸。长时间过度安逸，引起人体脏腑经络及精气血神失调而致病。

1.体力过逸 人在日常生活中必须做适当的运动，才能使脏腑功能正常运行，气血流畅。若长期安逸少动，易使人体气血不畅，导致脾胃等脏腑的功能活动减退，出现食少、胸闷、肢体软弱、精神不振，或发胖臃肿，动则心悸、气喘、汗出等，或继发其他疾病。若过度安逸，长时间卧床，阳气失于振奋，易致正气虚弱。《素问·宣明五气》强调"久卧伤气"，就是这个道理。

2.脑力过逸 长期用脑过少，过度安逸，可致神气衰弱，常见精神萎靡、健忘、反应迟钝等。合理的思考，能保持大脑有足够的血液供应，可以防止大脑的功能减退。

第三节 病理产物性病因

在疾病过程中由于脏腑功能失调或衰弱，导致精气血津液等运行缓慢或停止，形成病理产物，其作用于人体，干扰机体正常功能，不仅可以加重病情，还能成为引起其他疾病的致病因素。这些病理产物称为病理产物性病因，也称为继发性病因。主要包括"痰饮""瘀血""结石"三大类。

一、痰饮

痰饮是多种致病因素引起人体水液代谢障碍所形成的病理产物。这种病理产物一经形成便作为一种新的致病因素作用于机体，阻碍气血的运行，阻滞经络，导致脏腑功能失调，继而引

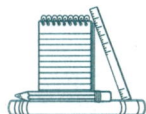

起各种复杂的病理变化。

痰饮同源而异流，一般较稠浊的称为痰，较清稀的称为饮，二者分之为二，合则为一，都是人体的津液在输布和排泄过程中发生障碍，停留于人体内而形成的病理产物。一般认为湿聚为水，积水成饮，饮凝成痰，因而就形质而言，稠浊者为痰，清稀者为饮。由于痰饮为津液在体内停滞而成，因而许多情况下痰、饮并不能截然分开，故常常统称"痰饮"。

痰可分为有形之痰和无形之痰。有形之痰，是指视之可见、闻之有声的痰，如随咳嗽而吐出的痰、喉中痰鸣或触之有形的痰核。无形之痰，是指只见其症状，如头晕目眩、心悸、神昏等，不见其形质的痰，它隐伏于体内，视之不见，触之无形，但可以通过表现于外的症状，通过辨证求因的方法来确定痰饮病证。

就饮而言，是指留积于人体脏腑组织间隙或疏松部位的大量清稀水液，其流动性较大。因其所停留的部位不同，而有不同的临床症状。《金匮要略·痰饮咳嗽病脉证并治第十二》将饮分为"痰饮""悬饮""溢饮""支饮"等名称。

知识链接

痰饮、悬饮、溢饮、支饮

《金匮要略·痰饮咳嗽病脉证并治第十二》曰："其人素盛今瘦，水走肠间，沥沥有声，谓之痰饮。饮后水流在胁下，咳唾引痛，谓之悬饮。饮水流行，归于四肢，当汗出而不汗出，身体疼重，谓之溢饮。咳逆倚息，短气不得卧，其形如肿，谓之支饮。"

张仲景《金匮要略》中指出痰饮有广义和狭义之分，并提出"温药和之"的治疗原则，用方如苓桂术甘汤。广义痰饮包括痰饮、悬饮、溢饮、支饮四类，是饮证的总称，狭义的痰饮则是指饮停胃肠之证。饮停胃肠，心下满闷，呕吐清水痰涎，胃肠沥沥有声，形体昔肥今瘦，为痰饮；饮流胁下，胸胁饱满，咳唾引痛，喘促不能平卧，或有肺痨病史，为悬饮；饮溢肢体，身体疼痛而沉重，甚则肢体浮肿，汗当出而不出，或伴咳喘，为溢饮；饮邪支撑胸肺，咳逆倚息，短气不得平卧，其形如肿，为支饮。

（一）痰饮的形成

痰饮的形成多是由于外感六淫、疫疠、内伤七情、饮食劳逸等导致脏腑功能失调，气化不利，水液代谢障碍，导致水液停聚形成痰饮。《景岳全书》说："风寒之痰以邪自皮毛，侵袭于肺，肺气不清乃至生痰。"此为外感六淫所致。《儒门事亲》说："夫愤郁而不得伸，则肝气乘脾，脾气不化，故为留饮。"此为内伤七情所致。《临证指南医案》说："若内生之湿，多因茶汤生冷太过，必患寒湿之症。"此为饮食所伤。《儒门事亲》说："人因劳役远来，乘困饱水，脾胃力衰，因而嗜卧，不能布散于脉，亦为留饮。"主要是指过劳所致。此外，某些内服药物损伤脾胃，影响水液代谢，也可引起痰饮。

外感六淫、内伤七情、饮食劳逸等属于痰饮的病因，在体内能否形成痰饮，还与脏腑功能有直接关系。肺、脾、肾、肝、三焦、膀胱对水液代谢关系最为密切。肺为水之上源，主宣降，输布津液，通调水道，若肺失宣降，津液不布，水道不利，则聚水而生痰饮；脾主运化水湿，若脾失健运，水湿内生，可凝聚成痰；肾阳主水液蒸化，若肾阳不足，水液不得蒸化，停而化生痰饮；肝气疏泄有利于水液输布，若肝失疏泄，气机郁滞，津液停积而为痰饮；三焦为水液运行的道路，三焦水道不利，津液失布，聚水生痰；膀胱为州都之官，主贮尿和排尿，膀胱功能失职，水液内停，形成痰饮。故肺、脾、肾、肝、三焦、膀胱功能失常，均可聚湿而生痰、

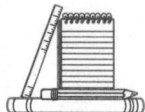

饮。所以，痰饮多是由外感六淫、内伤七情或饮食劳逸等导致肺、脾、肾、肝、三焦及膀胱等脏腑气化功能失常，水液代谢障碍，从而导致痰饮形成。

（二）痰饮的致病特点

痰饮形成后，饮多留积肠胃、胸胁、腹腔及肌肤；痰随气升流行，内而脏腑，外至筋骨皮肉，无处不到。可导致多种复杂病变，其致病特点如下：

1. 阻滞气血运行 痰饮形成后随气流行，脏腑经络无处不到。若痰饮留滞于脏腑，则阻滞脏腑气机，使脏腑气机升降失常。如痰饮阻肺，肺气失于宣降，可见胸闷气喘、咳嗽吐痰等；痰饮停胃，胃气失于和降，可见恶心、呕吐等；痰浊痹阻心脉，血气运行不畅，可见胸闷、心痛等。若痰饮流注于经络，则致经络气机阻滞，气血运行不畅，出现肢体麻木、屈伸不利，甚至半身不遂，或形成瘰疬、痰核、流注、阴疽等病证。

2. 影响水液代谢 水液代谢失常可形成痰饮，痰饮形成之后，又可作为致病因素反过来影响脏腑的功能，尤其是影响肺、脾、肾、三焦等脏腑的功能活动。如痰湿困脾，脾气不升，可致水湿不运；痰饮阻肺，肺失宣降，可致水液不布；痰饮停滞下焦，影响肾气的蒸化，可致水液停蓄。因此，痰饮致病能影响人体水液的输布与排泄，使水液进一步停留于体内，加重水液代谢障碍。

3. 易于蒙蔽心神 痰饮为浊物，而心主神明性清净，当心之气血充盈，功能正常，则神志清晰，思考敏捷。若痰饮内停，蒙蔽清窍，扰乱神明，使心神活动失常，出现一系列神志失常的病证。如痰饮上蒙清窍，可见头昏目眩、精神不振；痰迷心窍，可见胸闷心悸，或痴呆，或癫证等；痰火扰心，可见失眠、易怒、喜笑不休，甚则发狂等。

4. 致病广泛，变化多端 痰饮随气流行，无处不到，可导致多种疾病。由于致病广泛，上达于头，下至于足，内而脏腑，外至肌肤，无所不至，而且变化多端，因而在临床上形成的病证繁多，十分复杂，有"百病多由痰作祟"与"怪病多痰"之说。如饮逆于上可见眩晕，痰结于咽喉可见咽喉中如有物梗阻的"梅核气"，痰在于胃则引起恶心呕吐，以及由痰引起的癫、狂、痫等疾病。

5. 病势缠绵，病程较长 痰饮皆由体内津液积聚而成，均具有重浊黏滞的特性。因而痰饮致病均表现为病势缠绵，病程较长。临床上常见由痰饮所致的咳喘、眩晕、胸痹、癫痫、中风、痰核、瘰疬、瘿瘤、流注、阴疽等，多反复发作，缠绵难愈，治疗困难。特别是一些顽痰伏饮，病程更长。

二、瘀血

瘀血是指体内血液停积形成的病理产物。包括体内瘀积的离经之血，以及因血液运行不畅，停滞于经脉或脏腑组织内的血液。瘀血既是疾病过程中形成的病理产物，又是具有致病作用的"死血"，又称"恶血""蓄血""败血""污血"等。"瘀血"与"血瘀"的概念有所不同。血瘀是指血液运行不畅或血液瘀滞不通的病理状态，属于病机学概念。而瘀血是能继发新病变的病理产物，属于病因学概念。

（一）瘀血的形成

血液的正常运行，主要与心、肺、肝、脾等脏的功能、气的推动与固摄作用、脉道的通利及寒热等内外环境因素密切相关。凡能影响血液正常运行，引起血液运行不畅，或致血离经脉而瘀积的内外因素，均可导致瘀血。

1. 气滞致瘀 气行则血行，气滞则血瘀。若情志郁结，气机不畅，或痰饮等积滞体内，阻

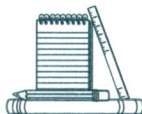

遏脉络，都会造成血液运行不畅，进而导致血液在体内某些部位瘀积不行，形成瘀血。《血证论·吐血》说:"气为血之帅，血随之而运行;血为气之守，气得之而静谧。气结则血凝，气虚则血脱，气迫则血走。"《沈氏尊生书》说:"气运于血，血随气以周流，气凝血亦凝矣，气凝在何处，血亦凝在何处。"

2. 因虚致瘀　气分阴阳，是推动和调控血液运行的动力，气虚则运血无力，阳虚则脉道失于温通而滞涩，阴虚则脉道失于柔润而僵化。津血同源互化，津液亏虚，无以充血则血脉不利。因此，气与津液的亏损，亦能引起血液运行不畅，导致血液在体内某些部位停积而成瘀血。

3. 寒凝血瘀　血得热则行，得寒则凝。若外感寒邪，入于血脉，或阴寒内盛，血脉挛缩，则血液凝涩而运行不畅，导致血液在体内某些部位瘀积不散，形成瘀血。《医林改错·积块》说:"血受寒则凝结成块。"

4. 血热致瘀　外感火热邪气，或体内阳盛化火，入舍于血，血热互结，煎灼血中津液，使血液黏稠而运行不畅;或热灼脉络，迫血妄行导致内出血，以致血液壅滞于体内某些部位不散而成瘀血。《医林改错·积块》说:"血受热则煎熬成块。"

5. 血出致瘀　各种外伤，如跌仆损伤、金刃所伤、手术创伤等，致使脉管破损而出血，成为离经之血;或其他原因，如脾不统血、肝不藏血而致出血，以及妇女经行不畅、流产等，如果所出之血未能排出体外或及时消散，留积于体内则成瘀血。

此外，还有津亏致瘀，由于高热、烧伤，或大汗、剧烈吐泻等因素导致津液亏少，血行不畅，而致血瘀;痰浊致瘀，由于痰浊易阻气机，血运不畅，或直阻脉络，导致血瘀;有"初病在气，久病在血"与"久病从瘀"之说，又有误治致瘀之论。

(二)瘀血的致病特点

瘀血形成之后，停积体内不散，不仅失去血液的濡养作用，而且可导致新的病变发生。

1. 易阻滞气机　血为气之母，瘀血一旦形成，必然影响和加重气机郁滞，是谓"血瘀必兼气滞"。而气为血之帅，气机郁滞，引起局部或全身的血液运行不畅。导致血瘀气滞、气滞血瘀的恶性循环。如局部外伤，破损血脉，血出致瘀，可致受伤部位气机郁滞，出现局部青紫、肿胀、疼痛等症。

2. 影响血脉运行　瘀血形成之后，无论瘀滞于脉内，还是留积于脉外，均可导致局部或全身的血液运行失常，影响心、肝等脏腑的功能。如瘀血阻滞于心，心脉痹阻，气血运行不畅，可致胸痹心痛;瘀血留滞于肝脏，可致肝脏脉络阻滞，气血运行障碍，故有"恶血归肝"之说;瘀血阻滞于脉道，损伤脉络，血溢脉外，可致出血色紫暗有块等;瘀血阻滞经脉，脉络瘀阻，可见口唇、爪甲青紫，舌有瘀点、瘀斑，脉涩不畅等。

3. 影响新血生成　瘀血阻滞体内，影响了血液对机体的滋润和濡养作用，若日久不散，即影响气血本身运行，又会导致脏腑功能失常，从而影响新血的生成，有"瘀血不去，新血不生"之说。久瘀之人，临床上常见肌肤甲错、毛发不荣等失濡失养的临床特征。

4. 病位固定，病证繁多　瘀血致病具有病位相对固定的特征，如局部刺痛、固定不移，癥积肿块形成而久不消散，或出血，血色紫暗或有血块，伴见面色黧黑，肌肤甲错，舌质紫暗或有瘀点，脉多细涩、沉弦或结代等。瘀血阻滞部位不同，成因各异，兼邪不同，其病理表现多样，病证繁多，症状错综复杂。

(三)瘀血致病的症状特点

瘀血形成后，因部位不同临床症状表现亦不同，但其共同特征为:

1. 疼痛　一般表现为刺痛，痛处固定不移，拒按，夜间痛势尤甚。

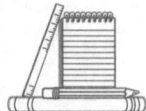

2.肿块　瘀血积于皮下或体内则可见肿块，肿块部位多固定不移。若在体表则血肿，可见局部青紫，肿胀隆起；若形成癥积在体腔内，扪之质硬，坚固难移。

3.出血　部分瘀血为病者可见出血之象，通常出血量少而不畅，血色紫暗，或夹有瘀血块。

4.发绀　面色紫暗，口唇、爪甲青紫。

5.舌象　舌质紫暗，或有瘀点、瘀斑，或舌下络脉曲张。

6.脉象　常见沉涩、细涩、弦涩或结代等脉象。

除此之外，瘀血病证在临床上还会出现健忘、渴不欲饮、肌肤甲错等症状。

三、结石

结石是指在多种因素作用下，体内某些部位形成并停滞为病的砂石样病理产物或结块。常见的结石有泥砂样结石、圆形或不规则形状的结石、结块样结石等，且大小不一。一般来说，结石小者，易于排出；而结石较大者，难于排出，多留滞而致病。结石是在疾病过程中形成的病理产物，但又成为继发性病因。

（一）结石的形成因素

结石形成的原因较为复杂，有些机制目前尚不清楚，常见的因素有以下五个方面：

1.饮食失宜　饮食喜欢肥甘厚味，偏嗜饮酒，影响脾胃运化，湿热内生，煎熬胆汁，久则发为胆结石；湿热蕴结下焦，气机不利，则发为肾结石和膀胱结石。其次，饮食不当，如空腹吃过多的生柿子或枣，则影响胃的腐熟和通降，可形成胃结石。此外，某些地域的水质中含有过量的矿物及杂质等，也成为体内结石形成的原因之一。

2.情志内伤　情志失调，肝郁气滞，疏泄失职，影响胆汁的排泄，胆汁郁结，日久可形成胆结石。

3.寄生虫感染　寄生虫为有形实邪，其虫体，或残骸，或虫卵进入胆囊或胆道，或形成结石的核心，或梗阻胆道，影响胆汁的排泄，日久形成胆结石。如蛔虫、姜片虫等。

4.服药不当　长期服用某些药物，其沉积于体内某些部位，如钙、镁、铋等药物，可形成结石；或长期服某些药物影响脏腑功能，如某些碱性药物、磺胺类药物，也可形成结石。

5.体质差异　先天禀赋差异，以致某些物质的代谢异常，可形成易患结石病变的体质。

除此之外，外感六淫之邪、过度安逸等，可导致气机不利，内生湿热，也可成为形成结石的原因。

（二）结石的致病特点

1.多发于空腔性脏器　虽然临床上有肾结石，但胆结石、胃结石、膀胱结石更常见。其主要原因是胆、胃、膀胱为空腔性脏器，易于形成结石。

2.易阻碍气机，易损伤脉络　结石为有形实邪，停留体内，阻滞气机，影响气血、水谷、水液等运行与排泄。如胃结石影响中焦气机升降及水谷的腐熟和传输，胆结石影响肝胆气机疏泄及胆汁的正常排泄。肾、膀胱结石，影响水液排泄。此外，结石还可损伤脉络而导致出血。

（三）结石的病证特点

1.疼痛　结石停留体内，重者会导致通道梗阻不通则可发生剧烈的绞痛。如胆结石发生梗阻时，可导致右胁腹绞痛牵掣右肩部；肾结石发生梗阻时，可导致腰及少腹剧烈绞痛向下放射至两股内侧。

2.病程较长，病情轻重不一　结石多是湿热内蕴，日久煎熬而成，除胃柿石外，大多数结石的形成过程比较漫长。由于结石的大小和停留的部位不同，临床上可产生不同的症状。一般

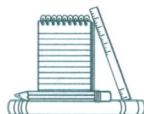

而言，结石小，病情较轻，有的甚至可无任何症状；结石大，则病情较重，症状明显复杂，发作频繁。

痰饮、瘀血、结石三种病理产物之间既相互联系又相互影响，痰饮为体内水液停聚而形成，瘀血为血液瘀阻，结石为湿热煎熬所致。但三者的形成都与气滞有关，气滞则水停、血瘀，以致气化不利而致湿热蕴结。同时，痰饮内停，阻滞气机，可形成瘀血、结石，而瘀血、结石内阻也可导致水液停聚形成痰饮。至于瘀血与结石，通过影响气机而相互影响。三者的区别为痰饮随气流动，变幻无常；瘀血多为刺痛；结石疼痛性质多样，甚则可见绞痛。

第四节　其他病因

在病因学中，除六淫、七情内伤、饮食劳逸失宜、病理产物之外的致病因素，统称为其他病因，主要有外伤、虫兽伤、寄生虫、药邪、医过、先天因素等。

一、外伤

外伤，主要指外力以及理化等因素所致损伤，包括金刃伤、跌仆损伤、持重努伤、烧烫伤、冷冻伤、溺水、虫兽伤、电击伤等。

（一）外力损伤

外力损伤，指机械暴力引起的创伤。包括跌仆、坠落、撞击、压轧、负重、努责、金刃等所伤。这些外伤，轻则可引起皮肤肌肉损伤，导致瘀血肿痛，甚至出血或筋伤骨折、脱臼；重则损伤内脏，或出血过多，导致昏迷、抽搐，甚至危及生命。《医宗金鉴》说："凡跌打损伤，坠堕之证，恶血留内，则不分何经，皆以肝为主。"

（二）烧烫伤

烧烫伤，主要是火毒为患，包括沸水、沸油、火焰、蒸汽、高压电流等灼伤人体。轻者灼伤皮肤而见局部红、肿、热、痛或起水疱；重者损伤肌肉筋骨而见患部创面如皮革样，或呈蜡白、焦黄，甚至炭化改变。若大面积烧烫伤，可致火毒内攻脏腑而神志昏迷，或大量伤津耗液而危及生命。

（三）冻伤

冻伤是指人体遭受低温侵袭引起的全身性或局部性损伤。冻伤的程度与温度和受冻时间、部位等直接相关，温度越低，受冻时间越长，则冻伤程度越严重。冻伤可分为局部性冻伤和全身性冻伤。

1. 局部性冻伤　多发生在手、脚、耳、鼻、面颊等裸露和末端部位，又称冻疮。受寒邪损伤部位因寒性收引导致经脉挛急缺血，继而出现气滞血瘀。初起局部皮肤苍白、冷麻、疼痛；继则肿痛青紫，或痒，或起大小不一的水疱，甚至溃烂，日久组织坏死而难愈。

2. 全身性冻伤　阴寒太盛，损伤人体，寒为阴邪，损伤阳气，寒性收引凝滞，筋脉气血瘀滞，导致机体缺乏阳气对脏腑的温煦和对气血的推动，初则寒战，继则体温下降，面色苍白，唇舌指甲青紫，感觉麻木，反应迟钝，逐渐昏迷，呼吸减弱，脉微欲绝，如不及时治疗，易导致死亡。

（四）虫兽伤

1. 毒蛇咬伤　毒蛇咬伤人体，它的毒汁通过毒牙侵入人体而致人发病。不同种类的毒蛇含

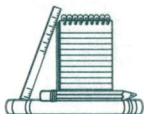

有不同的毒素，对人体造成的损害也不同，根据毒蛇咬伤后的临床表现，可分为风毒、火毒和风火毒三类。

（1）风毒　多见于银环蛇、金环蛇和海蛇咬伤。伤口较小，表现主要是麻木感，无明显红肿热痛。全身症状表现为：轻者头晕头痛，汗出胸闷，疲乏无力；重者嗜睡，瞳孔散大，复视，语言不清，流涎，牙关紧闭，吞咽困难，呼吸减弱或停止。

（2）火毒　常见于蝰蛇、尖吻蝮蛇（五步蛇）、竹叶青蛇和烙铁头蛇咬伤。伤口红肿热痛，起水疱，或组织坏死，甚至溃烂发黑。全身症状表现为寒战发热，肌肉剧烈疼痛，皮下或内脏出血，包括鼻衄、呕血、咯血、尿血、便血等，继而出现黄疸和贫血等症状，严重者中毒死亡。

（3）风火毒　多见蝮蛇、眼镜蛇、眼镜王蛇咬伤。临床表现有风毒和火毒的症状。

2. 狂犬咬伤　疯狗咬伤致病现代医学称为"狂犬病"。这是由于疯狗的唾涎中含有毒邪，人被疯狗咬伤，邪毒随之进入人体内，伏而后发病。疯狗咬伤之初仅见局部红肿疼痛、出血，经治疗后伤口愈合。发病时临床可见头痛、烦躁不安、恐水、恐风、恐声、牙关紧闭、抽搐等症状，甚则导致死亡。

3. 昆虫咬（蜇）伤　某些虫类可通过它们的毒刺及毒毛刺蜇或口器刺吮损伤人体而导致发病，常见的虫蜇伤有蜂蜇伤、蜈蚣咬伤、蝎蜇伤及毛虫伤人等。这些虫蜇伤，轻者局部红肿疼痛，重者可引起高热、寒战等全身中毒症状。

（五）电击伤

电击伤是指电流对人体造成的损伤。电流击中人体，轻者仅见肌肤灼伤或肢节、肌肤麻木不仁；重者可以引起机体脏腑及组织器官的损伤，出现神志不清、昏迷抽搐、肢体焦灼，甚至死亡。

二、寄生虫

寄生虫，是动物性寄生物的统称。中医学早已认识到寄生虫会导致多种疾病发生。人体常见的寄生虫有蛔虫、蛲虫、钩虫、绦虫、血吸虫等。这类寄生虫寄居于人体内，不仅消耗人体内的营养物质，而且会损伤脏腑功能，导致疾病的发生。现将几种常见寄生虫的形成和致病特点分述如下：

（一）血吸虫

血吸虫又称为"蛊"或"水蛊"，血吸虫的幼虫存在于疫水中，人体皮肤接触了这种疫水，血吸虫幼虫就从皮肤直接侵入人体而导致发病。血吸虫病初起为邪在肺卫，可见恶寒发热、神疲乏力、发疹、咳嗽胸痛；继则可见腹泻、下痢脓血；日久则因肝失疏泄，脾失健运，气血郁滞，可见腹胀、胁下癥块；晚期土壅木郁，肾之气化失司，水液内停，可见腹大如鼓、面黄肌瘦、精神萎靡等，甚则可见吐血、便血等症。

（二）蛔虫

蛔虫又称为"长虫"。蛔虫致病以儿童最为常见。蛔虫病是由饮食不洁，虫卵随饮食物进入人体内，寄生肠道，当脾胃功能失调，便在肠中作祟而发病。蛔虫病临床常见脐周腹痛，时作时止，常伴有面色萎黄、睡时磨牙，或大便排出蛔虫，或腹部触及索状虫块等症状。有时蛔虫上钻，进入胆道，可见胁部剧痛、吐蛔、四肢厥逆等症，称为"蛔厥"。

（三）钩虫

钩虫又称为"伏虫"，隋代巢元方在《诸病源候论》有所记载，钩虫多是手足皮肤直接接触了被钩虫蚴污染的粪土或水而感染。钩虫致病，初起可见局部皮肤瘙痒、红肿等症；继而严重

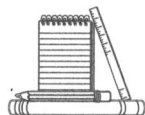

影响脾胃运化功能，耗伤气血，临床出现腹胀、便溏及嗜食生米、泥土、木炭等；日久可见面色萎黄、神疲乏力、心悸气短、唇甲色淡，甚则周身浮肿等症。

（四）蛲虫

蛲虫病主要通过手指、食物污染而感染，寄生在肠道。蛲虫致病以儿童为多见。临床上多见肛门奇痒，夜间尤甚，睡眠不安。在夜间可观察到肛门周围蠕动的细小白色小虫。久而久之，可导致脾胃虚弱，胃纳减少，身体消瘦。

（五）绦虫

绦虫又称"白虫""寸白虫"，绦虫病多由食生的或未熟的猪肉、牛肉而导致，绦虫主要寄生在肠道。《金匮要略·禽兽鱼虫禁忌并治》说："食生肉，饱饮乳，变成白虫。"绦虫致病临床上多见腹部隐痛、腹泻、食欲亢进、面黄肌瘦，有时在大便中可见白色带状成虫节片。此外，因绦虫寄生的部位不同可见不同病症，如绦虫上扰于脑，可发癫痫；绦虫积于肌肉筋脉，可见皮下结节。

三、药邪

药邪是指药物炮制或使用不当而引起疾病的一类致病因素。药物本身是用于治疗疾病的，但是，如果药物炮制不当，或医生不熟悉药物的性味、功效、用量、副作用、配伍禁忌而使用不当，或者患者不遵医嘱而乱服药物，均可导致其他疾病的发生，这些都可称为药邪致病。

（一）药邪的形成

1. 用药过量　药物过量，特别是一些峻猛和有毒的药物过量，会产生中毒反应。例如生川乌、生草乌、马钱子、细辛、巴豆、生半夏、雄黄等均含有毒成分，过量对人体脏腑产生严重损害，故临床使用必须严格掌握其规定用量，防止发生中毒。

2. 炮制不当　某些含有毒性成分的药物经过适当的炮制可减轻毒性。例如乌头火炮或蜜制，半夏姜制，附子浸漂、水煮，马钱子去毛去油等，就能减轻毒性。如果对这些药物炮制不规范，则易致中毒。

3. 配伍不当　历代医家对药物配伍十分重视，恰当的配伍可以增强疗效，还可以控制某些药物的毒副作用。如果配伍不当则会增加毒性，古人根据长期临床经验总结为"十八反""十九畏"，至今仍被临床应用。

4. 用法不当　有些药物在使用上有着特殊的要求和禁忌，如有些药物应先煎以减轻毒性，有些药物不能入煎剂，妇女妊娠期间用药禁忌等。如果使用不当或不遵从禁忌，可致中毒或引起其他疾病。

（二）药邪致病特点

1. 中毒　过量服用或误服有毒性的药物，引起中毒，临床上多表现为中毒症状，其中毒症状的轻重与毒性药物的成分、剂量有关。轻者表现为头晕心悸、恶心呕吐、腹痛腹泻、舌麻等症状，重者可出现全身肌肉颤动、烦躁、黄疸、发绀、出血、昏迷乃至死亡。

2. 发病急，病势易趋危重状态　服了毒性大的药物往往会引起急性中毒，发病急骤。若不及时采取正确的解毒等治疗，往往病情会迅速恶化，对机体脏器造成严重的损害，甚至死亡。

3. 加重病情，变生他疾　药物使用不当，将助邪伤正，一方面可使原有的病情加重，另一方面还会引起新的疾病，如体质虚弱的患者，过量应用攻邪药，可使病情加重；妇女妊娠期间用药不当可引起流产、畸胎或死胎等。

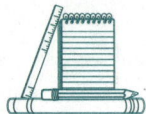

四、医过

医过又称为"医源性致病因素"，是指因医生的过失而导致病情加重或滋生他疾。医源性因素涉及面广，医生接触患者的整个诊疗过程中的言行举止，都可能产生正反两个方面的效应。《黄帝内经·疏五过论》中对医生过失有专论，后世医家对此也十分重视。医过的内容很多，以下仅简要介绍语言不妥、文字不规范、误治、操作不当等。

（一）医过的形成

1. 言行不当 "良言一句三冬暖，恶语伤人六月寒"，医生使用亲切的语言，行为得体，态度和蔼，有利于增强患者战胜疾病的信心，能起到辅助治疗作用。反之讲话不注意场合，没有分寸，或语言粗鲁，态度生硬，均会增加患者的痛苦，加重病情，甚至产生严重后果。例如把应该为患者保密的内容，当作笑料传播和扩散，给患者造成更大的痛苦，有的甚至导致患者走上轻生的道路。又如把不应该直接告诉患者本人的病证、病情告诉患者，有时会加重患者的思想负担，加重病情。此外，医生的举止鲁莽、不端行为，同样会给患者带来不良刺激，导致患者拒绝治疗或加重病情。

2. 处方草率 医生在诊疗过程中要严肃认真，一丝不苟，开处方时药名要通俗易懂，字迹要工整清晰。清代唐大烈《吴医汇讲》说："凡书方案，字期清爽，药期共晓。"反之，故意用些别名、僻名，字迹潦草均可对治疗产生不利影响，贻误病机。轻者患者产生怀疑，不利于治疗，或因处方药味难辨而耽误时间；重者可贻误治疗，错发药物而致不测。

3. 诊治失误 由于医生临床辨证不正确导致用药的错误，或施治时手法操作不当，或诊治草率，粗心大意，均是重要的医源性致病因素。如明为实证而判为虚证，误用补药；虚证而断为实证，误用泻药；明为寒证判为热证，误用寒药；热证而断为寒证，误用热药；或针刺操作不当引起断针，推拿用力过猛造成骨折等，不仅不治病，反而加重病情。张从正《儒门事亲》："停饮之人不可补，补则痞闷转增；脚重之人不可补，补则胫膝转重。"吴又可《温疫论》："胃本无病，误用寒凉，妄损生气。"均说明了误治产生的不良后果。

（二）医过的致病特点

1. 易致情志异常波动 医生举止粗鲁，言行不当，诊治草率，可引起患者的不信任，甚至情绪激烈波动，或患者拒绝治疗。

2. 加重病情，变生他疾 医生诊治失误，处方草率，导致贻误治疗，加重病情，甚至变生其他疾病。

五、先天因素

先天因素是指人未出生前因父母体质而获得或在胎儿发育过程中潜伏的致病因素，即先天性致病因素，它包括源于父母的遗传性病因和胎儿孕育期及分娩时所形成的病因。先天因素可分为胎弱和胎毒两个方面。

（一）胎弱

胎弱又称"胎怯"，是指胎儿禀受父母的精血不足或异常，先天禀赋薄弱，以致日后发育障碍、畸形或不良。胎弱为病，主要包括两种情况：一是各类遗传性疾病，多因于父母之精本异常，如先天畸形等；二是先天禀赋虚弱，多因于受孕之时，父母身体虚弱或疾病缠身，或饮食不调，七情内伤，以致精血不充，胎元失养。石寿棠《医源·儿科论》说："先天亏者，必囟门难合，或齿迟、语迟、行迟，或项软发穗、表络常露之类是也。"胎弱可见毛发不生、面黄肌

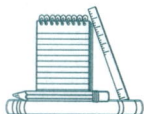

瘦、筋骨不利、项软头倾、手足痿软、神痴气怯等。

（二）胎毒

胎毒有广义和狭义之分。狭义胎毒是指在胎儿期由亲代把某些传染性疾病传给子代。如梅毒、艾滋病、乙型肝炎等。广义胎毒指受孕及妊娠早期，其母受邪气或误用药物、误食不利于胎儿生长之物等，导致遗毒于胎儿，胎儿出生后渐见某些疾病或异常。

此外，先天性致病因素还包括近亲结婚，或怀孕时遭受重大精神刺激，以及分娩时的种种意外创伤，使胎儿或出生后表现出各种异常，如先天性心脏病、唇腭裂、多指（趾）、色盲、癫痫、痴呆等。同时，体质的遗传性易导致子代形成父母所具有的特殊体质，从而对某些疾病具有易感性。

知识链接

毒邪

毒邪，简称"毒"，泛指一切强烈、严重损害机体结构和功能的致病因素。凡恶物皆可称毒，包括来源于自然界的外来之毒和人体的内生之毒。外来之毒多为感染不正之气所致，具有外感性的特点，如疠毒、热毒、寒毒、湿毒等；内生之毒来源于饮食失宜、七情内伤、痰饮瘀血、毒邪郁积等，具有内生病邪和病理产物性病因的特点，如食毒、药毒、丹毒、瘀毒、伏毒、胎毒等。

毒邪致病，多发病较急，传变较快，常损伤正气，或伤及形体，甚至扰及神明，病势危重；毒邪致病亦常兼夹其他病邪，涉及多部位，致病广泛，复杂多变；毒邪蕴积，易成痼疾，顽固难愈，日久可见糜烂、溃疡等秽浊不清的症状。疠毒致病具有强烈的传染性，易于流行，且随疠气种类的不同，所致之病亦各异，但一毒一病，症状类似。

扫一扫，查阅
复习思考题答案

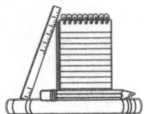

复习思考题

1. 简述六淫和六气的基本概念。
2. 六淫致病的共同特点是什么？
3. 简述风邪的性质和致病特点。
4. 简述七情内伤的致病特点。
5. 简述痰饮的致病特点。
6. 简述瘀血形成的原因。

第七章　病　机

扫一扫，查阅
本章 PPT、视频
等数字资源

【学习目标】

1. 掌握：邪正盛衰与虚实变化的关系；阴阳失调及气机失常导致的病理改变。

2. 熟悉：邪正相争在发病中的作用及影响发病的因素。

3. 了解：中医学对发病的认识，中医学对虚实病机的理解。

病机即疾病发生、发展变化及转归的机制，包括病性、病位、病势、病传及预后等。病机揭示了疾病发生、发展与演变全过程的本质特点及其基本规律，是疾病临床表现、发展、转归和诊断治疗的内在依据。研究病机是认识疾病本质的关键，是正确诊断与治疗的前提。

第一节　发　病

发病是指疾病的发生过程，即机体处于邪气损害与正气抗损害的斗争过程中。正气始终坚守保持"阴平阳秘"状态，致病因素则导致"阴阳失调"，这一状态贯穿疾病发生、发展及转归的整个过程。疾病的发生多有两个方面原因：一是机体自身功能紊乱和代谢失调，二是致病因素对机体的损害和影响。

《黄帝内经》不仅提出"外内合邪"的发病观，还揭示了"谨候气宜，无失病机"的重要性，并归纳出了"病机十九条"。东汉张机著《伤寒杂病论》，其中《伤寒论》部分在《黄帝内经》外感热病病机制论的基础上，精辟阐述了外感病六经病机的变化及其传变规律；《金匮要略》部分则在《黄帝内经》脏腑和六气病机制论的基础上，对脏腑、气血、痰饮等病机有所发展，并首次对内科杂病和妇科病证的病机进行了系统、深入的论述。隋代巢元方著《诸病源候论》是最早而较完备的病因病机和证候学专著，其内容涉及内、外、妇、儿等各科疾病。宋代钱乙著《小儿药证直诀》，归纳小儿"易虚易实""易寒易热"的病机特点，首次对儿科病机进行全面阐述。金元四大家对病机制论各有建树，如刘完素认为"六气皆从火化"，李东垣确立"阴火"的病机概念，朱震亨倡"相火论"，提出"阳有余，阴不足"及对"六郁"病机的阐发等，都各树一帜。明清时期，温病学派创立了卫气营血与三焦理论，用来阐明外感热病的病机规律，并作为辨证论治的依据，是对病机学的重大发展。晚清王清任著《医林改错》，丰富了瘀血病机制论；唐宗海著《血证论》，并有"脏腑病机论"专篇，对血证与脏腑病机做出了突出的贡献。近年来，新的病机制论不断涌现，如痰瘀同源说、瘀毒病机学、癌毒病机说等，取得了丰硕成果。

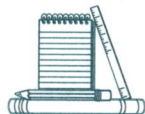

一、发病的基本原理

发病的基本原理是指疾病发生的机制与原理。疾病发生是一个复杂的病理过程，发病原理在于邪正相搏。正气是决定发病的主导因素，邪气是发病的重要条件。

（一）正气不足是疾病发生的内在因素

正气是相对邪气的称谓，是指人体具有抗病、祛邪、调节、修复等作用的一类细微物质和能量。它既包括了构成人体和维持人体生命活动的精微物质，又包括了机体对外界环境的适应能力、抗病祛邪能力和康复自愈能力。正气对邪气防御作用可分为阴气和阳气两部分：一是阴气有凉润、宁静、抑制、沉降、凝聚等作用；二是阳气有温煦、推动、兴奋、升腾、发散等功能。阴气抵抗阳邪（如暑邪、火邪等）侵袭，能抑制阳邪，阻止阳热病证发展和祛除阳邪使病情向愈；阳气抵抗阴邪（如寒邪、湿邪等）入侵，能制约阴邪，阻止阴寒病证传变和祛除阴邪使之康复。

1. 防御作用　正气具有抗御病邪侵袭，及时祛除病邪而防止发病的作用。正气的防御作用具体表现在以下几个方面：

（1）**抵御外邪入侵**　邪气侵入机体，正气必然会与之抗争。若正气强盛，抗邪有力，则病邪难以入侵，故不发病。或虽邪气已经进入，但正气盛，能及时抑制或消除邪气的致病力，亦不发病。

（2）**祛邪外出**　邪气侵入后，若正气强盛，可在抗争中祛邪外出。或虽发病，但邪气难以深入，病较轻浅，预后良好。

（3）**修复调节**　对邪气侵入而导致的机体阴阳失调、脏腑组织损伤、精血津液亏耗及生理机能失常，正气有自行调节、修复、补充的作用，可使疾病向愈。

（4）**维持脏腑经络功能协调**　正气分布到脏腑经络，则为脏腑经络之气。脏腑经络之气的运行不息，推动和调节各脏腑经络的机能，使之正常发挥，并推动和调节全身精血津液的代谢及运行输布，使之畅达而无郁滞，从而防止痰饮、瘀血、结石等病理产物及内风、内寒、内湿、内燥、内火等内生五"邪"的产生。

2. 在发病中的作用　正气是决定发病的关键因素。若正气充盛，抗病祛邪力强，病邪难以侵犯机体，则疾病无从发生，《素问·刺法论》说："正气存内，邪不可干。"但当人体正气相对虚弱，抗邪无力，外邪则乘虚而入，可致阴阳失调、脏腑经络等功能紊乱而发生疾病，《素问·评热病论》说："邪之所凑，其气必虚。"正虚，邪气乘虚而入；正虚生"邪"而发病（如气虚生痰、瘀）；正气强弱可决定发病证候性质。《素问·通评虚实论》说："邪气盛则实，精气夺则虚。"

（二）邪气是发病的重要条件

邪气是泛指各种致病因素。包括外界或由人体内产生的各种致病作用的因素，如六淫、疫气、七情内伤、痰饮、瘀血、虫兽伤等。

1. 邪气的侵害作用　邪气侵犯人体，则对机体的形质和机能产生损害和障碍。邪气对机体的损害作用主要体现为：

（1）**导致生理机能失常**　邪气侵入发病，可导致机体的阴阳失调，精气血津液的代谢及功能障碍，以及脏腑经络的功能失调等，可表现为心肺的呼吸行血功能失调而见心悸、呼吸困难，脾胃的运化功能失常而食少、呕吐、泄泻或便秘，肾的主水功能无权而见水肿、尿少，肝的疏泄功能失调而见情志抑郁或亢奋，以及心脑的藏神功能失常而见神志失常等。

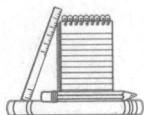

（2）造成脏腑组织的形质损害　邪气作用于人体，可对机体的皮肉筋骨、脏腑器官造成不同程度的损伤，或致精气血津液等物质的亏耗。

（3）改变体质类型　邪气侵入，还能改变个体的体质特征，进而影响其对疾病的易罹倾向。如阴邪致病，损伤阳气，久之可使机体由原型体质转变为阳虚体质，又易感受阴寒之邪。

2. 邪气在发病中的作用　邪气是导致发病的原因。邪气影响发病的性质、类型和特点，影响病情和病位，有时可能在发病中起主导作用。

（三）邪正相搏的胜负，决定发病与否

正邪相搏，是指正气与病邪的搏结斗争。邪正搏结斗争的胜负不仅与疾病的发生有关，而且影响疾病的发展及转归。正胜邪却则不发病，邪胜正负则发病。发病的证候类型、病变性质、病情轻重与正邪均有关系。

二、影响发病的主要因素

影响发病的主要因素可归纳为环境因素、体质因素和精神状态三个方面。

（一）环境与发病

1. 气候因素　自然界四时气候有春温、夏热、秋凉、冬寒的变化规律，在不同的季节中，常可发生一些季节性的多发病，或时令性的流行病。有些年老体弱或慢性病患者，因正气不足，适应力低下，常在气候剧变或季节交替之际，旧病复发或病情加重。

2. 地域因素　不同的地域，其水土性质、气候特点、生活习惯等存在差异，在一定程度上也会导致人体的生理功能和心理活动存在个体差异性，发生一些与地域特点相关的多发病和常见病。如北方地势高，气候严寒，每易伤寒；南方气候炎热且湿，多发筋脉拘急、肢体麻痹或热性病；东方之域，为鱼盐之地，病多发痈肿疮疡；中央地区，地平以湿，气候温暖，故多患四肢痿弱、厥逆寒热等病。

3. 生活、工作环境　生活居处与劳作环境的不同，亦可成为影响疾病发生或诱发的因素。尤其是不良的生活、工作环境对人体健康影响很大，如生活居处潮湿、阴暗或从事水湿作业者，易罹患寒湿病证。

4. 社会环境因素　人不能游离于社会群体之外生存，社会环境的不同可造成身心功能上的某些差异，给健康带来各种不同的影响。社会的迅猛发展在给人类带来各种便利外，也带来了一些不利因素，如过度紧张的工作状态、快节奏的生活，会给人类带来更多的精神压力，引发日益增多的精神类疾病。生态环境的不断破坏，人们的居住、工作环境遭到严重影响，可造成人体诸如头痛、失眠、焦虑、肿瘤等疾病。

（二）体质与发病

1. 决定发病倾向　体质强盛，不易感邪发病；虽被内外邪气所扰，病后易趋实证。体质弱，则易感邪发病，发病后易趋虚实夹杂证，或虚证。《灵枢·五变》说："肉不坚，腠理疏，则善病风。""五脏柔弱者，善病消瘅。"

2. 决定对某种病邪的易感性　阳虚之体，易感寒邪；阴虚之质，易感热邪。肥人或痰湿内盛之体，易感寒湿之邪；瘦人或阴虚之质，易感燥热之邪。有"六气之邪，有阴阳不同，其伤人也，又随人身之阴阳强弱变化而为病"之说。

3. 决定某些疾病发生的证候类型　感受相同病邪，因体质不同，可表现出不同证候类型。如同感风寒之邪，卫气盛者，形成表实证；卫气虚者，为表虚证或虚实夹杂证。同感湿邪，阳盛之体易化成湿热证；阳虚之体则易化寒湿证。若体质相同，虽感受不同病邪，也可表现出相

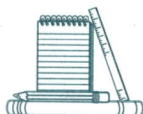

同证候类型。如阳热体质无论感受热邪或寒邪，都可表现热性的证候。

（三）精神状态与发病

精神状态好，情志舒畅，则正气强盛，邪气难以入侵，虽受邪而易祛。突然强烈情志刺激，则可扰乱气机，伤及内脏致疾病突发。如常见突发性胸痹心痛、中风等病，可因强烈情志刺激而诱发。长期持续性精神刺激，如悲哀、忧愁、思虑过度易致气机郁滞或逆乱而发病，可引起消渴、胃脘痛、癥积等病的发生。《素问·上古天真论》说："恬惔虚无，真气从之，精神内守，病安从来？是以志闲而少欲，心安而不惧，形劳而不倦，气从以顺，各从其欲，皆得所愿。"

三、发病类型

人体的正气强弱有差异，致病邪气性质及途径、感邪轻重不同，致疾病的发病形式不同。大概有如下几种：

（一）卒发

卒发即感而即发，急暴突然之意，指机体感邪后立即发病，又称"顿发"。一般多见于感邪较甚、情志剧变、疫气致病、毒物所伤及急性外伤等。

1.感邪较甚 外感病邪侵入，若邪气较盛，则感邪之后随即发病。

2.情志剧变 暴怒等剧烈的情志变动或精神刺激，可导致脏腑气血逆乱而突然发病，出现猝然昏仆、半身不遂、胸痹心痛、脉绝不至等危急重症。

3.毒物所伤 如误食、误服有毒的食品、药品或吸入有毒气体，或为虫、蛇所伤，均可使人在短时间内发生轻重不等的中毒反应，甚者致人死亡。

4.急性外伤 如金刃、枪弹、坠落等，均可直接损伤形体组织、脏腑气血而迅速致病。

（二）伏发

伏发即伏而后发，又称"伏邪发病"，指病邪传入人体后，不即时发病而潜伏于内，经一段时间后，或在一定诱因作用下才发病。一般认为伏发的机制为：一是感邪或内生之邪较轻，但治疗不彻底，余邪潜藏伏匿，伺机而发；二是正气不足，无力将邪气彻底驱赶，则邪气乘虚潜匿，一旦正气削弱或新感诱因即发病。

（三）徐发

徐缓发病谓之徐发，又称"缓发"，与"卒发"相对而言。徐发与致病因素的种类、性质、致病作用以及体质因素等密切相关。如外感病中的湿邪致病，因湿性黏滞，故湿邪为病，多起病较缓，病程较长；而体弱之人，正气较虚，虽感外邪，但由于机体反应迟缓，邪正斗争不剧烈，故起病亦缓。在内伤病变中，如思虑过度、房事不节、饮食偏嗜等致病，往往是久积而成。

（四）继发

继发指在原发疾病的基础上继续发生新的病证。继发病必然以原发病为前提，二者之间有着密切的病理联系。

（五）复发

复发是指在原有疾病的初愈或缓解阶段，由于某些诱因的作用，疾病重新发作或反复发作，又称为"复病"。复病的临床表现类似初病，但又不仅是原有病理过程的再现，而是因诱发因素作用于旧疾之宿根，机体再一次遭受病理性损害，从而引起旧病复发。复发的基本条件是邪未尽除、正虚未复及诱因引动。引发复病的常见诱因有复感新邪、食复、劳复及药复。此外，气候因素、精神因素及地域因素等也可成为复发的因素。

1.复感新邪 是指疾病初愈，因感受外邪导致疾病复发。由于疾病初愈，病变虽已进入稳

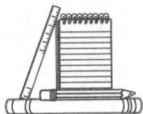

定期，但病理过程未完全结束，余邪未尽，正气未复，机体抵御外邪能力低下，此时最易再感新邪而诱使原有疾病再度发作。

2. 食复　疾病初愈，因饮食不当而致疾病复发，称"食复"。在疾病过程中，由于病邪的损害或药物的影响，脾胃已伤，正气未复，若多食强食，或进食生冷油腻、酒食等，脾胃再伤，余邪得助，疾病复发。

3. 劳复　是指疾病初愈，因形神过劳或房事不节导致疾病复发。如子宫脱垂、脱肛等病，均可因过劳而动形耗气，正气损伤而引起疾病复发。因此，在疾病的康复过程中，适度劳作、适当休息对正气的恢复是非常重要的。

4. 药复　疾病将愈，因药物调理不当，导致邪留不去，而引起疾病复发，称为"药复"。疾病康复阶段，正气损伤未复，余邪未尽，病者多属虚证或虚中夹实证，若用药不当，可助邪势，而致疾病复发。

5. 情志致复　疾病初愈，因情志失调而引起疾病复发。情志刺激，能直接损伤脏腑机能活动，导致气机紊乱，气血运行失常，使人体复发疾病。

6. 环境变化致复　因自然环境变化而导致复发。由于气候、地域的变化，机体不能相适应，诱发旧疾的发作。

第二节　基本病机

基本病机是机体在致病因素作用下产生的最基本的病理反应。基本病机是其他病机的基础，也是对疾病本质的规律性反映。研究基本病机有助于正确把握疾病及病证本质，并有效地指导临床的辨证论治，主要包括邪正盛衰、阴阳失调、精气血津液失常及"内生五邪"等。

知识链接

病机十九条

《素问·至真要大论》曰："诸风掉眩，皆属于肝；诸寒收引，皆属于肾；诸气膹郁，皆属于肺；诸湿肿满，皆属于脾；诸热瞀瘈，皆属于火；诸痛痒疮，皆属于心；诸厥固泄，皆属于下；诸痿喘呕，皆属于上；诸禁鼓慄，如丧神守，皆属于火；诸痉项强，皆属于湿；诸逆冲上，皆属于火；诸胀腹大，皆属于热；诸躁狂越，皆属于火；诸暴强直，皆属于风；诸病有声，鼓之如鼓，皆属于热；诸病胕肿，疼酸惊骇，皆属于火；诸转反戾，水液浑浊，皆属于热；诸病水液，澄澈清冷，皆属于寒；诸呕吐酸，暴注下迫，皆属于热。"

这是《黄帝内经》所论的"病机十九条"，其中包括五脏病机五条，上下病机二条，风、寒、湿病机三条，火病机五条，热病机四条。"病机十九条"对中医临床具有重要的指导意义。

一、邪正盛衰

邪正盛衰是指在疾病过程中，正气与邪气之间相互斗争所发生的盛衰变化。通常情况下，正气充盛则邪气消退，邪气亢盛则损耗正气。体内邪正的消长盛衰变化，形成了疾病的虚实病

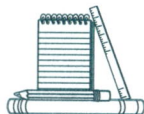

机变化。而且，邪正的消长盛衰，不仅可以产生比较单纯的虚或实的病理变化，在某些病程较长、病情复杂的疾病中，还会出现虚实之间的多种变化，主要有虚实错杂、虚实转化及虚实真假。

（一）邪正盛衰与虚实变化

1. 虚实病机　"邪气盛则实，精气夺则虚"。虚与实是相对的病机概念。

（1）实　指邪气盛，是以邪气亢盛为主的一种病理状态。即邪气亢盛，正气未衰，与邪抗争，正邪相搏，斗争激烈，反应明显，出现病理性反应比较剧烈的、有余的证候，称为实证。其病机特点为邪气亢盛而正气未衰，邪正斗争激烈。实证特征多表现为壮热、狂躁、声高气粗、疼痛拒按、二便不通、脉实有力、舌苔厚等，常见于：①外感六淫和疠气致病的初期和中期；②由湿、痰、水饮、食积、气滞、瘀血等引起的内伤病证；③体质壮实的患者。

（2）虚　指正气不足，是以正气虚损为主的一种病理反应。即正气虚弱，防御能力和调节能力低下，对于致病邪气斗争无力，难以出现邪正斗争剧烈的病理反应，表现虚弱、衰退和不足的证候，称为虚证。其病机特点为正气虚弱而邪气不盛，或邪气已经祛除，邪正斗争不激烈。虚证的特征多表现为神疲体倦、面色无华、气短、自汗、盗汗，或五心烦热，或畏寒肢冷、脉虚等，常见于：①外感病的后期，正气耗伤；②各种慢性病证日久，正气化生无源；③因暴病吐利、大汗、亡血等使正气随津血而脱失，以致正气虚弱；④体质虚弱的患者。

2. 虚实变化　邪正的消长盛衰，不仅可以产生比较单纯的虚或实的病理变化，而且在某些病程较长、病情复杂的疾病中，还会出现虚实之间的多种变化，主要有虚实错杂、虚实转化及虚实真假。

（1）虚实错杂　疾病发展过程中，不是单纯的虚或实病理变化，一些慢性、复杂的疾病形成多种复杂的虚实病理变化。虚实错杂常表现为：①虚中夹实，指病理变化以正虚为主，兼有实邪为患的病理状态。如气虚血瘀、气虚痰阻等。②实中夹虚，指病理变化以邪实为主，兼有正气虚损的病理状态。如高热伤津液、伤阴气的"阳胜则阴病"等。

此外，因邪盛正虚之主次、病邪所在之部位不同，还可分为表虚里实、表实里虚、上虚下实、下虚上实等，临证中当仔细甄别。

（2）虚实真假　一般情况下，疾病本质与现象是一致的。特殊情况下，机体功能和代谢严重紊乱，会出现病变本质与现象不一致的情况，故表现虚实真假的病机。虚实真假常表现为：①真实假虚是指病机的本质为"实"，但表现出"虚"的临床假象。一般是由于邪气亢盛，结聚体内，阻滞经络，气血不能外达所致。又称"大实有羸状"。如热结胃肠而泻下稀水臭秽的"热结旁流"证；小儿食积而出现的腹泻；妇科瘀血内阻而出现的崩漏下血等。②真虚假实：是指病机的本质为"虚"，但表现出"实"的临床假象。一般是由于正气虚弱，脏腑经络之气不足，推动、激发功能减退所致。又称"至虚有盛候"。如脾气虚衰的腹胀；气虚推动无力而出现的便秘。

（二）邪正盛衰与疾病转归

在疾病的发生、发展过程中，由于邪正双方的斗争，其力量对比不断发生消长盛衰的变化，这种变化对疾病转归起着决定性的作用。一般而论，正胜邪退，疾病趋向于好转和痊愈；邪胜正衰，则疾病趋向于恶化，甚则导致死亡；若邪正力量相持不下，则疾病趋向迁延或慢性化。

1. 正胜邪退　是指在疾病过程中，正气奋起抗邪，正气渐趋强盛，而邪气渐趋衰减，疾病向好转和痊愈方向发展的一种病理变化，是最常见的一种转归。这是因为患者的正气比较充盛，抗御病邪的能力较强，或者邪气较弱，或得到了及时、正确的治疗，邪气难以进一步发展，

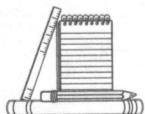

进而促使病邪对机体的侵害作用消失或终止，精气血津液等的耗伤和机体的脏腑、经络等组织的病理性损害逐渐得到康复，机体的阴阳两个方面在新的基础上又获得了相对平衡，疾病即告痊愈。

正胜邪退，疾病大多可以较快地好转、痊愈。若正气恢复较慢，也可以出现邪去正虚的病理状态，多因邪气亢盛，正气耗伤较重，或正气素虚，感邪后重伤正气，或攻邪猛烈，正气大伤所致。此时的病机特点是邪气已退，对机体的损害作用也已消失，但正气被消耗而虚弱，有待恢复。邪去正虚，多见于重病的恢复期。疾病的最终转归，一般仍然是趋向好转、痊愈。

2. 邪胜正衰　是指在疾病过程中，邪气亢盛，正气虚弱，机体抗邪无力，疾病向恶化、危重，甚至向死亡方面转归的一种病理变化。这是由于机体正气虚弱，或由于邪气炽盛，或失于治疗，或治疗不当，机体抗御病邪的能力日趋低下，不能制止邪气的侵害作用，邪气进一步发展，机体受到的病理性损害日趋严重，病情因而趋向恶化和加剧。若正气衰竭，邪气独盛，脏腑经络及精气血津液的生理功能衰惫，阴阳离决，则机体的生命活动亦告终止。例如，在外感病过程中，"亡阴""亡阳"等证候的出现，即是正不敌邪、邪胜正衰的典型表现。

3. 邪正相持　邪正双方势均力敌，相持不下，病势处于迁延状态的一种病理过程。多见于外感疾病中期或慢性病之迁延期。

4. 正虚邪恋　若正气大虚，余邪未尽，正气无力祛尽病邪，致使疾病处于缠绵难愈的病理过程，称为正虚邪恋。一般多见疾病的后期，同时常是疾病由急性转为慢性，或慢性病经久不愈，或遗留某些后遗症的主因之一。

二、阴阳失调

阴阳失调是指在疾病的发生和发展过程中，由于致病因素的影响，导致机体的阴阳双方失去相对的平衡协调而出现以寒、热为主要特征的阴阳偏胜、偏衰、互损、格拒、亡失等一系列病理变化。阴阳失调又是脏腑、经络、营卫、气血、精气等相互关系失调及气机升降出入运动失常的概括。

（一）阴阳偏胜

阴阳偏胜，是指人体阴阳双方中的某一方的病理性亢盛状态，属"邪气盛则实"的实证。

1. 阳偏胜　即阳盛，是指机体在疾病过程中出现阳气偏盛，机能亢奋，机体反应增强，热量过剩的病理状态。多表现为阳盛而阴未虚的实热证。多由感受温热阳邪，感受阴邪从阳化热，情志内伤五志过极而化火，因气滞、血瘀和食积等而化热。《素问·阴阳应象大论》说："阳胜则热。"临床以热、动、燥为其特点，故可见壮热、烦渴、面红、目赤、尿黄、便干、苔黄、脉数等症。但由于脏腑组织的生理功能和特性各不相同，其阳盛的病理变化亦各异。

2. 阴偏胜　即阴盛，是指机体在疾病过程中出现阴气偏盛，机能抑制的病理状态。多表现为阴盛阳未虚的实寒证。多由感受寒湿阴邪、过食生冷或寒邪中阻导致。《素问·阴阳应象大论》曰："阴胜则寒。"临床以寒、静、湿为特点，见形寒、肢冷、蜷卧、局部冷感、分泌物及排泄物清稀、舌淡而润、脉迟等症。由于脏腑组织的生理功能和特性各不相同，其阴盛的病理变化亦各异。

（二）阴阳偏衰

阴阳偏衰，是指人体阴阳双方中的一方虚衰不足的病理状态，属"精气夺则虚"的虚证。

1. 阳偏衰　即阳虚，是指机体阳气虚损，产热不足，机能减退或衰弱的病理状态。表现为机体阳不制阴，阴气相对偏亢的虚寒证。阳气不足，以心、脾、肾三脏较为多见，尤以肾阳虚

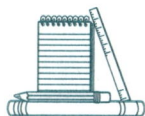

衰为著。阳气虚衰时，多以温煦、推动和兴奋功能减退为其特点，或"阳消阴长"，阳不制阴，则阴相对偏盛，而导致"阳虚则寒"。可见面色苍白、脘腹冷痛、舌淡、脉迟等寒象，也见畏寒肢冷、精神不振、喜静蜷卧、小便清长、下利清谷、脉微细等虚象。

2. 阴偏衰　即阴虚，是指机体阴气不足，产热相对增多，机能虚性亢奋的病理状态。表现为阴不制阳，阳气相对偏盛的虚热证。临床以阴气凉润、抑制与宁静功能减退为其特点，可见五心烦热、骨蒸潮热、面色潮红、消瘦、盗汗、咽干口燥、舌红少苔、脉细数等虚象。

（三）阴阳互损

阴阳互损是指在阴或阳任何一方虚损的前提下，病变发展影响及另一方，形成阴阳两虚的病机。在阴虚的基础上，继而导致阳虚，称为阴损及阳；在阳虚的基础上，继而导致阴虚，称为阳损及阴。阴阳互损是阴阳的互根互用关系失调出现的病理变化，一般有两种情况：

1. 阴损及阳　是指由于阴气亏损，累及阳气生化不足或无所依附而耗散，即在阴虚的基础上导致了阳虚，形成以阴虚为主的阴阳两虚病理状态。如肝阳上亢，为肝肾阴虚，水不涵木，阴不制阳，但病情发展，影响肾阳化生，出现畏寒、肢冷、面白、脉沉细等肾阳虚衰症状，为阴损及阳的阴阳两虚证。阴损及阳病机变化的要点是以阴液亏损为前提，《理虚元鉴·治虚二统》说："阴虚之久者阳亦虚，终是阴虚为本。"

2. 阳损及阴　指由于阳气虚损，无阳则阴无以生，即在阳虚的基础上导致了阴虚，形成以阳虚为主的阴阳两虚病理状态。如肾阳亏虚、水泛为肿证，为阳气不足，津液不布，停聚而为水湿，溢于肌肤而为水肿。但病变发展，因阳气不足而导致阴液化生无源而亏虚，出现日渐消瘦、烦躁，甚则阳升风动而抽搐等肾阴亏虚之征象，为阳损及阴的阴阳两虚证。阳损及阴病机变化的要点是以阳气亏损为前提，《理虚元鉴·治虚二统》说："阳虚之久者阴亦虚，终是阳虚为本。"

（四）阴阳格拒

阴阳格拒是在阴阳偏盛基础上，由阴阳双方相互排斥而出现寒热真假病变的一类病机，包括阴盛格阳和阳盛格阴两方面。即阴或阳的一方偏盛至极，壅遏于内，将另一方排斥格拒于外，迫使阴阳之间不相维系，从而出现真寒假热或真热假寒的复杂病变。

1. 阴盛格阳　指阴寒偏盛至极，壅闭于内，逼迫阳气浮越于外，而相互格拒的一种病理状态，又称"格阳"。阴寒内盛是疾病的本质，故在见四肢逆冷、下利清谷、小便清长的阴气盛于内表现的基础上，又现格阳于外的面红、烦热、口渴、脉大无根等假热之象，故称为"真寒假热证"。

2. 阳盛格阴　指阳热偏盛至极，深伏于里，阳气被遏，郁闭于内，不能外达于肢体将阴气排斥于外的一种病理状态，又称"格阴"。阳盛于内是疾病的本质，故见壮热、面红、气粗、烦躁、舌红、脉数大有力等邪热内盛表现的基础上，又现格阴于外的四肢厥冷、脉象沉伏等假寒之象，且其内热愈盛，则肢冷愈重，即所谓"热深厥亦深"。故称为"真热假寒证"。

（五）阴阳亡失

阴阳亡失，是指机体的阴气或阳气突然大量亡失，导致生命垂危的一种病理状态。包括亡阴和亡阳两类。

1. 亡阳　是指机体的阳气突然大量脱失，致全身机能严重衰竭的一种病理状态。多因以下几方面：一是邪气太盛，正不敌邪；二是津液过耗，气随津泄，阳气外脱；三是素体阳虚，劳伤过度，阳气消耗过多；四是慢性疾病长期大量耗散阳气，终致阳气亏损殆尽。症见大汗淋漓、

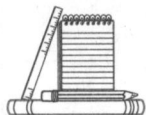

心悸气喘、面色苍白、四肢逆冷、畏寒蜷卧、精神萎靡、脉微欲绝等危重征象。

2. 亡阴 是指机体阴气突然大量消耗或丢失，致全身机能严重衰竭的一种病理状态。多因以下两个方面：一是热邪炽盛，或邪热久留，大量煎灼津液，或逼迫津液大量外泄而为汗，以致阴气随之大量消耗而突然脱失；二是慢性病长期大量耗损津液和阴气，日久导致亡阴。症见手足虽温而大汗不止、烦躁不安、心悸气喘、体倦无力、脉数疾躁动等危证。

阴和阳存在着互根互用的关系，因此，阴亡则阳无所依附而散越；阳亡则阴无以化生而耗竭。故亡阴可迅速导致亡阳，亡阳也可继而出现亡阴，最终导致"阴阳离决，精气乃绝"，生命活动终止而死亡。

(六) 阴阳转化

阴阳转化，是指阴阳失调的病变，在一定的条件下，其病理性质可向相反方向发生转化的病理过程。包括由阴转阳和由阳转阴。

1. 由阴转阳 是指原来的病理性质属阴，在一定的条件下，病变性质由阴向阳转化的病理过程。

2. 由阳转阴 是指原来的病理性质属阳，在一定的条件下，病变性质由阳向阴转化的病理过程。

三、精气血津液的失常

精气血津液失常，包括精、气、血和津液的不足及其各自生理功能的异常，精、气、血、津液互根互用关系失常等病理变化。清代冯兆张《锦囊秘录》云："足于精者，百病不生；穷于精者，万邪蜂起。"《素问·调经论》曰："血气不和，百病乃变化而生。"因此，精、气、血、津液失常的病机，不仅是脏腑、经络等组织器官各种病理变化的基础，也是分析临床各证病机的基础。

(一) 精的失常

精的失常主要包括精虚和施泄失常两个方面。

1. 精虚 是指肾精（主要为先天之精）和水谷之精不足，及其功能低下所产生的病理变化。肾精不足临床多表现如生长发育不良、女子不孕、男子精少不育或滑遗过多、精神委顿、耳鸣、健忘，以及体弱多病、未老先衰等。水谷之精不足可以出现面黄无华、肌肉瘦削、头昏目眩、疲倦乏力等虚弱状态。肾是藏精的主要脏器，所以精虚以肾精亏虚最为重要。脾是化生水谷之精的重要脏器，故精虚之源又在于脾。《清代名医医案精华·王旭高医案》说："治先天当求精血之属，培后天当参谷食之方。"可作为精虚用药之参考。

2. 精的施泄失常 是指精的排泄失常，如排泄过度或排泄障碍，则出现失精或精瘀的病理变化。表现为：一是失精，指男子生殖之精排泄过度，导致肾精和水谷之精大量丢失的病理状态。临床多表现精液排泄过多，或见滑精、梦遗、早泄等症，并见有思维迟钝、失眠健忘、少气乏力、耳鸣目眩等症。二是精瘀，指男子精滞精道，排精障碍而言。临床多表现排精不畅或排精不能，可伴精道疼痛、睾丸小腹重坠、腰痛等症。

(二) 气的失常

气的失常主要包括两个方面：一是气的生化不足或耗散太过，形成气虚的病理状态；二是气的某些功能减退及气的运动失常，出现气滞、气逆、气陷、气闭或气脱等气机失调的病理变化。

1. 气虚 指一身之气不足及其功能低下的病理状态。见精神委顿、倦怠乏力、眩晕、自汗、

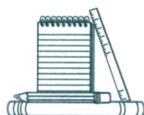

易于感冒、面白、舌淡、脉虚等症。偏元气虚，可见生长发育迟缓、生殖功能低下等症；偏宗气虚，可见动则心悸、呼吸气短等症。气虚进一步发展，还可导致血、津液的生成不足，运行迟缓，或失于固摄而流失等。

2. 气机失调　升降出入，是人体气的基本运动形式。人体脏腑经络等组织器官的功能活动，气血津液的运行及相互联系，均依赖于气的正常升降出入。在升降失常的病变中，脾胃升降反作、肝升太过、肺降不及、心阳不降、肾水不升等最为常见。气机失调是指气的升降出入失常而引起的气滞、气逆、气陷、气闭、气脱等病理变化。

（1）气滞　是指气的运行不畅，郁滞不通的病理状态。多因情志抑郁，或痰、湿、食积、瘀血等的阻滞，影响气的运行。或因脏腑功能失调，如肝气失于疏泄、大肠失于传导等，皆可形成局部或全身的气机不畅或郁滞，从而导致某些脏腑、经络的功能障碍。气滞多属于邪实为患，亦有气虚推动无力而滞者。

气滞的病理表现有多个方面：气滞于某一经络或局部，可出现相应部位的胀满、疼痛。气滞则血行不利，津液输布不畅，故气滞甚者可引起血瘀、津停，形成瘀血、痰饮水湿等病理产物。由于肝升肺降、脾升胃降，在调整全身气机中起着极其重要的作用，故脏腑气滞以肺、肝、脾胃为多见。肺气壅塞，见胸闷、咳喘；肝郁气滞，见情志不畅、胁肋或少腹胀痛；脾胃气滞，见脘腹胀痛，休作有时，大便秘结等。气滞的表现虽然各不一样，但共同的特点不外闷、胀、痛。因气虚而滞者，一般在闷、胀、痛方面不如实证明显，并兼见相应的气虚征象。

（2）气逆　指气升之太过，或降之不及，以脏腑之气逆上为特征的一种病理状态。多因情志所伤、饮食不当、外邪侵犯、痰浊壅阻或因虚而发。肺气上逆，见咳嗽气喘；胃气上逆，见恶心、呕吐、嗳气、呃逆；肝气上逆，见头痛头胀、面红目赤、易怒等症。故《素问·生气通天论》说："大怒则形气绝，而血菀于上，使人薄厥。"气逆于上，以实为主，也有因虚气逆者。如肺气虚或肾不纳气，导致肺气上逆；胃气虚导致胃气上逆等。

（3）气陷　指气的上升不足或下降太过，气虚升举无力而下陷为特征的一种病理状态。多因气虚病变发展而来，尤与脾气的关系最为密切。临床中上气不足，头目失养，可见头晕、目眩、耳鸣等症。正如《灵枢·口问》说："上气不足，脑为之不满，耳为之苦鸣，头为之苦倾，目为之眩。"中气下陷，指脾气虚损，升举无力，发生某些内脏的位置下移，形成胃下垂、肾下垂、子宫脱垂、脱肛等病变。

由于气陷是在气虚的基础上形成的，而且与脾气不升的关系最为密切，故常伴见面色无华、气短乏力、语声低微、脉弱无力，以及腰腹胀满重坠、便意频频等症。

（4）气闭　即气机闭阻，外出严重障碍，以致清窍闭塞，出现昏厥的一种病理状态。多由情志刺激，或外邪、痰浊等闭塞气机，使气不得外出而闭塞清窍所致。以突然昏厥、不省人事为特点。

（5）气脱　即气不内守，大量向外亡失，以致机能突然衰竭的一种病理状态。多由久病、重病正气长期消耗而衰竭，以致气不内守而外脱；或因大出血、大汗等气随血脱或气随津泄而致气脱。可见面色苍白、汗出不止、目闭口开、全身瘫软、手撒、二便失禁、脉微欲绝或虚大无根等症状。

气脱与亡阳、亡阴在病机和临床表现方面多有相同之处，病机都属气的大量脱失，临床上都可见因气脱失而致虚衰不固及机能严重衰竭的表现。但亡阳是阳气突然大量脱失，当见冷汗淋漓、四肢厥冷等寒象；亡阴是阴气突然大量脱失，当出现大汗而皮肤尚温、烦躁、脉数疾等热性征象。若无明显寒象或热象，但见气虚不固及机能衰竭的上述表现，则称为气脱。因此，

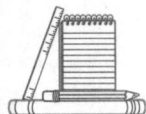

气脱若偏向阳气的暴脱，则为亡阳；若偏向阴气的大脱，则为亡阴。

（三）血的失常

血的失常，一是因血液的生成不足或耗损太过，致血的濡养功能减弱引起的血虚；二是血液运行失常出现的血瘀、出血等病理变化。

1. 血虚 是指血液不足，血的濡养功能减退的病理状态。失血过多，新血不能生成补充；或因脾胃虚弱，饮食营养不足，血液生化乏源；或因血液的化生功能障碍；或因久病不愈，慢性消耗等因素而致营血暗耗等，均可导致血虚。脾胃为气血生化之源；肾主骨生髓，输精于肝，皆可化生血液，故血虚的成因与脾胃、肾的关系较为密切。

全身各脏腑、经络等组织器官，都依赖于血的濡养而维持其正常的生理功能，所以血虚就会出现全身或局部的失荣失养、功能活动逐渐衰退等虚弱证候。血虚者气亦弱，故血虚除见失于滋荣的证候外，多伴气虚症状，常见面色淡白或萎黄、唇舌爪甲色淡无华、神疲乏力、头目眩晕、心悸不宁、脉细等临床表现。

心主血、肝藏血，血虚时心、肝两脏的症状比较多见。心血不足常见惊悸怔忡、失眠多梦、健忘、脉细涩或歇止等心失血养的症状。肝血亏虚见两目干涩、视物昏花，或手足麻木、关节屈伸不利等症。若肝血不足，导致冲任失调，又可出现妇女经少、月经愆期、闭经诸症。

2. 血运失常 血液运行失常出现的病理变化，主要有血瘀和出血。

（1）血瘀 是指血液的循行迟缓，流行不畅，甚则血液停滞的病理状态。导致血瘀的病机主要有气虚、气滞、痰浊、瘀血、血寒等。气虚则无力运血；气滞而血行受阻；痰浊、瘀血阻闭脉络，血液瘀滞不行；寒邪入血，血寒而凝滞；邪热入血，煎熬津液，血液黏稠而难行等，均可导致血运失常而瘀滞。

血瘀和瘀血的含义不同。血瘀是血液的循行迟缓，流行不畅，甚则血液停滞的病理状态，属病机范畴；瘀血则是指血液运行失常的病理产物，属病因范畴。瘀血是血瘀的病理产物，既可以出现在局部，也可呈全身性，多见疼痛且痛有定处；或局部形成肿块，若肿块起于腹内，触之较硬，称为"癥积"；唇舌紫暗及舌有瘀点、瘀斑，皮肤赤丝红缕或青紫，肌肤甲错，面色黧黑等症。

（2）血行迫疾 是指在某些致病因素的作用下，血液被迫运行加速，失于宁静的病理变化。血行迫疾的形成多是由外感阳热邪气，或情志郁结化火，或痰湿等阴邪郁久化热，热入血分所致，也可因脏腑阳气亢盛，如肝阳上亢，血气躁动等所致。血液的正常运行，虽然依赖阳气的温煦以促进其运动，但是仍以宁静勿躁为本。由于某些因素导致阳气亢盛，血液失于宁静而躁，则会引起血行迫疾，甚至损伤脉络，迫血妄行。同时因血液与神志关系十分密切，血躁则神亦躁，易致神志不宁。所以血行迫疾，常表现为面赤、舌红、脉数、心烦，甚至出血、神志昏迷等症。

（3）出血 是指血液不循常道而外溢的一种病理变化。溢出血脉的血液，称为离经之血。若此离经之血不能及时消散或排出，蓄积于体内，则称为瘀血。瘀血停积体内，又可引起多种病理变化。若突然大量出血，可致气随血脱而引起全身功能衰竭。导致出血的病机主要有气虚、血热、血瘀等。

（四）津液的失常

任何脏腑功能异常，均可导致津液的生成、输布及排泄障碍，形成津液不足或蓄积于体内产生痰饮、水湿等病。津液代谢失常，究其病机不外乎两个方面：一是由于津液的生成不足和消耗过多，而致津液不足；二是由于津液输布或排泄的异常，导致体内水液停聚的病理状态。

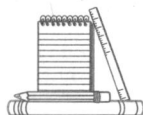

1. 津液不足

津液不足是指津液亏少，其濡润、滋养功能减退而出现一系列干燥枯涩的病理状态。多因热邪伤津；或吐泻、大汗、多尿及大面积烧伤等导致津液丢失过多；或体虚久病，津液生成不足；以及慢性疾病耗伤津液，致津液亏耗等所致。临床见目陷、尿少、口干舌燥、皮肤干涩而失去弹性；甚则见目眶深陷、啼哭无泪、小便全无、精神委顿等；重则形瘦骨立，大肉尽脱，肌肤毛发枯槁，或手足震颤、肌肉瞤动、唇裂、舌光红无苔或少苔等。

2. 津液输布排泄障碍

（1）津液输布障碍指肺失宣发和肃降，津液不得正常布散；脾失健运，运化水液功能减退，可致水饮不化；肝失疏泄，气机不畅，气滞津停；三焦的水道不利。

（2）津液排泄障碍指津液化为汗液，有赖肺气的宣发功能；津液化为尿液，有赖肾气的蒸化功能。津液的输布排泄障碍导致的病证，病位主要在脾，与肺、肾有关。

（3）水液贮留可现痰、饮、湿及水肿，病在肺脾肾肝。《景岳全书》说："盖水为至阴，故其本在肾；水化于气，故其标在肺；水惟畏土，故其制在脾。今肺虚则气不化精而化水，脾虚则土不制水而反克，肾虚则水无所主妄行，水不归经则逆而上泛，故传入于脾而肌肉浮肿。"

（五）津液与精气血关系失常

1. 水停气阻　是指津液代谢障碍，形成水湿痰饮而导致气机阻滞不通的病理状态。因水湿痰饮皆为有形之邪，易阻碍气的运行，每因水液停蓄的部位不同而临床表现各异。如水饮停滞中焦，阻遏脾胃气机，可致清气不升，浊气不降，而见头昏困倦、脘腹胀满、嗳气、食少。

2. 气随津脱　是指津液大量流失，继而出现气暴脱的病理状态。如《金匮要略》言："吐下之余，定无完气。"《伤寒论·辨阳明病脉证并治》说："发汗多，若重发汗者，亡其阳。"

3. 津枯血燥　是指津液枯涸，导致血燥虚热内生、血燥生风的病理状态。由于津液是血液的重要组成部分，津血又同源于水谷精微，所以津伤可致血亏，失血可令津少。

4. 津亏血瘀　是指津液不足，导致血行不畅的病理状态。清代周学海《读医随笔》云："津液为火灼竭，则血行愈滞。""夫血犹舟也，津液水也，医者于此，当知增水行舟之意。"高热、大汗、大吐、大泻等，可致津液大量亏耗，而使血液浓稠，运行涩滞不畅而发生血瘀病变。

5. 血瘀水停　是指血液运行不畅出现的水液停聚的病理状态。"血不利则为水"。血中有津，脉外之津液可从孙络渗入血中，血瘀则津液环流不利；另外，血瘀必致气滞，也导致津停为水，故血瘀常伴水停。

6. 气滞血瘀　是指因气的运行郁滞不畅，导致血液运行障碍，继而出现血瘀的病理状态。气滞血瘀多因情志内伤，抑郁不遂，气机阻滞，而致血瘀。肝主疏泄而藏血，肝气的疏泄作用在气机调畅中起着关键作用，因而气滞血瘀多与肝失疏泄密切相关。临床上多见胸胁胀满疼痛、瘕聚、癥积等。肺主气，调节全身气机，辅心运血，若邪阻肺气，宣降失司，日久可致心肺气滞血瘀，而见咳喘、心悸、胸痹、唇舌青紫等表现。

气滞可导致血瘀，血瘀必兼气滞。由于气滞和血瘀互为因果，多同时并存，常难以明确区分孰先孰后。如闪挫外伤等因素，就是气滞和血瘀同时形成。但无论何种原因所致的气滞血瘀，辨别气滞与血瘀的主次则是必要的。

7. 气虚血瘀　是指因气对血的推动无力而致血行不畅，甚至瘀阻不行的病理状态。气虚血瘀，较多见于心气不足，运血无力而致的惊悸怔忡、喘促、水肿及气虚血滞的肢体瘫痪、痿废。另外，老年人多血瘀，且多气虚，故气虚血瘀病机在老年病中具有重要意义。

8. 气血两虚　即气虚和血虚同时存在的病理状态。气血两虚，多因久病消耗，气血两伤所

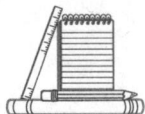

致；或先有失血，气随血耗；或先因气虚，血化障碍而日渐衰少，从而形成气血两虚。"气主呴之"，"血主濡之"。气血两虚，则脏腑经络、形体官窍失之濡养，各种机能失之推动及调节，故可出现不荣或不用的病证。临床上主要表现为肌体失养及感觉运动失常的病理征象，如面色淡白或萎黄、少气懒言、疲乏无力、形体瘦怯、心悸失眠、肌肤干燥、肢体麻木，甚至感觉障碍、肢体痿废不用等。

9. 气不摄血 是指由于气虚不足，统摄血液的生理功能减弱，血不循经，溢出脉外，而导致各种出血的病理状态。由于脾主统血，所以气不摄血的病变，主要表现为中气不足，气不摄血的咯血、吐血、紫斑、便血、尿血、崩漏等症。气摄血的功能，虽以脾之统血功能为主，但亦与其他脏腑之气的盛衰有关。比如肺气、肝气、肾气及胃气亏虚，也可减弱气之统摄功能而发生出血。

10. 气随血脱 是指在大量出血的同时，气也随着血液的流失而急剧散脱，从而形成气血并脱的危重病理状态。气随血脱如能及时救治，则可转危为安，继而表现气血两虚的病理状态。如病情恶化，可出现亡阴亡阳，发展为阴阳离决而死亡。

11. 血随气逆 是指气机上逆的同时，血亦随之而冲逆于上的病理状态。血随气逆的病变，以气机上逆为前提，因肝之气主升、主动，故以肝气上逆，导致血随气逆而出现吐血、昏厥多见。

12. 精血两虚 是指精亏与血虚同时存在的病理状态。肾藏精，肝藏血。肾与肝，精血同源，故肝肾精血不足较为常见。多种疾病伤及肝肾，或肝病及肾、肾病及肝皆可形成肝肾精血不足的病机，见面色无华、眩晕、耳鸣、神疲健忘、毛发脱落稀疏、腰膝酸软；男子精少、不育；女子月经愆期、经少、不孕等。

13. 精气两虚 是指精亏与气虚同时存在的病理状态。由于精可化气，气聚为精，精气并虚或精伤及气、气伤及精，都可见精气两虚的证候。肾藏精，元气藏于肾，故本病机最具有代表性的是肾的精气亏虚。肾之精气亏虚，以生长、发育迟缓，生殖功能障碍及早衰等为临床特征。

四、内生"五邪"

内生"五邪"，是指在疾病的发展过程中，由于脏腑经络及精气血津液的功能失常而产生的风、寒、湿、燥、火等病理变化。又称为"内风""内寒""内湿""内燥""内火"，统称为内生"五邪"。

知识链接

内生五邪与外感六淫

"六淫"是风、寒、暑、湿、燥、热（火）六种外感致病因素，是病因。内生"五邪"属于基本病机，包含内风、内寒、内湿、内燥、内热（内火），其中无"内暑"，因暑气纯属夏季气候变化。内生五邪引起的临床表现一般没有表证，多表现为虚证、实证或虚实夹杂证。而外感六淫作用于机体后，临床表现多有表证，而且多属实证。外感六淫可引动内生五邪，如外寒引动内湿寒。内生五邪的病理变化，又使机体容易遭受外感六淫的入侵。

（一）风气内动

风气内动是指疾病发展过程中，主要因为阳气亢盛，或阴虚阳亢，阳升无制，出现动摇、

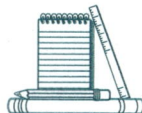

眩晕、抽搐、震颤等类似风动的病理状态，即"内风"。《素问·至真要大论》云："诸暴强直，皆属于风。""诸风掉眩，皆属于肝。"因肝主筋，司运动，"动摇"症状，一般多为筋失所司而致，故风气内动与肝的关系最为密切。内风的病机，主要有肝阳化风、热极生风、阴虚风动、血虚生风等。

1. 肝阳化风　肝肾阴虚，阴虚不能制阳，水亏不得涵木，肝阳亢逆，亢阳化风。可见筋惕肉瞤、肢麻震颤、眩晕欲仆，甚则口眼㖞斜、半身不遂。严重者，血随气升而发猝然厥仆。

2. 热极生风　多见于热性病的极期。是火热亢盛，化而为风，邪热煎灼津液，伤及营血，燔灼肝经，筋脉失养，又称"热甚动风"。临床出现痉厥、抽搐、目睛上吊等，常伴有高热、神昏、谵语。

3. 阴虚风动　多见于热病后期，津液和阴气大量亏损，或由久病耗伤，津液及阴气亏虚所致。临床出现筋挛肉瞤、手足蠕动等症状，并见低热起伏、舌光少津、脉细如丝等阴竭表现。

4. 血虚生风　多由于生血不足或失血过多，或久病耗伤营血，肝血不足，筋脉失养，或血不荣络，则虚风内动。临床见肢体麻木不仁、筋肉跳动，甚则手足拘挛不伸等症。

（二）寒从内生

寒从内生是指机体阳气虚衰，温煦气化功能减退，虚寒内生或阴寒之气弥漫的病理状态，又称"内寒"。主要与脾肾阳虚有关。脾为气血生化之源，脾阳能达于肌肉四肢。肾阳为人身阳气之根，能温煦全身脏腑形体。故脾肾阳气虚衰，则温煦失职，最易表现虚寒之象，而尤以肾阳虚衰为关键。《素问·至真要大论》说："诸寒收引，皆属于肾。"寒邪侵犯人体，损伤机体阳气，导致阳虚；而阳气素虚之体，又因抗御外邪能力低下，易感寒邪而致病。

阳气虚衰，则蒸化水液的功能减退或失司，水液代谢障碍，从而导致病理产物的积聚或停滞，形成水湿、痰饮等。《素问·至真要大论》说："诸病水液，澄澈清冷，皆属于寒。"临床多见尿频清长，涕唾痰涎稀薄清冷，大便泄泻，水肿等，多由阳气不足，蒸化无权，津液不能正常输布代谢所致。

阳虚阴盛之寒从中生，与外感寒邪或恣食生冷所引起的寒证，即"内寒"与"外寒"之间，不仅有所区别，而且还有联系。其区别是："内寒"的临床特点主要是虚而有寒，以虚为主；"外寒"的临床特点是以寒为主，亦可因寒邪伤阳而兼虚象。两者之间的主要联系是寒邪侵犯人体，必然会损伤机体阳气，而最终导致阳虚；而阳气素虚之体，则又因抗御外邪能力低下，易感寒邪而致病。

（三）湿浊内生

湿浊内生是指由于脾的运化功能和输布津液的功能障碍，引起湿浊停滞的病理状态，又称"内湿"。脾的运化失职是湿浊内生的关键。《素问·至真要大论》说："诸湿肿满，皆属于脾。"湿性重浊黏滞，多阻遏气机，故其临床表现常可随湿邪阻滞部位的不同而异。如湿邪留滞经脉之间，则见头闷重如裹，肢体重着或屈伸不利，《素问·至真要大论》说："诸痉项强，皆属于湿。"

湿犯上焦，则胸闷咳嗽；湿阻中焦，则脘腹胀满、食欲不振、口腻或口甜、舌苔厚腻；湿滞下焦，则腹胀便溏、小便不利；水湿泛溢于皮肤肌腠，则发为水肿。《素问·六元正纪大论》说："湿胜则濡泄，甚则水闭胕肿。"湿浊虽可阻滞于机体上、中、下三焦的任何部位，但仍以湿阻中焦脾胃为多。

此外，外感湿邪与内生湿浊在其形成方面虽然有所区别，但二者亦常相互影响。湿邪外袭每易伤脾，脾失健运又滋生内湿。故临床所见，脾失健运，内湿素盛之体，易外感湿邪而发病。

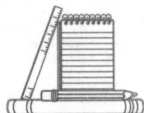

（四）津伤化燥

津伤化燥是指机体津液不足，各组织器官和孔窍失其濡润，出现干燥枯涩的病理状态，又称"内燥"。津液枯涸则阴气化生无源而虚衰，阴虚则阳相对偏亢则生内热，故内燥日久常伴虚热证的表现。临床常见肌肤干燥不泽，起皮脱屑，甚则皲裂，口燥咽干唇焦，舌上无津，或光红干裂，鼻干目涩少泪等症。

（五）火热内生

火热内生是指由于阳盛有余，或阴虚阳亢，或由气血郁滞，或由病邪郁结而产生的火热内扰，机能亢奋的病理状态，又称"内火"或"内热"。主要有心火、肝火、相火（肾火）及胃火等。火热内生有虚实之分，其病机主要有如下几方面。

1.阳气过盛化火 人身之阳气在正常的情况下，有温煦脏腑经络等作用，中医学称之为"少火"。但是在病理情况下，阳气过盛，机能亢奋，必然使物质的消耗增加，以致伤阴耗津。此种病理性的阳气过亢则称为"壮火"，中医学又称为"气有余便是火"。

2.邪郁化火 邪郁化火包括两方面的内容：一是外感六淫病邪，在疾病过程中，皆可郁滞而从阳化热化火，如寒郁化热、湿郁化火等。二是体内的病理性代谢产物（如痰、瘀血、结石等）和食积、虫积等，亦能郁而化火。邪郁化火的主要机制，实质上是由于这些因素导致人体之气的郁滞，气郁则生热化火。

3.五志过极化火 又称为"五志之火"。多指由于情志刺激，影响了脏腑精气阴阳的协调平衡，造成气机郁结或亢逆。气郁日久则可化热，气逆自可化火，因此火热内生。如情志内伤，抑郁不畅，则常能导致肝郁气滞，气郁化火，发为肝火；而大怒伤肝，肝气亢逆化火，亦可发为肝火。

4.阴虚火旺 此属虚火。多由于津液亏虚，阴气大伤，阴虚不能制阳，阳气相对亢盛，阳亢化热化火，虚热虚火内生。一般说来，阴虚内热多见全身性的虚热征象，如五心烦热、骨蒸潮热、面部烘热、消瘦、盗汗、咽干口燥、舌红少苔、脉细数无力等；阴虚火旺，多集中于机体某一部位的火热征象，如虚火上炎所致的牙痛、齿衄、咽痛、颧红等。

复习思考题

1.何谓病机？中医基本病机包括哪些内容？
2.中医认为发病的基本原理是什么？
3.何谓正与邪？正邪在发病中的作用各如何？
4.阴阳失调的基本病理变化有几个方面？
5.何谓气血关系失调？其病理变化有几种？
6.何谓"内生五邪"？具体包括哪些病理变化？

扫一扫，查阅复习思考题答案

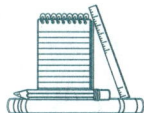

第八章　中医学诊断疾病的方法

【学习目标】

1. 掌握：中医学诊断疾病方法的主要内容及临床意义。
2. 熟悉：中医学诊断疾病方法的运用原则，认识辨证与辨病相结合的临床意义。
3. 了解：中医学诊断疾病方法的基本原理。

中医学诊断疾病方法即"诊法"，主要包括望、闻、问、切四诊。望诊是对患者全身或局部进行有目的观察以了解病情，测知脏腑病变；闻诊是通过听声音、嗅气味以辨别患者内在的病情；问诊是通过对患者或陪诊者的询问以了解病情及有关情况；切诊是切按患者的脉候和身体其他部位，以测知体内、体外一切变化的情况。诊察疾病时，必须做到望、闻、问、切四诊合参，不能以一诊代四诊，同时症状、体征与病史的收集，一定要审察准确，不能草率从事。

第一节　望　诊

望诊是医生运用视觉观察患者的神色形态、局部表现、舌象、分泌物及排泄物色质变化来诊察病情的方法。望诊在四诊之中有重要地位，被列为四诊之首。临床实践中要注意培养和训练自己敏锐、正确的观察能力，娴熟地运用望诊技术。望诊时应注意光线充足，避免干扰，同时充分暴露，排除假象。

望诊的内容主要包括整体望诊（望神、色、形、态等），局部望诊（望头面、五官、躯体、四肢、二阴、皮肤等），望舌（望舌质、舌苔等），望排出物（望痰涎、呕吐物、大便、小便等）及望小儿指纹等五个部分。

一、整体望诊

整体望诊是指对患者的精神、色泽、形体、姿态等进行仔细的观察，以便对其整体病情获得一个总体印象。

（一）望神

望神是通过观察患者生命活动的总体表现来诊察病情的方法。"神"有广义和狭义之分，广义的神是人体生命活动外在表现的总称，是对生命的高度概括，即"神气"；狭义的神是指人的精神、意识和思维活动，即"神志"。望神之神，是指对神气与神志的综合判断。

1. 望神的重点　神作为生命现象的高度概括，是通过多方面表现综合反映出来的，具体来说，望神时主要观察患者的两目、神情、气色、体态等诸方面。

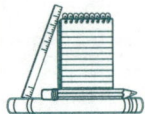

（1）两目　望神重点突出表现在两目。目为五脏六腑之缩影，一般凡是两目黑白分明，神光充沛，运动灵活，为目有神，是脏腑精气充足，虽病易治。反之，两目晦暗呆滞，失去精彩，运动不灵，为目无神，是脏腑精气虚衰，病属难治。

（2）神情　是指人的精神意识和面部表情，若心神功能正常，则神志清晰，思维有序，表情丰富自然，反应灵敏，预后较好；反之，心神失常，则神志昏蒙，思维混乱，表情淡漠，反应迟钝，为心神已衰，多属危重之病。

（3）气色　是指人体面部及全身皮肤的颜色和光泽。皮肤的色泽荣润或枯槁，是脏腑精气盛衰的重要表现。

（4）体态　是指人的形体动态。形体丰满还是瘦削，动作自如还是异常，是机体功能强弱和气血盛衰的重要标志。

神是对人体生命现象的高度概括，全身皆有表现，如语言、呼吸、舌象、脉象等，所以要通过四诊合参，进行综合判断。

2. 对神的判断　神的表现，可按神的旺衰和病情轻重可划分为得神、少神、失神、假神、神志失常的神乱。

（1）得神　是精充气足神旺的表现，又称"有神"。在病中，虽病而正气未伤，是病轻的表现，预后良好。其特征为目光明亮，精彩内含，神志清楚，语言清晰，面色荣润，表情自然，反应灵敏，动作灵活，体态自如，呼吸平稳，肌肉不削。得神说明精气充盛，体健神旺，是健康表现；若病而有神，则表明脏腑功能不衰，正气未伤，病多轻浅，预后良好。

（2）少神　是指精气不足，神气不旺的表现，介于得神与失神之间，又称"神气不足"。其表现为精神不振，思维迟钝，两目乏神，面色少华，暗淡不荣，少气懒言，倦怠乏力，肌肉松软，动作迟缓。提示精气轻度损伤，正气不足，脏腑功能减弱。常见于虚证患者，或疾病恢复期而正气尚未复原之时。

（3）失神　是指精亏神衰或邪盛神乱的表现，又称"无神"。见于久病虚证或邪实患者。

虚证失神是指表现为精神萎靡，意识模糊，反应迟钝，目无光彩，表情呆滞，面色无华或晦暗，呼吸微弱，或喘促无力，手撒遗尿，肉削着骨，动作艰难，或神昏郑声等。提示精气大伤，机能衰减。多见于慢性久病之人，预后不良。

实证失神是指表现为神昏谵语，躁扰不宁，循衣摸床，撮空理线；或壮热神昏，呼吸气粗，喉中痰鸣；或猝然昏倒，两手握固，牙关紧闭等。提示邪气亢盛，内陷心包，热扰神明；或肝风夹痰，上蒙清窍，阻闭经络。多见于急性危重患者，属病重。

（4）假神　是指危重病患者，精气极度衰竭，突然出现某些症状暂时"好转"的现象，称之为假神。如患者本已失神，突然神志似清，想见亲人；或原本毫无食欲，突然索食，且食量大增；或原本目光晦滞，突然目似有光却浮光外露；或本为面色晦暗，却突然两颧泛红如妆等。提示脏腑精气极度衰竭，正气将脱，阴不敛阳，虚阳外越，阴阳即将离决。古人比作"回光返照""残灯复明"，常是危重患者临终前的先兆。

（5）神乱　指神志错乱失常，是狭义之神的异常表现，多见于癫、狂、痫、脏躁等患者。按其临床特点可分为多种症状。

神情异常是指表现为情绪低沉，表情淡漠，默默无语，反应迟钝；或哭笑无常，不敢独处；或愚笨痴呆，喃喃自语；或烦躁易怒，坐卧不宁，失眠惊悸，多言喜动。前者多因气郁痰凝，蒙蔽心神或先天脑神虚损所致，见于郁病、癫病等；后者多为里热炽盛或阴虚火旺，热扰心神所致。

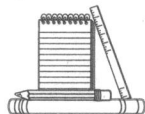

意识障碍是指表现为突然昏倒，口吐涎沫，两目上视，四肢抽搐，伴有怪叫声（多如羊叫声），醒后如常，属痫病；或突然昏仆，手撒尿遗，醒后半身不遂，口眼㖞斜，语言不利，属中风。多由脏气失调，肝风夹痰上逆，阻闭清窍所致。

狂躁不安是指表现为狂躁妄动，胡言乱语，少寐多梦，打人毁物，骂詈不避亲疏，登高而歌，弃衣而走，逾垣跃屋，力逾常人等，多属阳证，常见于狂病等。多由暴怒气郁化火生痰，痰火扰乱心神所致。

（二）望色

望色又称色诊，是指通过观察患者全身皮肤（主要是面部皮肤）色泽变化来诊察病情的方法。本节重点介绍望面部色泽。五脏六腑气血通过经脉上荣于面，《灵枢·邪气脏腑病形》云："十二经脉，三百六十五络，其血气皆上于面而走空窍。"面部皮肤薄嫩，机体气血盛衰，易从面部色泽变化显现。患者面部是医生最方便诊察的部位。面部色泽是血色与肤色相兼的外在表现。面部色泽对判断疾病具有重要意义。机体气血的盛衰在面部反映最及时且最明显，如面红润而华多为气血旺盛，面淡白无华多为气血不充。不同的病邪侵入机体就会产生不同的病理变化，在面部就会反映出不同的色泽改变。如面赤多为热证，面白多为寒证与阳虚证，面紫多主气滞血瘀等。观察面部不同部位的色泽变化，可以诊察相应脏腑的病变，青为肝色，赤为心色，白为肺色，黄为脾色，黑为肾色；左颊候肝，右颊候肺，颜候心，鼻候脾，颐候肾（《素问·刺热》）。观察面部不同区域的色泽变化，来判断病变具体脏腑之定位。预测疾病的轻重与转归，五色明亮光泽、含蓄不露者，称为善色，即使有病也较轻浅，预后良好；五色晦暗枯槁、真色暴露者，称为恶色，主病深重，预后较差。

1. 常色　是指健康人面部皮肤的色泽。其特点是明润，即明亮润泽；含蓄，即红黄之色隐藏于光泽之间，皮肤之内，而不特别显露。这是人体精充神旺、气血津液充足、脏腑功能正常的表现。常色又分为主色和客色两种。

（1）**主色**　是指人之种族皮肤的正常色泽，又称正色。主色为人生来就有的基本面色，终身基本不变。古人按五行理论将人的肤色分为金、木、水、火、土五种类型，并认为金稍白、木稍青、水稍黑、火稍红、土稍黄。中国人属黄种人，正常面色是红黄隐隐，明润、含蓄。

（2）**客色**　是指因外界环境因素如季节、昼夜、情绪等的不同，或生活条件的差别，而微有相应变化的肤色。如春季面稍青，夏季面稍赤，长夏面稍黄，秋季面稍白，冬季面稍黑。白昼面红润，黑夜面暗淡。喜则面赤，怒则青紫，忧则色沉，思则面黄，悲则泽减，恐则苍白。

此外，人的面色还可因年龄、运动、饮酒、日晒、职业、水土等因素的影响而发生改变。

2. 病色　是指人体在疾病状态时面部出现的色泽。病色的特点是晦暗、暴露。面部病色的显露程度与光泽的有无，受疾病的轻重、浅深、病性等多种因素的直接影响。一般而言，新病、轻病、阳证，面色鲜明显露但有光泽；而久病、重病、阴证，则面色显露与晦暗并见。除常色之外，一切反常的颜色都属病色。病色有青、赤、黄、白、黑五种。现将五色主病分述如下：

（1）**青色**　主寒证、痛证、瘀血、惊风、肝病。青色为经脉阻滞，气血不通之象。寒主收引、凝滞，寒盛而留于血脉，则气滞血瘀，故面色发青。经脉气血不通，不通则痛，故痛也可见青色。肝病气机失于疏泄，气滞血瘀，也常见青色。肝病血不养筋，则肝风内动，故惊风（或欲作惊风），其色亦青。临床上面色青黑或苍白淡青，多属阴寒内盛；面色青灰，口唇青紫，多属心血瘀阻，血行不畅；小儿高热，面色青紫，以鼻柱、眉间及口唇四周明显，是惊风先兆。青为足厥阴肝经之本色。

（2）**赤色**　主热证。气血得热则行，热盛而血脉充盈，血色上荣，故面色赤红。热证有虚

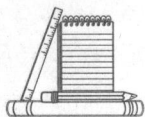

实之别。实热证，满面通红；虚热证，仅两颧潮红。若久病重病患者，面色苍白，却时而泛红如妆、游移不定者，多为虚阳浮越之"戴阳证"，是精气衰竭，阴不敛阳，真寒假热之危重证候。赤为手少阴心经之本色。

（3）黄色　主湿证、脾虚证。属脾虚湿蕴之象。因脾主运化，若脾失健运，水湿不化；或脾虚失运，水谷精微不得化生气血，致肌肤失于充养，则见黄色。如面色淡黄憔悴称为萎黄，多属脾胃气虚，营血不能上荣于面部所致；面色发黄且虚浮，称为黄胖，多属脾虚失运，湿邪内停所致；黄而鲜明如橘皮色者，属阳黄，为湿热熏蒸所致；黄而晦暗如烟熏者，属阴黄，为寒湿郁阻所致。黄为足太阴脾经之本色。

（4）白色　主虚证、寒证、失血。属气血虚弱不能荣养机体之象。阳气不足，气血运行无力，或耗气失血，致使气血不充，血脉空虚，均可现白色。如面色㿠白而虚浮，多为阳气不足；面色淡白而消瘦，多属营血亏损；面色苍白，多属阳气虚脱，或失血过多。白为手太阴肺经之本色。

（5）黑色　主肾虚证、水饮证、寒证、痛证及瘀血证。属阴寒水盛之象。肾阳虚衰，水饮不化，气化不行，阴寒内盛，血失温养，经脉拘急，气血不畅，面色黧黑。如面黑而焦干，多为肾精久耗，虚火灼阴；目眶色黑，多见于肾虚水泛的水饮证；面色青黑，且剧痛者，多为寒凝瘀阻。黑为足少阴肾经之本色。

（三）望形体

望形又称望形体，是观察患者体型、体质和形态来诊察病情的方法。皮毛、肌肉、脉管、筋膜、骨骼五种基本组织称为五体。五体依赖五脏精气的充养，形体运动又可促进五脏功能活动。五脏精气的盛衰和功能的强弱可通过五体反映于外。观察患者形体的强弱胖瘦等表现，可以了解内在脏腑的虚实、气血的盛衰。

1.形体强弱　体强是指身体强壮。表现为骨骼粗大，胸廓宽厚，肌肉结实，皮肤光滑润泽，筋强力壮等，且精力旺食欲佳，提示内脏坚实，气血旺盛，抗病力强，不易患病，即使患病也容易治愈，预后较好。

体弱是指形体衰弱。表现为骨骼细小，胸廓狭窄，肌肉消瘦，皮肤干涩等，反映脏腑精气不足，体弱易病，若病则预后较差。

观察体质强弱对判断疾病预后与转归有重要价值。

2.形体胖瘦　正常人胖瘦适中，各部组织匀称。过于肥胖或过于消瘦都可能是病理状态。若形体肥胖，肉松皮缓，食少懒动，动则气喘乏力，属形盛气虚。见于阳虚脾弱，痰湿内盛之人，易病喘哮、眩晕、中风等，故有"肥人多痰湿"之说。若形体肥胖，而肌肉结实，食欲旺盛，神旺有力，为形健气充，不属病态。

若形体较瘦，但精力充沛，神旺有力，则属健康之人。若形瘦乏力，气短懒言，多属后天不足，气血亏虚；形瘦多食，多为阴虚火旺，可见于消渴、瘿瘤等病；形瘦颧红，皮肤干枯者，多属阴血不足，形体失养，多见于温病后期、肺痨等，故有"瘦人多虚火"之说。若久病卧床不起，骨瘦如柴者，是脏腑精气衰竭，属病危之象。

知识链接

体重指数

体重指数（BMI）是国际上常用的衡量人体胖瘦程度及是否健康的一个标准。BMI= 体重（kg）/[身高（m）]^2。2003 年，《中国成人超重和肥胖症预防与控制指

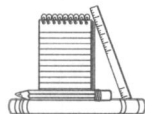

南》提出中国成人 BMI 正常范围是 18.5 ～ 23.9；＜ 18.5 为体重过轻；24 ～ 27.9 为超重；≥ 28 为肥胖。

3.体质类型   体质是个体在遗传的基础上，受环境等因素的影响，在其生长发育过程中逐渐形成的结构、机能和代谢上相对稳定的特殊性。体质在一定的程度上反映了机体的阴阳气血盛衰的禀赋特点和对疾病的易感性，不同体质的人患病后的转归也不同。故观察患者的体质有助于疾病的诊断和预后。

（1）阴脏人   是指具有偏寒、抑郁、多静等特点的体质，又称偏阴质。表现为形体偏胖，容易疲劳，面色偏白，性格内向，喜静少动，食量较少，平时畏寒喜热或体温偏低，动作迟缓，反应较慢。这种人易感寒湿邪气，冬天易生冻疮，受邪后多从寒化，病程中不易发热或热势低，多见阴盛、阳虚之证，容易产生湿滞、水肿、痰饮、瘀血等病理变化。

（2）阳脏人   是指具有偏热、亢奋、多动等特点的体质，又称偏阳质。表现为形体偏瘦，但较结实，面色偏红，性格外向，喜动易急躁，自制力差，平时畏热喜冷，耐寒力较强，动作敏捷，反应较快。这种人对暑热之邪易感，皮肤易生疮疡，患病后容易发热，多为实证、热证，并易化燥伤阴，形成阴虚阳亢、血耗神乱等病理变化。

（3）平脏人   是指体型介于阴脏人和阳脏人之间，又称为阴阳平和质。表现为身体强壮，胖瘦适宜，寒热中和，性格开朗，自身调节和对外适应力强，不易感受外邪，较少生病，即使患病可自愈。此种人后天调养得宜，若无意外伤害，易获长寿。

（四）望姿态

望姿态是指观察患者的姿势和动态来诊察病情的望诊方法，又称望态。姿即姿势、体位，态即形体动态。患者的特殊姿态、体位动静都是疾病的外在表现。阳主动，阴主静。阳、热、实证患者，机体功能亢进，多表现为躁动不安；阴、寒、虚证患者，机体功能衰退，多表现为喜静懒动。肢体运动受心神支配，心神正常，则肢体运动自如，动作协调；心神失常，则导致肢体动静失调，可见被动体位、强迫体位、无意识动作等异常动态。

1.姿态异常   正常姿态是指举止得体，运动自如，动作协调，体态自然，反应灵敏。动者、强者、仰者、伸者，多属阳证、热证、实证，为病在表；静者、弱者、俯者、屈者，多属阴证，为病在里。

（1）坐姿   坐而仰首，胸胀气粗者，多属肺实气逆；坐而喜俯，少气懒言者，多属肺虚体弱。但坐而不得平卧，或只能半卧，卧则气逆咳喘，呼吸困难者，属肺胀咳喘，或水饮停于胸腹。

（2）卧姿   卧时面常向里，喜静懒动，身重不能转侧，多属阴证、寒证、虚证；卧时面常向外，躁动不安，身轻自能转侧，多属阳证、热证、实证。仰卧伸足，掀去衣被，多属实热证；蜷卧缩足，喜加衣被者，多属虚寒证。

（3）立姿   站立不稳，其态似醉，伴眩晕者，多属肝风内动或脑有病变；不耐久站，站立时常欲依靠他物支撑，多属气血虚衰。站立（或坐）时常以手扪心，闭目不语，多见于心虚怔忡；若以手护腹，俯身前倾者，多为腹痛之征。

（4）行态   以手护腰，弯腰曲背，行动艰难，多为腰腿病；行走之际，突然止步不前，以手护心，多为脘腹痛或心痛；行走时身体振动不定，是肝风内动，或筋骨受损，或脑有病变。

2.动态异常   某些疾病可产生不同的病态，观察患者肢体的异常动态有助于疾病的诊断。患者唇、睑、指、趾颤动者，若见于外感热病，多为动风先兆；若见于内伤虚证，多为气血不

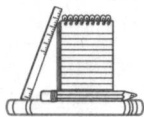

足，筋脉失养，虚风内动。颈项强直，两目上视，四肢抽搐，角弓反张，常见于小儿惊风、破伤风、痫病、子痫、马钱子中毒等。若猝然昏倒，不省人事，口吐涎沫，四肢抽搐，醒后如常者，属痫病。肢体软弱，行动不便，多属痿病。关节拘挛，屈伸不利，多属痹病。猝然昏倒，不省人事，口眼㖞斜，半身不遂者，属中风。

二、局部望诊

局部望诊是在整体望诊的基础上，根据病情和诊断的需要，对患者某些局部进行深入、细致的观察，有利于诊察局部和全身病变。局部望诊的内容包括望头面、五官、躯体、四肢、二阴、皮肤等。

（一）望头面部

头为精明之府，内藏脑髓，为元神所居之处；脑为髓之海，为肾所主，肾其华在发，发为血之余；头为诸阳之会，手足三阳经及督脉皆上行于头，足厥阴经及任脉亦上行于头，脏腑精气皆通过经脉上行于头。故望头部情况，主要可以诊察肾、脑的病变和脏腑精气的盛衰。望头部应重点观察头的大小、外形、囟门、动态及头发的色泽与分布情况。

1.望头　望头部主要是观察头之外形、动态及头发的色质变化及脱落情况，以了解脑、肾的病变及气血的盛衰。

（1）头形异常　多是指小儿头之大小与形态异于正常之表现。常见有：①小儿头颅均匀增大呈圆形，颅缝开裂，相比之下下面部较小，整个面容呈三角形，伴智力低下，双目呈落日现象。为先天不足，肾精亏损，水液停聚于脑所致。双目呈落日现象是指双目下视巩膜外露。②小儿头颅狭小是颅缝早闭，以致头颅顶部尖突高起，伴智力低下。多因先天肾精不足，颅骨发育不良所致。③小儿前额左右突出，头顶平坦，颅呈方形。为肾精不足或脾胃虚弱，颅骨发育不良所致。可见于佝偻病、先天性梅毒等患儿。

（2）囟门异常　囟门是婴幼儿头顶骨未闭合时所形成的骨间隙，有前囟、后囟之分。前囟呈菱形，在出生后12～18个月闭合；后囟呈三角形，在出生后2～4个月闭合。囟门是观察小儿发育和营养状况的主要部位之一。主要病证有：①囟填，是指囟门突起。为实证，多因温病火邪上攻，或脑髓有病，或颅内水液停聚所致。但小儿在哭闹时囟门暂时突起属正常。②囟陷，是指囟门凹陷。为虚证，多因吐泻伤津、气血不足和先天肾精亏虚，脑髓失充所致。但六个月以内的婴儿囟门微陷属正常。③解颅，是指囟门迟闭。多因先天肾气不足，或后天脾胃虚弱，骨骼失养，发育不良所致。多见于小儿佝偻病，常兼见五软、五迟等。五软即头软、项软、手足软、肌肉软、口软；五迟即立迟、行迟、发迟、齿迟、语迟。

（3）头动异常　头摇不能自主，不论成人或小儿，多为肝风内动之兆，或为老年气血虚衰，脑神失养所致。

（4）望头发　发为血之余，肾之华，故望发的色泽、形态、疏密等变化可以了解肾气的强弱和精血的盛衰。正常人发黑稠密润泽，是肾气充盛、精血充足的表现。其异常表现有：①发黄是指小儿头发稀疏黄软，生长迟缓，甚至久不生发，多因先天不足，肾精亏损，或喂养不当，气血亏虚所致。小儿发结如穗，枯黄无泽，伴面黄肌瘦，多属疳积。②发白是指青年白发。发白伴耳鸣、腰酸者，属肾虚；伴失眠、健忘者，为劳神伤血所致。亦有发白而无任何不适者，为先天禀赋所致，不属病态。③脱发是指突然片状脱发，脱落处显露圆形或椭圆形光亮头皮，称为斑秃。多为血虚受风，或长期精神紧张或焦虑惊恐，损伤精血，发失所养所致。青壮年头发稀疏易落，伴眩晕、耳鸣、腰膝酸软者，为肾虚；头发易落，头皮瘙痒，多屑多脂者，为血

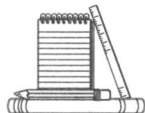

热化燥或兼痰湿所致。

2.望面部　面肿是指面部浮肿，多见于水肿病，多为肺、脾、肾三脏功能失调，水液停聚，外渗肌肤所致。若颜面红肿甚，灼热疼痛，压之褪色，目不能睁者，为抱头火丹，重者头肿如斗，为大头瘟，多因热毒内结，血热壅盛，或感染时疫，火毒上攻所致。腮肿是指一侧或两侧腮部以耳垂为中心肿起，边缘不清，按之有柔韧感及压痛者，为痄腮。为外感温毒所致，多见于儿童。口眼㖞斜是指突发一侧口歪眼斜而无半身偏瘫，患侧面肌弛缓，额纹消失，眼不能闭合，鼻唇沟变浅，口角下垂，向健侧㖞斜者，为面瘫，因风邪中络所致。口眼㖞斜兼半身不遂者，多为中风，为肝阳化风，风痰阻闭经络所致。惊恐貌是指患者面部呈恐惧状，多见于小儿惊风、狂犬病、瘿瘤等病。苦笑貌是指患者面部呈无可奈何的苦笑状，可见于新生儿破伤风等。

（二）望五官

1.望目　五脏六腑之精气皆上注于目，目为肝之窍。古人总结出了"五轮学说"，即瞳仁属肾，称为水轮；黑睛属肝，称为风轮；两眦血络属心，称为血轮；白睛属肺，称为气轮；眼睑属脾，称为肉轮。并认为观察五轮的形色变化，可以诊察相应脏腑的病变，体现"见微知著"之意义。望目包括察目神、目色、目形、目态等内容。

（1）目神　人之两目有无神气，是望神的重点。凡视物清楚，精彩内含，神光充沛，是目有神；若白睛混浊，黑睛晦滞，失却精彩，浮光暴露，是目无神。

（2）目色　目赤多属实热。如白睛发红，为肺火或外感风热；两眦赤痛，为心火上炎；睑缘赤烂，为脾有湿热；全目赤肿，为肝经风热上攻。白睛发黄，是黄疸的主要标志，为湿热或寒湿内蕴，肝胆疏泄失职，胆汁外溢所致。目眦淡白，多属气血亏虚，为血少不能上荣于目所致。目胞色黑晦暗，多属肾虚。目眶色黑，常见于肾虚水泛，或寒湿下注。

（3）目形　目胞浮肿多为水肿的表现。眼窝凹陷多见于吐泻伤津或气血虚衰的患者。若久病、重病眼眶深陷，甚则视不见人，则为阴阳竭绝之候，属病危。眼球突出，兼咳喘气短者属肺胀；兼颈前肿块，急躁易怒者为瘿瘤。胞睑红肿，若睑缘肿起结节如麦粒，红肿不甚者为针眼；若胞睑漫肿，红肿较重者为眼丹，皆为风热邪毒或脾胃蕴热上攻所致。正常人瞳孔双侧等大同圆，直径为 2～5mm，对光反应灵敏，眼球运动随意灵活。若瞳孔缩小可见川乌、草乌、毒蕈、有机磷中毒，以及出血性中风。若瞳孔散大常见于危急症患者，瞳孔完全散大，为脏腑功能衰竭、心神散乱、濒临死亡的重要体征。如一侧瞳孔逐渐散大，可见于温热病（热极生风证）、中风、颅脑外伤或颅内肿瘤等患者。目睛凝视，又称目睛微定，指患者两眼固定，不能转动。固定前视者，称瞪目直视；固定上视者，称戴眼反折；固定内侧视者，称横目斜视，多属肝风内动之征，属病重，或脏腑精气耗竭，或痰热内闭证。昏睡露睛，指患者昏昏欲睡，睡后胞睑未闭而睛珠外露，多属脾胃虚衰，或吐泻伤津。眼睑下垂，又称睑废，指胞睑无力张开而上睑下垂，其中双睑下垂者，多为先天不足，脾肾亏虚；单睑下垂者，多因脾气虚衰或外伤所致。

2.望耳　应注意耳的色泽、形态及耳内的情况。

（1）耳之色泽　正常耳部色泽微黄而红润。耳色白多属寒证；色青而黑多主痛证；耳轮焦黑干枯，是肾精亏极，精不上荣所致；耳背有红络，耳根发凉，多是麻疹先兆。耳部色泽总以红润为佳，如见黄、白、青、黑色，都属病象。

（2）耳之形态　正常人耳部肉厚而润泽，是先天肾气充足之象。若耳郭厚大，是形盛；耳郭薄小，乃形亏。耳肿大是邪气实；耳瘦削为正气虚。耳薄而红或黑，属肾精亏损。耳轮焦干多见于下消证。耳轮甲错多见于久病血瘀。耳轮萎缩是肾气竭绝之危候。

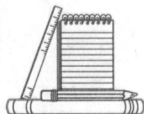

（3）耳内病变　耳内流脓，是为脓耳，由肝胆湿热，蕴结日久所致。耳内长出小肉，其形如羊奶头者，称为"耳痔"，或如枣核，胬出耳外，触之疼痛者，是为"耳挺"，皆因肝经郁火，或肾经相火，胃火郁结而成。

3. 望鼻　主要是审察鼻之颜色、外形及其分泌物等变化。

（1）鼻之色泽　鼻色明润，是胃气未伤或病后胃气来复的表现。鼻头色赤，是肺热之征；色白是气虚血少之征；色黄是里有湿热；色青多为腹中痛；微黑是有水气内停。鼻头枯槁，是脾胃虚衰，胃气不能上荣之候。鼻孔干燥，为阴虚内热，或燥邪犯肺；若鼻燥衄血，多因阳亢于上所致。

（2）鼻之形态　鼻头或周围充血，或生有红色丘疹者，多为酒渣鼻，多因肺胃蕴热；鼻孔内赘生小肉，撑塞鼻孔，气息难通，称为鼻痔，多由肺经风热凝滞而成；鼻柱溃陷，多见于梅毒患者；鼻柱塌陷，且眉毛脱落，多为麻风恶候。鼻翼扇动频繁呼吸喘促者，称为"鼻扇"。如久病鼻扇，是肺肾精气虚衰之危证；新病鼻扇，多为肺热。

（3）鼻之分泌物　鼻流清涕，为外感风寒或阳气虚弱；鼻流浊涕，属外感风热或肺胃蕴热；鼻流腥臭脓涕，日久不愈者，称为鼻渊，乃外感风热或肝胆湿热上逆于鼻所致；鼻腔出血，称为鼻衄，多因热邪灼伤鼻络或阴虚肺燥所致。

4. 望口与唇　望唇要注意观察唇口的色泽和动态变化。

（1）望唇　唇以红而鲜润为正常。若唇色深红，属实、属热；唇色淡红，多虚、多寒；唇色深红而干焦者，为热极伤津；唇色嫩红，为阴虚火旺；唇色淡白，多属气血两虚；唇色青紫者常为阳气虚衰，血行瘀滞的表现。嘴唇干枯皲裂，是津液已伤，唇失滋润。唇口糜烂，多由脾胃积热，热邪灼伤。唇内溃烂，其色淡红，为虚火上炎。唇边生疮，红肿疼痛，为积热。

（2）望口　须注意口之形态。口张即口开而不闭，如口张而气但出不返者，是肺气将绝之候。口噤即口闭而难张，如闭不语，兼四肢抽搐，多为痉病或惊风；如兼半身不遂者，为中风入脏之重症。口撮即上下口唇紧聚之形，常见于小儿脐风或成人破伤风。口僻即口角或左或右歪斜之状，为中风。

5. 望齿与龈　望齿龈应注意其色泽、形态和润燥的变化。

（1）望齿　牙齿润泽坚固为正常。牙齿干燥，是胃津受伤；齿燥如石，是胃肠热极，津液大伤；齿燥如枯骨，是肾精枯竭，不能上荣于齿的表现；牙齿松动稀疏，齿根外露，多属肾虚或虚火上炎；牙齿有洞腐臭，多为龋齿，亦称"虫牙"。

（2）望龈　龈红而润泽是为正常。龈色淡白，是血虚不荣；红肿或兼出血多属胃火上炎；龈色淡白而不肿痛，齿缝出血者，为脾虚不能摄血；龈微红，微肿而不痛，或兼齿缝出血者，多属肾阴不足，虚火上炎；牙龈腐烂，流腐臭血水者，是牙疳。

6. 望咽喉　健康人咽喉色淡红润泽，不痛不肿，呼吸通畅，发音正常，食物下咽顺利无阻。咽喉红肿灼痛明显，属实热证，多由肺胃热毒壅盛所致；咽喉嫩红，肿痛不显著，属虚热证，多由肾阴亏虚，虚火上炎所致；咽喉淡红漫肿，多由痰湿凝聚所致。咽喉红肿热痛显著，多属实热证；咽痛而肿痛不显，属虚热证。一侧或两侧喉核红肿肥大，形如乳头或乳蛾，表面或有脓点，为乳蛾，属肺胃热盛或虚火上炎所致。咽部溃烂处表面所覆盖的一层黄白或灰白色膜，称为假膜。若假膜松厚，容易拭去者，病情较轻，是肺胃热浊之邪上壅于咽；若假膜坚韧，不易拭去，重剥出血，很快复生者，属白喉，多见于儿童，属烈性传染病，又称"疫喉"。

（三）望躯体
躯体部的望诊包括颈项、胸、腹、腰、背等的诊察。

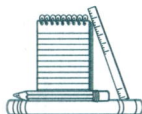

1. 望颈项部 颈项是连接头部和躯干的部分，其前部称为颈，后部称为项。颈项部的望诊，应注意外形和动态变化。

（1）外形变化 如颈前颌下结喉之处，有肿物突起，单侧或双侧，可随吞咽移动，皮色不变也不疼痛，缠绵难消，且不溃破，为瘿瘤，多因肝郁气结痰凝所致，或与地方水土有关。若颈侧颌下，肿块如垒，累累如串珠，皮色不变，初觉疼痛，谓之瘰疬，多由肺肾阴虚，虚火内灼，炼液为痰，结于颈部，或因外感风火时毒，夹痰结于颈部所致。

（2）动态变化 如颈项软弱无力，谓之项软。小儿项软，多因先天不足，肾精亏损，后天失养，发育不良，可见于佝偻病患儿；久病、重病颈项软弱，头垂不抬，眼窝深陷，多为脏腑精气衰竭之象，属病危。后项强直，前俯及左右转动困难者，称为项强。如项部拘急牵引不舒，兼有恶寒、发热，是风寒侵袭太阳经脉，经气不利所致；若项部强硬，不能前俯，兼壮热、神昏、抽搐者，多属温病火邪上攻，或脑髓有病；若项强不适，兼头晕者，多属阴虚阳亢，或经气不利所致；如睡眠之后，项强而痛，并无他苦者，为落枕，多因睡姿不当，项部经络气滞所致。

2. 望胸部 膈膜以上，锁骨以下的躯干部谓之胸。望胸部要注意外形变化。

正常人的胸廓呈扁圆柱形，两侧对称，前后径小于左右径（比例约为1∶1.5)，小儿和老人左右径略大于前后径或几乎相等，两侧锁骨上下窝对称。扁平胸是指胸廓前后径不及左右径的一半，呈扁平状。常见于肺肾阴虚或气阴两虚的患者。桶状胸是指胸廓前后径增大，约等于左右径，甚至超过左右径，肋间隙增宽且饱满，胸廓呈圆桶状。多因久病咳喘，肺肾气虚，肺气不宣而壅滞，渐渐使胸廓变形而成。鸡胸是指肋骨下部明显前突，肋骨侧壁凹陷，形似鸡胸。多见于小儿佝偻病。胸廓两侧不对称是指一侧胸廓塌陷，多见于肺痿、悬饮后遗症和肺部手术后等患者；一侧胸廓膨隆，肋间隙变宽，多见于悬饮、气胸等患者；乳房局部红肿，甚至溃破流脓者，是乳痈，多因肝失疏泄，乳汁不畅，乳络壅滞而成。

正常人呼吸均匀，节律整齐，每分钟16～18次，胸廓起伏左右对称。常见呼吸异常有胸式呼吸增强，腹式呼吸减弱。呼吸时间异常，包括吸气时间延长和呼气时间延长。呼吸强度异常，包括呼吸急促，胸部起伏显著；呼吸微弱，胸廓起伏不显。呼吸节律异常，包括呼吸节律不齐和呼吸与暂停交替出现。

3. 望腹部 膈膜以下，骨盆以上的躯干为腹部。腹部望诊主要诊察腹部形态变化。正常人腹部平坦、对称，直立时腹部可稍隆起，约与胸平齐，仰卧时则稍凹陷。所以观察时注意有无隆起、凹陷、青筋暴露，有无黄疸、皮疹、水肿、瘀斑、脐形态是否异常等。腹部膨隆是指仰卧时腹壁明显高于胸耻连线。若单腹膨胀，四肢消瘦者，多属鼓胀病，多因肝郁脾虚，水停瘀阻所致；若腹部胀大，周身浮肿者，属水肿病；若仅见腹部膨隆，多见于积聚病，多因瘀血停滞所致。腹部凹陷是指仰卧时前腹壁明显低于胸耻连线，亦称舟状腹。新病为剧烈吐泻，津液大伤；久病为脾胃虚弱，气血不足，或伴肉削着骨者，为脏腑精血耗竭，属病危。腹壁青筋暴露是指腹大坚满，腹壁青筋怒张，多因肝郁脾虚，湿停瘀阻日久所致，可见于鼓胀重症。

4. 望背部 由项至腰的躯干后部称为背。正常人腰背部两侧对称，起立时脊柱居中，颈、腰段稍向前弯曲，胸、骶段稍向后弯曲，但无左右侧弯，腰背俯仰转侧自如。脊柱后突是指脊骨过度后弯，致使前胸塌陷，背部凸起，又名龟背，俗称"驼背"。多由肾气亏虚、发育异常，或脊椎疾患所致，亦可见于老年人。脊柱侧弯是指脊柱偏离正中线向左或右歪曲。多由小儿发育期坐姿不良所致，亦可见于先天肾精不足，发育不良的患儿和一侧胸部有病的患者。脊疳是指患者极度消瘦，以致脊骨突出似锯，为脏腑精气极度亏损之象。角弓反张是指患者脊背后弯，

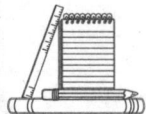

反折如弓，常兼颈项强直，四肢抽搐，为肝风内动，筋脉拘急之象。痈、疽、疮、毒，生于脊背部位的统称发背，多因火毒凝滞肌腠而成。

5. 望腰部　季肋以下，髂嵴以上的躯干后部谓之腰。望腰部主要观察其形态变化。如腰部疼痛，转侧不利者，称为腰部拘急，可因寒湿外侵，经气不畅，或外伤闪挫，血脉凝滞所致。腰部皮肤生有水疱，如带状簇生，累累如珠的，叫缠腰火丹。

（四）望四肢

四肢是两下肢和两上肢的总称。望四肢主要是诊察手足、掌腕、指趾等部位的形态及色泽变化。五脏均与四肢有关，而脾与四肢的关系尤为密切；且四肢是手足十二经脉循行之处。故望四肢可以诊察五脏和经脉的病变。肌肉萎缩是指四肢或某一肢体肌肉消瘦、萎缩，松软无力。多因气血亏虚或经络阻闭，肢体失养所致。四肢肿胀是指全身浮肿的一部分，也有仅足跗肿胀，按有压痕，见于水肿病。膝部肿大是指膝部红肿热痛，屈伸不利，见于热痹；若膝肿大而股胫消瘦，形如鹤膝，称为鹤膝风，多因寒湿久留，气血亏虚所致。下肢畸形是指起立时两踝并拢而两膝分离，称为膝内翻或罗圈腿；两膝并拢而两踝分离，称为膝外翻。踝关节呈固定内收位，称足内翻；呈固定外展位，称足外翻。皆属先天不足或后天失养，发育不良所致。青筋暴露是指小腿青筋怒张，形似蚯蚓。多为寒湿内侵、络脉血瘀所致。手指变形是指关节呈梭状畸形，活动受限者，多为风湿久蕴，筋脉拘挛所致。指（趾）末节膨大如杵者，称为杵状指，多由久病心肺气虚，血瘀湿阻而成。

四肢抽搐是指四肢筋脉挛急与弛张间作，舒缩交替，动而不止。多因肝风内动，筋脉拘急所致。常见于痉证、痫证、惊证等病证。手足颤动是指手或下肢不自主地颤抖或振摇不定。多因血虚筋脉失养或中风先兆，亦可由饮酒过度所致。手足蠕动是指手足掣动迟缓，类似虫行。多因脾胃气虚，筋脉失养所致。手足拘急是指手足筋肉挛急不舒。在手可表现为腕部屈曲，手指强直，拇指内收近掌心与小指相对；在足可表现为踝关节后弯，足趾挺直而稍向足心。多因寒邪凝滞，血虚筋脉失养所致。肢体痿废是指肢体痿软无力，筋脉弛缓，甚则肌肉萎缩，痿弱不用。多因精津亏虚或湿热侵袭，筋脉失养所致。一侧肢体痿弱不用称为"半身不遂"，多见卒中后遗症，多由风痰阻络所致。双下肢痿弱不用，见于截瘫患者，多由外病或脊椎病变引起。循衣摸床、撮空理线、手抚衣被如有所见，谓之"循衣"；手常摸床似欲取物者，谓之"摸床"；两手向空中捉物者，谓之"撮空"；两手相引如拈丝线者，谓之"理线"。循衣摸床、撮空理线为神志异常之表现。

（五）望皮肤

皮肤为一身之表，是保护机体内脏、防御外邪侵袭的重要屏障。望皮肤主要诊察其色泽、形态及皮肤特有病证如斑、疹、疔、疖等。

1. 色泽异常　皮肤发赤是指色如涂丹者，称为丹毒。发于头面，称抱头火丹；发于小腿，称流火；发于全身游走不定，称赤游丹。多由风热或湿热化火所致，亦可因外伤染毒所致。皮肤发黄，若面、目、皮肤、小便俱黄者，为黄疸。注意阳黄与阴黄的鉴别。皮肤色黑，若身目发黄，黄中显黑，黑而晦暗者，称为"黑疸"，多由肾阳虚衰，温运无力，血行不畅所致。若色黑干枯不荣，多由劳伤肾精、肌肤失养所致。皮肤白斑是指皮肤局部明显变白，斑片大小不等，界限清楚，且无异常感觉，称为白癜风，多因风湿侵袭，气血失和，血不荣肤所致。

2. 形态异常　皮肤干燥是指皮肤干枯无华，甚至皲裂、脱屑，多因阴津已伤，营血亏虚，肌肤失养所致，或因外邪侵袭，气血滞涩所致。皮肤虚浮肿胀，按有压痕，多属水湿泛滥。肌肤甲错是指皮肤干枯粗糙，状若鱼鳞，多由瘀血日久，肌肤失养所致。

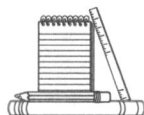

3. 皮肤病证

（1）斑疹　斑是指皮肤黏膜出现深红色或青紫色片状斑块，平铺于皮肤，抚之不碍手，压之不褪色者。有阳斑、阴斑之分，凡色深红或紫红伴实热见症者为阳斑，多由热邪亢盛，内迫营血而发；色青或淡紫，隐隐稀少伴气虚见症者为阴斑，多由脾气虚衰，血失统摄所致。

疹是指皮肤出现红色或紫红色粟粒状疹点，高出皮肤，抚之碍手，压之褪色者。常见的有麻疹和风疹。麻疹为儿科常见传染病，多发于冬末春初。先有类似感冒之症，2～3天后颊黏膜可见麻疹斑，发热3～4天后，疹子先见于耳后发际，渐及颜面、躯干、四肢，疹发透彻后按出现的顺序逐渐隐退。此为外感麻毒时疫之邪所致。风疹疹色淡红，细小稀疏，皮肤瘙痒，为外感风邪所致。

无论斑或疹，在外感病中见之，若色红身热，先见于胸腹，后延及四肢，斑疹透发后热退神清者，是邪去正安，为顺；若斑疹布点稠密成团，色深红或紫暗，先见于四肢，后延及胸腹，壮热不退，神志不清者，是邪气内陷，为逆。

（2）水疱　白痦是指皮肤出现的一种白色小疱疹，晶莹如粟，高出皮肤，擦破流水，颈胸多发，偶见四肢，面部不发，又名"白疹"。多因外感湿热郁于肌表，汗出不彻而发，常见于湿温病。

知识链接

白痦主治方薏苡竹叶散

薏苡竹叶散出自《温病条辨》卷二，其药物组成为薏苡仁、滑石、茯苓、竹叶、连翘、白蔻仁、通草。其主要功效为清热利湿，主治湿郁经脉，身热身痛，汗多自利，胸腹白疹（白痦）。

薏苡竹叶散所治之证，为风湿郁热相搏，郁滞经脉毛窍所致。"汗多则表阳开，身痛则表邪郁，表阳开而不解表邪，其为风湿无疑。盖汗之解者寒邪也，风为阳邪，尚不能以汗解，况湿为重浊之阴邪，故虽有汗不解也。""自利者，小便必短，白疹者，风湿郁于孙络毛窍，此湿停热郁之证。故主以辛凉解肌表之热，辛淡渗在里之湿，俾表邪从气化而散，里邪从小便而驱。"（《温病条辨》卷二）方中以连翘辛凉解表祛风热，蔻仁芳香宣化湿浊，薏苡仁、茯苓甘淡健脾渗湿，通草、竹叶、滑石清热利湿。诸药相合，共奏清热利湿之效。

水痘是指小儿皮肤出现粉红色斑丘疹，很快变成椭圆形的小水疱，晶莹明亮，浆液稀薄，皮薄易破，大小不等，分批出现，常兼有轻度恶寒发热表现。多因外感时邪，内蕴湿热所致。

湿疹是指周身或局部皮肤出现红斑、瘙痒，迅速形成丘疹、水疱，破后渗液，形成红色湿润之糜烂面。多因湿热蕴结，复感风邪，郁于肌肤所致。

（3）疮疡　是指发于皮肉筋骨之间的化脓性外科疾患。

痈是指患部红肿高大，根盘紧束，焮热疼痛，易于成脓。属阳证，多为湿热火毒蕴结，气血壅滞所致。其特点是未成脓易消，已成脓易溃，脓液黏稠，疮口易敛。

疽是指患部漫肿无头，皮色不变或晦暗，不热少痛麻木，难于酿脓，属阴证，多因气血亏虚，阴寒凝滞所致。其特点是未成脓难消，已成脓难溃，脓汁稀薄，疮口难敛，溃后易伤筋骨。

疔是指患部顶白细小如粟，根深如钉，麻木痒痛。多发于颜面和手足。多由外感疫毒、疬毒、火毒等邪所致。其特点是邪毒深重，易于扩散。

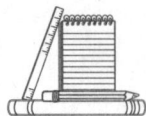

疖是指患部形小而圆，红肿热痛不甚，脓出即愈。多由外感热毒或湿热蕴结所致。其特点是病位表浅，症状轻微。

（六）望二阴

前阴为生殖和排尿器官，后阴指肛门，为排便之门户。前阴为肾所司，宗筋所聚，太阴、阳明经所会，阴户通于胞宫并与冲任二脉密切相关，肝经绕阴器，故前阴病变与肾、膀胱、肝关系密切。后阴亦为肾所司，又脾主运化，升提内脏，大肠主传导糟粕，故后阴病变与脾、胃、肠、肾关系密切。

1. 望前阴　望男性前阴应注意观察阴茎、阴囊和睾丸是否正常，有无硬结、肿胀、溃疡和其他异常的形色改变。对女性前阴的诊察要有明确的适应证，由妇科医生负责检查，男医生需在女护士陪同下进行。

男性阴囊或女性阴户肿胀，称为阴肿。阴肿而不痒不痛者，可见于水肿病。阴囊肿大，一般称为疝气，可因小肠坠入阴囊，或内有瘀血，水液停积，或脉络迂曲，睾丸肿胀等引起。若阴囊或阴户红肿、瘙痒、灼痛，多为肝经湿热下注所致。男性阴囊阴茎或女性阴户收缩，拘急疼痛，称为阴缩。多因寒邪侵袭肝经，凝滞气血，肝脉拘急收引所致。前阴部生疮，或有硬结破溃腐烂，时流脓水或血水者，称为阴疮，多因肝经湿热下注，或感染梅毒所致。若硬结溃后呈菜花样，有腐臭气，则多为癌肿，病属难治。男子阴囊或女子大小阴唇起疹，瘙痒灼痛，湿润或有渗液者，分别称为肾（阴）囊风、女阴湿疹。多由肝经湿热下注，风邪外袭所致；若日久皮肤粗糙变厚者，多为阴虚血燥之证。小儿睾丸过小或触不到，多属先天发育异常，亦可见于痄腮后遗症（睾丸萎缩）。妇女阴户中有物突出如梨状，名为阴挺。多由脾虚中气下陷，或产后劳伤，使胞宫下坠阴户之外所致。

2. 望后阴　望诊时应注意观察肛门部有无红肿、痔疮、裂口、瘘管及其他病变。

肛门周围局部红肿疼痛，状如桃李，破溃流脓者，为肛痈。多由湿热下注，或外感邪毒阻于肛周而成。肛门与肛管的皮肤黏膜有狭长裂伤，可伴有多发性小溃疡，排便时疼痛流血者，为肛裂。多因热结肠燥或阴津不足，燥屎内结，努力排便时撑伤肛门皮肤，或湿热下注所致。肛门内外生有紫红色柔软肿块，突起如峙者，为痔疮。其生于肛门齿状线以内者为内痔，生于肛门齿状线以外者为外痔，内外皆有者为混合痔。多由肠中湿热蕴结或血热肠燥，或久坐、负重、便秘等，使肛门部血脉瘀滞所致。肛痈成脓自溃或切开后，久不敛口，外流脓水，所形成的管腔，称为肛瘘。瘘管长短不一，或通入直肠，局部痒痛，缠绵难愈。直肠黏膜或直肠全层脱出肛外为脱肛。轻者便时脱出，便后缩回；重者脱出后不能自回，须用手慢慢还纳。多由脾虚中气下陷所致。

三、望排出物

望排出物是指观察患者的分泌物、排泄物和某些排出体外的病理产物的形、色、质、量的变化来诊察病情的方法。望排出物变化总的规律是凡色白、质稀者，多属虚证、寒证；凡色黄、质稠者，多属实证、热证。

（一）望痰涎

1. 望痰　痰为机体水液代谢失常所形成的一种病理产物。因肺、脾、肾三脏与水液代谢密切相关，肺为贮痰之器，脾为生痰之源，肾为生痰之根。因此，望痰对于诊察肺、脾、肾三脏的功能状态及病邪的性质有一定的意义。痰白清稀者，属寒痰，因寒邪阻肺，津凝不化成痰，或脾阳不足，湿聚为痰；痰黄稠有块者，属热痰，多因热邪犯肺，煎津为痰；痰少而黏，难于

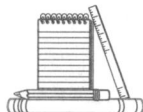

咯出者，属燥痰，因燥邪犯肺，耗伤肺津，或肺阴虚所致；痰白滑量多，易于咯出者，属湿痰，因脾失健运，水湿内停，聚而成痰；痰中带血，色鲜红者，称为咯血，多因肺阴亏虚、肝火犯肺或痰热壅肺，肺络受损所致；咯吐脓血痰，气腥臭者，为肺痈，因热毒壅肺，化腐成脓所致。

2.望涎　涎为脾之液，由口腔分泌，具有濡润口腔、协助进食和促进消化的作用。望涎可以诊察脾和胃的病变。口流清涎量多者，多属脾胃虚寒；口中时吐黏涎者，多属脾胃湿热；小儿口角流涎，涎渍颐下，称为"滞颐"，多由脾虚不能摄津所致，亦可见于消化不良或胃热、虫积等；睡中流涎者，多为胃中有热、宿食内停或痰热内蕴。

（二）望呕吐物

胃中之物上逆，自口而出为呕吐物。胃气以降为顺，若胃气上逆，使胃内容物随之返上出口，则成呕吐。若呕吐物清稀无臭，多是寒呕，多由脾胃虚寒或寒邪犯胃所致。呕吐酸臭秽浊，多为热呕，因邪热犯胃，胃有实热所致。呕吐痰涎清水，量多，多是痰饮内阻于胃。呕吐未消化的食物，腐酸味臭，多属食积。若呕吐频发频止，呕吐不化食物而少有酸腐，为肝气犯胃所致。若呕吐黄绿苦水，因肝胆郁热或肝胆湿热所致。呕吐鲜血或紫暗有块，夹杂食物残渣，多因胃有积热或肝火犯胃，或素有瘀血所致。

（三）望大便

大便色黄，呈条状，干湿适中，便后舒适者，是正常大便。大便清稀，完谷不化，或如鸭溏者，多属寒泻；如大便色黄稀清如糜，有恶臭者，属热泻；大便色白，多属脾虚或黄疸；大便燥结者，多属实热证；大便干结如羊屎，排出困难，或多日不便而不甚痛苦者为阴血亏虚；大便如黏冻而夹有脓血且兼腹痛，里急后重者，是痢疾；便黑如柏油，是胃络出血；小儿便绿，多为消化不良的征象；大便下血，有两种情况，如先血后便，血色鲜红，是近血，多见于痔疮出血；若先便后血，血色褐暗，是远血，多见于上消化道出血。

（四）望小便

正常小便颜色淡黄，清净不浊。如小便清长量多，伴有形寒肢冷，多属寒证；小便短赤量少，伴有灼热疼痛，多属热证；尿浑如膏脂或有滑腻之物，多是膏淋；尿有砂石，小便困难而痛，为石淋；尿中带血，为尿血，多属下焦热盛，热伤血络；尿血，伴有排尿困难而灼热刺痛者，是血淋；尿混浊如米泔水，形体日瘦，多为脾肾虚损。

四、望小儿指纹

指纹是浮露于小儿两手食指掌侧前缘的脉络。观察小儿指纹形色变化来诊察疾病的方法，称为"指纹诊法"，仅适用于3岁以下的小儿。指纹是手太阴肺经的一个分支，故与诊寸口脉意义相似。

指纹分风、气、命三关，即食指近掌部的第一节为风关，第二节为气关，第三节为命关。

（一）望指纹的方法

将患儿抱到光亮处，医者用左手的食指和拇指握住患儿食指末端，以右手大拇指在其食指掌侧，从命关向气关、风关直推几次，用力要适当，使指纹更为明显，便于观察。

（二）望指纹的临床意义

正常指纹，络脉色泽黄红相兼，隐隐于风关之内，大多不浮露，甚至不明显，多是斜形、单枝、粗细适中。

1.纹位变化　根据指纹在手指三关中出现的部位，以测邪气的浅深、病情的轻重。指纹显

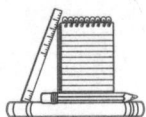

于风关附近者，表示邪浅，病轻；指纹过风关至气关者，为邪已深入，病情较重；指纹过气关达命关者，是邪陷病深之兆；若指纹透过风、气、命三关，一直延伸到指甲端者，是所谓"透关射甲"，揭示病情危重。

2.纹色变化　纹色鲜红多属外感风寒。纹色紫红，多主热证。纹色青，主风证或痛证；纹色青紫或紫黑色，是血络郁闭。纹色淡白，多属脾虚。

3.纹形变化　如指纹浮而明显的，主病在表；沉隐不显的，主病在里。纹细而色浅淡的，多属虚证；纹粗而色浓滞的，多属实证。

望小儿指纹的要点：浮沉分表里，红紫辨寒热，淡滞定虚实，三关测轻重，纹形色相参，留神仔细看。

五、望舌

舌诊以望舌为主，还包括舌觉（味觉）诊法之问诊与扪、擦、揩、刮之切诊。望舌是通过观察舌象进行诊断疾病的一种望诊方法。舌象是由舌质和舌苔两部分的色泽形态所构成，所以望舌主要是望舌质和望舌苔。舌与内脏的联系，主要是通过经脉的循行来实现的。心、肝、脾、肾等脏及膀胱、三焦、胃等腑均通过经脉、经别或经筋与舌直接联系。舌不仅是心之苗窍，脾之外候，且是五脏六腑之外候。在生理上，脏腑的精气可通过经脉联系上达于舌，发挥其营养舌体并维持舌的正常功能活动。在病理上，脏腑的病变影响精气的变化而反映于舌。具体划分法有下列三种。心肺居上，故以舌尖主心肺；脾胃居中，故以舌中部主脾胃；肾位于下，故以舌根部来主肾；肝胆居躯体之侧，故以舌边主肝胆，左边属肝，右边属胆。这种说法，一般用于内伤杂病。以三焦位置上下次序来分属诊舌部位，舌尖主上焦，舌中部主中焦，舌根部主下焦。这种分法多用于外感病变。以舌尖部主上脘，舌中部主中脘，舌根部主下脘。这种分法，常用于胃肠病变。

望舌内容可分为望舌质和舌苔两部分。舌质又称"舌体"，是舌的肌肉和脉络等组织。望舌质又分为望神、色、形、态四方面。舌苔是舌体上附着的一层苔状物，望舌苔可分望苔色和望苔质两方面。

正常舌象，简称淡红舌、薄白苔。具体说，舌体柔软，运动灵活自如，颜色淡红而红活鲜明；胖瘦老嫩大小适中，无异常形态；舌苔薄白润泽，颗粒均匀，薄薄地铺于舌面，揩之不去，其下有根与舌质如同一体，干湿适中，不黏不腻等。总之，将舌质、舌苔各基本因素的正常表现综合起来，便是正常舌象。

（一）望舌质

1.舌神　主要表现在舌质的荣润和灵动方面。察舌神之法，关键在于辨荣枯。荣者，荣润而有光彩，表现为舌的运动灵活，舌色红润，鲜明光泽，富有生气，是谓有神，虽病亦属善候。枯者，枯晦而无光彩，表现为舌的运动不灵，舌质干枯，晦暗无光，是谓无神，属凶险恶候。

2.舌色　即舌质的颜色。一般可分为淡白、淡红、红、绛、紫、青几种。除淡红色为正常舌色外，其余都是主病之色。

（1）淡红舌

【特征】舌色淡红润泽，白中透红。

【意义】淡红反映心气充足，胃气强盛，气血健运，为气血调和之象。见于健康人；也可见外感病初期，病情轻浅，尚未伤及气血及内脏，舌色仍可保持淡红色；内伤杂病，若见舌色淡红明润，提示阴阳平和，气血充盈，病情尚轻，或为疾病转愈之佳兆。

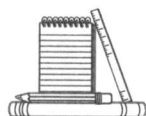

（2）淡白舌

【特征】比正常舌色浅淡，舌色白多红少。

【意义】主气血两虚、阳虚、寒证。气血亏虚，血不上荣，或阳气不足，运血无力，致舌肌脉络空虚而不充盈。如淡白湿润，舌体胖嫩，属阳虚水湿内停；淡白光莹，舌体瘦薄，为气血两虚；如舌色淡白，苔白厚而滑，为感受寒湿之实寒证。

（3）红舌

【特征】较正常舌色红，甚至呈鲜红色。红舌可见于整个舌体，或单见舌尖、舌边。

【意义】主热证，但有虚、实之分。邪热亢盛，气血蒸腾，舌部血脉充盈所致。如全舌老红苔黄者，为实热证；如舌体略小，舌鲜红少苔，或无苔，或裂纹者，为虚热证。如舌尖红赤破溃，多为心火上炎；如舌两边红赤，多为肝胆热盛；如舌红有出血点，如外感热病多为邪热迫血妄行，行将吐衄、发斑，如内伤杂病往往是内脏出血的征兆。

（4）绛舌

【特征】较红舌颜色更深，或略带暗红色。

【意义】主热入营血、阴虚火旺。绛舌多由红舌发展而成。热入营血，耗伤营阴，血行瘀滞；或阴虚水涸，虚火上炎所致。舌绛有苔，多属热入营血；绛色愈深，热邪愈甚；舌绛而少苔或无苔，或有裂纹，则为阴虚火旺。

（5）青紫舌

【特征】全舌呈紫色，为红绛舌加深加暗而成。在淡白舌中泛现紫色者，称为淡紫舌；在绛舌中泛现紫色者，称为绛紫舌；舌体出现青紫色斑点，大小不等，不高出舌面者，称为斑点舌。大者称为瘀斑，小者称为瘀点。

【意义】主气血运行不畅。全舌青紫，多为全身性血行瘀滞；舌有紫色斑点者，是瘀血阻滞于某局部。舌色紫红或绛紫，干枯少津，舌苔黄而干，多为热毒壅盛，内入营血，营阴受灼，气血壅滞所致；舌色淡紫或紫暗而湿润，多为阳气虚衰，运血无力，或阴寒内盛，血脉瘀滞所致；舌色青紫为寒凝血瘀之重症，提示阴寒极盛，阳气受遏，血行凝泣。酒毒内蕴可见肿胀之紫舌，多见于酒癖患者。此外，青紫肿大舌可见于某些先天性心脏病或药物、食物中毒等。

3. 舌形 是指舌体的形状，包括老嫩、胖瘦、胀瘪、裂纹、芒刺、齿痕等异常变化。

（1）老、嫩

【特征】舌质纹理粗糙或皱缩，形色坚敛而不柔软，舌色较暗者称为苍老舌；舌质浮胖娇嫩，纹理细腻，舌色浅淡者称为娇嫩舌。

【意义】老舌多见于实证，嫩舌多见于虚证。实邪亢盛，正邪剧争，气血壅滞，使舌质显得坚敛苍老；气血不足，不能充盈舌体，或阳虚不化，津液内停，使舌体显得浮胖娇嫩。

（2）胖、瘦

【特征】舌体较正常舌大而厚，伸舌满口者称为胖大舌。舌体肿大满嘴，甚至不能闭口，舌体不能缩回者称为肿胀舌。舌体比正常舌瘦小而薄者称为瘦薄舌。

【意义】胖大舌多主水湿内停、痰湿热毒上泛，多由气虚、阳虚、水液内停所致，胖大舌多兼见舌边齿痕。平素嗜酒又病温热，热邪夹酒毒上涌，致舌紫绛而肿胀。心脾热盛，气血上涌，舌络过度充盈，而致舌红绛、肿胀。瘦薄舌总由气血阴液不足，不能充盈舌体，舌失濡养所致。其中舌体瘦薄而淡者，为气血两虚；舌体瘦薄而色红绛干燥者，为阴虚火旺。

（3）点、刺

【特征】是蕈状乳头肿胀或高突而形成。点是指突起于舌面的红色或紫红色星点，其中大者

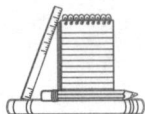

为星，称红星舌；小者为点，称红点舌。刺是指舌乳头突起如刺，摸之棘手的红色或黄黑色点刺，称为芒刺舌。点刺多见于舌尖部。

【意义】主脏腑热极，血分热盛。舌尖生点刺，多为心火亢盛；舌中生点刺，多为胃肠热盛；舌边生点刺，多为肝胆火盛。舌红生芒刺，多为气分热盛；点刺色鲜红，多为血热内盛，或阴虚火旺；点刺舌紫绛，为热入营血而气血壅滞。

（4）裂纹

【特征】舌面上出现各种形状的裂纹、裂沟，深浅不一，裂沟中并无舌苔覆盖。裂纹可见于全舌，亦可见于局部。

【意义】主阴亏血乏。邪热内盛，阴液大伤，或阴虚液亏，舌体失于濡养，可致舌红绛而有裂纹；血虚不能上荣于舌，则舌淡白而有裂纹；脾失健运，湿邪内侵，精微不能濡养舌体，则舌淡白胖嫩而有裂纹。在健康人中，约0.5%的人舌面上有纵横裂纹，上有舌苔覆盖，且无不适症状，称先天性裂纹舌，不属病态。

（5）齿痕

【特征】舌体边缘见牙齿的痕迹，多因舌体胖大而受齿缘挤压所致，常与胖大舌同见。

【意义】主脾虚、湿盛。舌淡白而有齿痕，多为脾气虚弱；舌红苔腻而有齿痕，则为湿热痰浊壅滞所致。

4. 舌态 指舌体运动时的状态。正常舌态是舌体活动灵敏，伸缩自如，病理舌态有痿软、强硬、歪斜、颤动、吐弄、短缩等。

（1）痿软

【特征】舌体软弱无力，不能随意伸缩转动。

【意义】主阴液亏损、气血亏虚。舌痿软而淡白无华者，属于气血虚衰，舌体失养所致；舌红干而渐痿者，为肝肾阴亏，舌肌筋脉失养所致。

（2）强硬

【特征】舌失柔和，卷伸不利，或不能转动，板硬强直，致语言謇涩。

【意义】主热入心包、高热伤津、风痰阻络。舌体强硬，胖大兼厚腻苔者，多因风痰阻络所致；舌体强硬而色红绛而少津者，多因邪热炽盛，多见于外感病热陷心包，或热盛伤津；舌强语言謇涩，伴肢体麻木、眩晕者，多为中风先兆。

（3）歪斜

【特征】张口或伸舌时舌体偏向一侧，或左或右。

【意义】多见于中风或中风先兆。肝风夹痰或痰瘀阻滞一侧经络所致。

（4）颤动

【特征】舌体不自主地震颤、抖动。轻者仅伸舌时颤动；重者不伸舌时亦抖颤不宁。

【意义】主虚损、动风。舌淡白而颤动者，多属血虚动风；舌绛紫而颤动者，多属热极生风；舌红少津而颤动者，多属阴虚动风；舌红绛而颤动不已，伴眩晕肢麻者，为肝阳化风。另外，酒毒内蕴亦可舌体颤动。

（5）吐弄

【特征】舌伸于口外，不能回缩者为吐舌；舌反复吐而即回，或舌反复舔口唇，掉动不宁者为弄舌。

【意义】主心脾有热。舌质红而吐弄，为心脾有热；舌色紫绛而吐弄，多见于疫毒攻心，或正气已绝；小儿智力发育不全，亦可见吐弄舌。

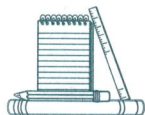

（6）短缩

【特征】舌体短、紧缩，不能伸长，甚至舌不抵齿。短缩舌常与痿软舌并见。

【意义】主病情危重。舌短缩，舌淡紫或青紫而湿润，多属阳气暴脱、寒凝筋脉；舌短缩而舌质淡嫩，多属气血俱虚；舌短缩而体胖大苔腻，多属脾虚不运，痰浊内蕴，经气阻滞；舌短缩而红绛干燥，多属热盛伤津，筋脉挛急。病中见舌短缩，是病情危重的表现。此外，先天性舌系带过短可见舌短缩，无辨证意义。

5. 望舌下络脉　舌底位于舌系带两侧各有一条纵行的大络脉，称为舌下络脉。正常的舌下络脉，其管径不超过 2.7mm，长度不超过舌尖至舌下肉阜连线的 3/5，颜色暗红，脉络无怒张、紧束、弯曲、增生，排列有序。舌下络脉的形色变化可反映气血的运行状况。舌下络脉色紫，脉形粗胀，弯曲柔软，或周围有结节者，多由气滞血瘀所致；色青或淡紫，脉形直而紧束者，多由寒凝血瘀，或阳虚血滞所致；舌底瘀丝，其色多青或紫，在脉络之间有紫色瘀点，甚至出现明显的瘀血舌底，多由瘀血所致。舌下络脉的变化，有时出现在舌色变化之前，因此，舌下络脉是分析气血运行情况的重要依据。

（二）望舌苔

舌苔是附着于舌面的一层苔状物，由脾胃阳气蒸化胃中水谷之气上聚于舌面而成。正常的舌苔表现为薄白均匀，干湿适中，舌面的中部和根部稍厚。异常舌苔多由外邪侵袭或脏腑失调，而致脾胃浊气上升而成。望舌苔主要是观察苔色和苔质的变化了解疾病的寒热虚实、阴阳表里、津液存亡及疾病发展趋势、预后吉凶等。

1. 苔质　指舌苔的形质。包括舌苔的厚薄、润燥、腐腻、剥落、有根无根等变化。

（1）薄、厚苔

【特征】薄苔是指透过舌苔能隐隐见到舌质者，又称"见底苔"；厚苔透过舌苔见不到苔下的舌质，又称"不见底苔"。

【意义】主要反映邪正盛衰。舌苔薄白属正常，亦主表证或病轻之里证。厚苔是胃气夹邪气熏蒸所致，主邪盛入里，或内有痰、饮、水、湿、食积等。在疾病过程中，舌苔厚薄的变化主要反映邪正的消长进退。舌苔由薄变厚，提示邪气渐盛，或表邪入里，为病进；舌苔由厚变薄，舌上复生薄白新苔，提示邪消正复，为病退。舌苔的厚薄转化以渐变为佳，若薄苔突然增厚，提示邪气极盛，迅速入里；厚苔骤然消退，而舌上无新苔复生，为正不胜邪，或胃气暴绝。

（2）润、燥苔

【特征】舌苔干湿适中，润泽有津，称为润苔；舌面水分过多，伸舌欲滴，扪之湿滑，称为滑苔。舌苔干燥，扪之无津，甚则干裂，称为燥苔。

【意义】主要反映体内津液变化情况。润苔属正常，病中见润苔，提示津液未伤，如风寒表证、湿证初起、食滞、瘀血等均可见润苔。滑苔为水湿之邪内聚的表现，主痰饮、主湿。燥苔主津液已伤，常见于高热、大汗、吐泻后，或过服温燥药物等；亦有因痰饮、瘀血内阻，阳气被遏，津液不能上承而见燥苔者，属津液输布障碍。糙苔多由燥苔加重而成。舌苔粗糙，津液全无，多见于热盛伤津之重症；苔质粗糙而不干者，多为秽浊之邪盘踞中焦。舌苔由润变燥，表示热盛津伤，或津失输布；舌苔由燥转润，为热退津复，或饮邪始化。

（3）腐、腻苔

【特征】苔质颗粒细腻致密，融合成片，如涂有油腻之状，中厚边薄，紧贴舌面，揩之不去，刮之不脱，称为腻苔。苔质颗粒粗大，质地疏松，状如豆腐渣堆积于舌面，边中皆厚，揩之易去，称为腐苔。若舌上黏厚一层，有如疮脓，则称脓腐苔。

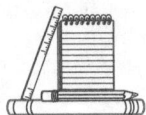

【意义】主痰浊、食积，脓腐苔主内痈。苔薄腻，或腻而不板滞者，主食积，或脾虚湿困；苔白腻而滑，主痰浊、寒湿内阻；苔黏腻而厚，口中发甜，主脾胃湿热；苔黄腻而厚，主痰热、湿热、暑湿。腐苔为胃气衰败，湿浊上泛，多见于食积胃肠或痰浊内蕴。脓腐苔多见于内痈或邪毒内结，是邪盛病重的表现。病中腐苔渐退，续生薄白新苔，为病邪消散，正气渐复之象；若腐苔脱落，不能续生新苔者，为久病胃气衰败，属无根苔。

（4）剥落苔

【特征】舌苔全部或部分脱落，脱落处光滑无苔，称为剥苔，可分为前剥、中剥、后剥及花剥苔。舌苔不规则地剥脱，边缘凸起，界限清楚，形似地图，部位时有转移者，称为地图舌。舌苔剥脱处，舌面不光滑，仍有新生苔质颗粒，或舌乳头可见者，称为类剥苔。舌苔全部剥脱，舌面光洁如镜者，称为镜面舌，是剥苔中最严重者。

【意义】主胃气不足，胃阴枯竭或气血两虚。舌红苔剥者，多为阴虚；舌淡苔剥或类剥苔，多为血虚或气血两虚；镜面舌色红绛者，为胃阴枯竭，胃无生发之气；若舌苔部分脱落，未剥脱处仍有腻苔者，为正气已虚而痰浊之邪未化，病情较为复杂。舌苔从全到剥，是胃的气阴不足，正气渐衰的表现；舌苔剥脱后，复生薄白新苔，为邪去正胜、胃气渐复之佳兆。

（5）有根、无根苔

【特征】舌苔紧贴于舌面，中厚边薄，不易脱落，脱后新苔渐生者，称为有根苔；舌苔疏松浮于舌面，苔易刮脱，不易复生，或舌面光剥如镜者，称为无根苔。

【意义】有根苔是有胃气的征象，提示气血有源，预后良好；无根苔提示胃气衰败，气血乏源，预后不良。病之初中期，舌见有根苔且厚，为胃气壅实，病较深重；久病见有根苔，说明胃气尚存。新病出现无根苔，乃邪浊渐聚，病情较轻；久病出现无根苔，是胃气匮乏，不能上潮，病情危重。

（6）消长

【特征】消是指舌苔由厚变薄，由多变少地消退；长是指舌苔由无到有，由薄变厚地增长。

【意义】舌苔的消长是正邪相争的表现，可判断疾病的进退预后。消主邪气渐弱，是病退；长主邪气渐盛，是病进。若舌苔突然消退，往往是胃气暴绝的反映；若舌苔突然增厚，说明正气暴衰，邪气急剧入里。

2.苔色　即舌苔之颜色。一般分为白苔、黄苔和灰黑三类及兼色变化。由于苔色与病邪性质有关，所以观察苔色可以了解疾病的性质。

（1）白苔

【特征】舌面上附着的白色苔状物，称为白苔。有厚薄、润燥、滑腻之分。

【意义】多主表证、寒证、湿证，亦可见于热证。苔薄白而润，正常舌象，或为表证初起，或为里证病轻，或为阳虚内寒。苔薄白而滑，多为外感寒湿，或脾肾阳虚，水湿内停；苔薄白而干，常见于风热表证；苔白厚而干，为痰浊湿热内蕴；苔白厚腻，多为湿浊内停，或为痰饮、食积；苔白厚如积粉，扪之不燥者，称为积粉苔，常见于瘟疫或内痈等病，系秽浊湿邪与热毒相结而成；苔白而燥裂，粗糙如砂石，提示邪热炽盛，阴津大亏。

（2）黄苔

【特征】黄苔有淡黄、深黄、焦黄之分。苔呈浅黄色，称淡黄苔或微黄苔；苔色黄而深厚，称深黄苔或正黄苔；舌苔深黄中带黑褐色，称焦黄苔或老黄苔。

【意义】主热证、里证。淡黄苔为热轻，深黄苔为热甚，焦黄苔为热极；舌苔由白转黄，或

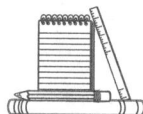

黄白相间，为外感表邪化热入里阶段；舌苔薄黄，提示邪热较轻，多见于风热表证，或风寒化热入里初期；黄滑苔，多为阳虚寒湿之体，痰饮聚久化热，或为气血亏虚，复感湿热之邪；黄腻苔，为湿热或痰热内蕴，或食积化热；深黄苔燥，主热甚伤津；黄而干，中有裂纹似花瓣称黄瓣苔，为燥热内结胃肠；焦黄苔，为热盛伤津，燥结腑实之证。

（3）灰黑苔

【特征】苔色浅黑，称为灰苔；苔色深灰，称为黑苔。灰苔与黑苔只是颜色浅深之差别，黑苔多由灰苔或焦黄苔发展而来，故常并称为灰黑苔。

【意义】主热极或寒极。苔灰黑而干燥，为热极伤阴，阴虚火旺；苔灰黑而润滑，为阴盛阳虚，痰湿久郁；舌边尖呈白腻苔，而舌中舌根部出现灰黑苔，舌面湿滑，多为阳虚寒湿内盛或痰饮内蕴；舌边尖为黄腻苔，而舌中为灰黑苔，多为湿热内蕴，日久不化所致；舌苔焦黑干燥，舌质干裂起刺，为热极津枯之征；苔黄黑者，为霉酱苔，多由胃肠素有湿浊宿食，积久化热，熏蒸秽浊上泛舌面所致，亦可见于湿热夹瘀的病证。

知识链接

绿苔、霉苔的临床意义

绿苔，较为少见，多由白苔转化而来。绿苔与灰黑苔意义相似，但多主热证而不主寒证。若满舌滑腻苔，中见绿苔，多为湿热痰饮，阴邪化热之候。

霉苔，舌上罩着一层夹有黏液之灰白垢腻，颜色晦暗，或杂有白色霉点，轻者仅见一部分，重者满舌皆是。《辨舌指南》说："舌与满口生白衣如霉苔，或生糜点者，胃体腐败也。"舌生霉苔多因胃肾虚火，湿邪内踞，虚热与湿毒蕴郁熏蒸而成。其轻者，仅见舌之局部，是正虚邪盛之候；若满口白衣，或糜点如米粒之状，是津液悉化腐浊，病变严重，预后不良。

（三）舌质与舌苔的综合诊察与分析

观察舌体可以了解脏腑虚实，气血津液盛衰；也可辨病之寒热深浅、正邪消长。察舌神是观察舌质的色泽和动态，体现在舌色与舌体运动方面。舌色淡红、鲜明，舌质滋润，舌体活动自如为有神气；若舌色晦暗、枯涩，舌体活动不灵为无神气。临床时应对舌体与舌苔进行综合分析。胃气主要是对舌苔有根、无根的观察。舌象有神气、有胃气，表明正气未衰，病情较轻，或病情虽重，预后良好；舌象无神气、无胃气，提示正气已虚，或不易恢复，病情较重，预后较差。舌质与舌苔变化，反映生理、病理意义各有所侧重，舌质主要反映脏腑气血津液盛衰，舌苔主要反映病邪性质和胃气盛衰。仅舌苔异常变化，主要提示病邪性质、病程长短、病位深浅、病邪盛衰和消长等方面情况。仅舌体异常变化，主要反映脏腑功能强弱，气血津液之盈亏及运行的畅滞，或为病邪损及营血之程度等。舌质和舌苔的变化是统一的，主病保持一致，说明病机相同。如舌红，舌苔黄，两者均主热，综合判断为实热证，津液已伤；舌体淡嫩主虚寒，舌苔白厚润为里寒证，此为里虚寒证舌象。舌质与舌苔在临床实践中变化并不总是统一的，有时甚至出现相反状况，一般来说，舌质反映正气，舌苔反映病邪，如舌淡，苔黄腻，淡白舌多主虚寒，黄腻苔常为湿热之征，因平素脾胃虚寒，感受湿热之邪，可见上述舌象。舌苔、舌质相反常见舌象如舌淡苔黄滑，主素体阳虚，感受湿热；舌淡苔燥，主脾肺气虚证或燥邪伤肺证；舌淡苔黄燥，主气血两虚兼气分热盛；舌红苔黄滑腻，主胃肠湿热；舌绛苔白粉，主瘟疫邪陷

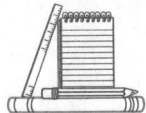

营分；舌青紫苔黄滑，主寒凝血脉，兼痰食内停。

在疾病发展过程中，舌象随之相应变化，通过对舌象的观察，可了解疾病顺逆、进退。如外感病中，舌苔由薄变厚，表明病邪由表入里；舌苔由白转黄，为病邪化热之象；舌色转红，舌苔干燥，为邪热充斥，气营两燔；舌苔剥落，舌质光红，为热入营血，气阴俱伤。内伤杂病发展过程中，中风患者舌质淡红，苔薄白，示为病情较轻，预后良好；舌色由淡红转红，再转暗红、红绛、紫暗，舌苔由白转黄腻或焦黑，示为风痰化热，瘀血阻滞。舌色由暗红、紫暗转为淡红，舌苔渐化，提示病情趋向稳定好转。掌握舌象与疾病发展的变化关系，便可更好地认识疾病演变规律，为"治未病"提供重要依据。

观察舌的神、色、形态的变化是判断正气盛衰的重要依据。舌质红润，主气血旺盛；舌色淡白，为气血两虚；舌色暗滞，运动失灵，是为失神，提示脏气衰败，正气大伤，预后不良。舌苔的有无又可判断胃气的存亡，舌苔有根，是胃气充足；舌苔无根或光剥无苔，是胃气衰败。不同性质病邪，引起舌象不同改变。热邪致舌红绛，舌苔黄或灰黑而干燥；寒邪致舌淡紫，苔白或灰黑而滑腻；燥邪致舌红少津；湿浊、痰饮、食积内阻或外感秽浊之气，见舌苔厚腻；内有瘀血，见苔紫暗或有斑点，或舌下络脉怒张。

随着邪气入侵人体部位加深，舌象会发生相应变化。苔厚提示病位已深，主病邪入里；苔薄提示病位尚浅，主病邪在表。舌绛紫提示病邪已深入营血；舌红提示病邪尚在气分。

观察舌象，可知疾病发展进退趋势。苔色由白转黄，由黄转灰黑，苔质由薄转厚，由润转燥，多为病邪由寒化热，由轻变重，由表入里，邪热内盛，津液耗伤，多为病进；舌苔由厚变薄，由黄转白，由燥变润，为病邪渐退，津液复生，多属病情向愈；舌苔骤增骤退，多为病情暴变所致；薄苔突然增厚，是邪气急骤入里表现，多为恶候；满舌厚苔突然消退，是邪盛正衰，胃气暴绝表现，多为恶候。

观察舌象，判断病情预后。舌荣有神，舌面有苔，舌态正常者，为胃气未败，邪气未盛，正气未伤，预后较好；舌质枯晦，舌苔无根，舌态异常者，为胃气衰败，正气亏虚，病情多凶险。

（四）望舌方法与注意事项

1. 伸舌姿势　望舌时要求患者把舌伸出口外，充分暴露舌体。口要尽量张开，伸舌要自然放松，毫不用力，舌面应平展舒张，舌尖自然垂向下唇。

2. 望舌顺序　应循一定顺序进行，一般先看舌苔，后看舌质，按舌尖、舌边、舌中、舌根的顺序进行。

3. 望舌光线　应以充足而柔和的自然光线为好，面向光亮处，使光线直射口内，要避开有色门窗和周围反光较强的有色物体，以免舌苔颜色产生假象。

4. 饮食影响　饮食常使舌苔形、色发生变化。咀嚼食物反复摩擦，可使厚苔转薄；刚刚饮水，则使舌面湿润；过冷、过热的饮食及辛辣等刺激性食物，常使舌色改变。此外，某些食物或药物会使舌苔染色，出现假象，称为"染苔"。

第二节　闻　诊

闻诊包括听声音和嗅气味两个方面的内容，是医者通过听觉和嗅觉了解由病体发出的各种异常声音和气味，以诊察病情。

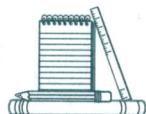

一、听声音

听声音是指听辨患者言语气息的高低、强弱、清浊、缓急等变化，以及脏腑病变所致的如咳嗽、呕吐、肠鸣等异常声响，来判断疾病的方法。

（一）正常声音

正常声音具有发声自然、音调和谐、言语清楚、言与意符、应答自如等特征，表示人体气血充盈，发声器官和脏腑功能正常。但是，由于年龄、性别和禀赋等个体差异，正常人的声音也有不同，如男性多声低而浊、女性多声高而清、儿童多声尖清脆、老人多声低浑厚。此外，语声的变化与情志变化亦有关，如喜时发声多欢悦、怒时发声多急厉、悲时发声多悲惨而断续、乐时发声多舒畅而缓和、敬则发声多正直而严肃、爱则发声多温柔等。这些因一时感情触动而发出的声音，都属于正常范围。

（二）病变声音

1. 异常声音　又称"病变声音"，是指疾病病理变化在语声、语言及其他声响方面的表现。

（1）音哑与失音　语声嘶哑，声低而清楚称音哑；发音不出称失音。临床发病往往先见音哑，病情继续发展则见失音，故二者病因病机基本相同，当先辨虚实。新病多属实证，因外感风寒，或风热袭肺，或痰浊壅肺，肺失清肃所致。久病多属虚证，因精气内伤，肺肾阴虚，虚火灼金所致。

（2）呻吟　是因痛苦而发出的声音。新病呻吟，声音高亢有力者，多为剧痛、实证；久病呻吟，声低无力者为虚证。

（3）惊呼　指由于出乎意料的刺激而突然发出喊叫声。骤发剧痛或惊恐常令人发出惊呼。小儿阵发惊呼，声尖惊恐，多是肝风内动、扰乱心神之惊风证。

2. 语言异常　"言为心声"，语言是神明活动的表现之一，心病则语言错乱，言与意不符，故语言的异常变化，主要反映心神的病变。

（1）狂言　表现为骂詈歌笑无常、胡言乱语、喧扰妄动、烦躁不安等，主要见于狂证，俗称"武痴""发疯"。患者情绪处于极度兴奋状态，属阳证、热证，多因痰火扰心、肝胆郁火所致。

（2）癫语　表现为语无伦次，自言自语或默默不语，哭笑无常，精神恍惚，不欲见人。主要见于癫证，俗称"文痴"。患者精神抑郁不振，属阴证，多因痰浊郁闭或心脾两虚所致。

（3）独语　表现为独自说话，喃喃不休，首尾不续，见人便止。多因心之气血不足，心神失养，或因痰浊内盛，上蒙心窍，神明被扰所致。

（4）错语　表现为语言颠倒错乱，或言后自知说错，不能自主，又称为"语言颠倒""语言错乱"，多因肝郁气滞，痰浊内阻，心脾两虚所致。

（5）谵语　表现为神志不清，胡言乱语，声高有力，往往伴有身热烦躁等，多属实证、热证。尤以急性外感热病多见。

（6）郑声　表现为神志昏沉，语言重复，低微无力，时断时续。多因心气大伤、神无所依而致。属虚证。

3. 呼吸异常　主要表现为喘、哮、上气、短气、气微、气粗等现象。

（1）喘　指呼吸困难，短促急迫，甚则张口抬肩，鼻翼扇动，不能平卧。发作急骤，气粗声高息涌，胸中胀闷，呼出为快，属实，多因肺失肃降，肺气上逆所致。发作徐缓，声低气怯，气短不续，动则喘甚，深吸为快，属虚，为肺肾气虚所致。

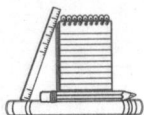

（2）哮　指呼吸急促，喉间伴有痰鸣声，是反复发作性的痰鸣气喘性疾患。多因痰饮内伏，复感外邪诱发，或因久居寒湿之地，或过食酸咸生冷所诱发。有寒哮、热哮之分。

（3）上气　以呼吸气急、呼多吸少为特点，可兼有气息短促，面目浮肿，为肺气不利，气逆于喉间所致。

（4）短气　以呼吸气急短促，气短不足以息，数而不相接续为特点，似喘而不抬肩，喉中无痰鸣音。

（5）少气　以呼吸微弱，语声低微无力为特点。患者多伴有倦怠懒言，面色不华，谈话时自觉气不足以言，常深吸一口气后再继续说话，为全身阳气不足之象。

4. 咳嗽　是指肺失肃降、肺气上逆作声的一种症状，包括咳声与嗽痰。古人认为有声无痰谓之咳，有痰无声谓之嗽，有痰有声谓之咳嗽。咳嗽病位在肺，但他脏病变累及到肺亦可出现咳嗽。《素问·咳论》说："五脏六腑皆令人咳，非独肺也。"咳声重浊，属实证，多由寒痰湿浊停聚于肺所致；咳声低微，属虚证；咳声不扬，痰稠色黄，不易咳出，多属热证；咳声沉闷，痰多易咯，多由痰湿阻肺所致；干咳无痰或少痰，多由燥邪犯肺或阴虚肺燥所致。咳声短促，呈阵发性、痉挛性，连续不断，咳声终止时有如鸡鸣样回声，称为顿咳，又称百日咳。多见于小儿，多由风邪与伏痰搏结所致。咳声如犬吠，伴声音嘶哑，呼吸困难，见于白喉，多由肺肾阴虚，火毒攻喉所致。

5. 呕吐　是指胃失和降，胃气上逆迫使胃内容物从口中而出的表现。前人以有声有物为呕，有物无声为吐，有声无物为干呕。但临床上难以截然分开，一般统称为呕吐。呕声微弱，吐势徐缓，呕吐物清稀者，为虚证、寒证。呕声壮厉，吐势较猛，呕吐物呈黏痰黄水，或酸或苦，为实证、热证。呕吐呈喷射状者，多由热扰神明，或因头颅外伤，颅内有瘀血、肿瘤等所致。呕吐酸腐味的食糜，多因食滞胃脘，胃气上逆所致。对于一些较为特殊的呕吐，须四诊合参，综合判断。如共同进餐后皆发呕吐，可能是食物中毒；呕吐、下利、腹痛并作，多为霍乱或类霍乱；朝食暮吐或暮食朝吐，称为反胃，多由脾肾阳虚所致；口干欲饮，饮后即吐，称为水逆证，多由痰饮内停所致。

6. 嗳气　是指胃中气体上出咽喉而发出的长而缓的声音，古称"噫"。总因胃失和降，胃气上逆所致。嗳气酸腐，兼脘腹胀满者，多因宿食内停所致。嗳气频作而响亮，嗳后胁脘胀减，并随情志变化而增减者，多因肝气犯胃所致。嗳声低沉断续，兼纳差食少者，多因胃虚气逆所致。嗳气频作，兼脘腹冷痛，得温痛减者，多因寒邪客胃，胃阳亏虚所致。

7. 呃逆　是胃气上逆，从咽部冲出，发出的一种不由自主的冲击声，为胃气上进，横膈拘挛所致。一般呃声高亢，音响有力的多属实、属热；呃声低沉，气弱无力的多属虚、属寒。实证往往发病较急，多因寒邪直中脾胃或肝火犯胃所致。虚证多因脾肾阳衰或胃阴不足所致。正常人在刚进食后，或遇风寒，或进食过快偶可见呃逆，大多自愈。

8. 叹息　又称"太息"，是指患者自觉胸中憋闷而长嘘气，嘘气后胸中略舒的一种表现。是因气机不畅所致，以肝郁和气虚多见。

9. 喷嚏　是指肺气上冲于喉鼻而突然爆发的声响。新病喷嚏频作，兼恶寒发热，鼻流清涕者，多因外感风寒，鼻窍不利所致；久病阳虚之人，突然出现喷嚏，多因阳气来复，病趋好转之佳兆。

10. 鼻鼾　是指熟睡或昏迷时鼻内发出的较大鼻息声，多因息道不利所致。昏睡不醒，鼾声不绝者，多因神志昏迷，气冲息道所致，见于热入心包或中风入脏之危候。若熟睡鼾声而无其他明显症状，多由慢性鼻病或睡姿不当引起，体胖、年老之人较常见。

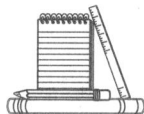

11. 肠鸣　是指胃肠运动产生的声响，又称腹鸣。正常情况下，肠鸣音低弱而缓和，一般难以闻及，借助听诊器，可在脐部听得较为清楚，每分钟 4～5 次。根据肠鸣所发生部位和声音判断病位与病性。鸣响在脘腹部，辘辘如饥肠，得温得食则减，受寒、饥饿时加重，多由中气不足，胃肠虚寒所致。肠鸣发自胃脘，如囊裹水，振动有声，起立行走或以手抚按，其声则辘辘下行，多由水饮停聚于胃，阻滞中焦气机所致。肠鸣完全消失，且腹部胀满疼痛拒按者，为胃肠气滞不通所致。腹中肠鸣如雷，脘腹痞满，大便溏泄者，为由风寒湿邪客于胃肠，气机紊乱所致。

知识链接

肠鸣、矢气的病机

《黄帝内经》论肠鸣病机有五：一是脾虚；二是中气不足；三是邪在大肠；四是土郁；五是热胜。《伤寒杂病论》论肠鸣证候有三：一是下利，腹中雷鸣；二是腹满痛，呕吐，腹中雷鸣；三是痰饮，水走肠间，辘辘有声。凡肠鸣下趋小腹，辘辘有声者，多为泄泻之征兆。腹满痛、呕吐、肠鸣高亢而不能下趋小腹者，多为实邪闭阻，肠道不通。至于孕妇七八月，而腹中鸣响，则称子鸣，多为气虚不运所致。

矢气偶作，不属病态。矢气频多既与气滞、气陷有关，又是肠道通闭与否的标志。若矢气频频，声响不臭，或腹胀欲排不出，为气滞肠道。若久病体弱，小腹坠胀，矢气连连，甚则脱肛，为气虚下陷。若腹胀痛，矢气臭如败卵，为食滞中焦。若伤寒热病，谵语，潮热而转矢气，为阳明腑实。若腹满胀痛而无矢气，治疗后，矢气频转，是肠道气机疏通之征。

二、嗅气味

嗅气味，是指嗅辨与疾病有关的气味，以判断病证寒热虚实的诊察办法，包括嗅辨病体气味、排出物气味和病室气味三方面。

（一）病体气味

病体之气是病体所散发出的各种异常气味，包括口气、汗、痰、涕、呕吐物、二便、经、带、恶露等的异常气味。

1. 口气　是指从口中散发出的异常气味。正常人呼吸或讲话时，口中无异常气味。口中散发臭气者，称为口臭，多与口腔不洁、龋齿、便秘及消化不良等有关；口气酸臭，伴食欲不振、脘腹胀满，多为食积胃肠所致；口气臭秽，多为胃热所致；口气腐臭或兼咳吐脓血，多为脏腑溃腐脓肿所致；口气臭秽难闻、牙龈腐烂者，为牙疳。

2. 汗气　是指汗液散发出的气味。汗气腥膻，多为湿热久蕴肌肤，熏蒸津液所致；汗气臭秽，多为瘟疫病热毒内盛之征；腋下汗气阵阵，臊臭难闻，称为狐臭，多因湿热郁蒸所致。出汗较多而不常清洗有汗气者不属病态。

3. 鼻臭　是指鼻腔呼气时有臭秽气味。其因有三：一是鼻流黄浊黏稠腥臭之涕，缠绵难愈，反复发作，即鼻渊。二是鼻部溃烂，如梅毒、疠风或癌肿可致鼻部溃烂，而产生臭秽之气。三是内脏病变，如鼻呼出之气带有"烂苹果味"，是消渴病之重症；若呼气带有"尿臊气"，则多见于阴水患者，为病情垂危的险症。

4. 身臭　身体有疮疡溃烂流脓水或有狐臭、漏液等均可致身臭。

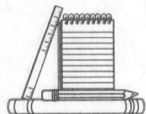

5. 痰涕之气　正常情况下，人体可排出少量无异常气味的痰和涕。若咳痰黄稠臭秽者，多为肺热壅盛所致；咳吐脓血腥臭痰者，为肺痈，多为痰热壅肺，血腐化脓所致；咳吐痰涎清稀味咸，无异常气味者，多因寒饮停肺所致。鼻流清涕，无异常气味者，多为外感风寒所致；鼻流浊涕腥秽如鱼脑者，为鼻渊，多为湿热熏蒸所致。

6. 呕吐物之气　呕吐物清稀无臭味者，多为胃寒所致；呕吐物气味酸腐臭秽者，多为胃热所致；呕吐未消化食物，气味酸腐者，多为食滞胃脘所致；呕吐脓血而腥臭者，多因脏腑痈疡所致。

（二）排出物气味

一般而言，湿热或热邪致病，其排出物多混浊而有臭秽、难闻的气味；寒邪或寒湿邪气致病，其排出物多清稀而无特殊气味。呕吐物气味臭秽，多因胃热炽盛。若呕吐物气味酸腐，呈完谷不化之状，则为宿食内停。呕吐物腥臭，夹有脓血，可见于胃痈。若呕吐物为清稀痰涎，无臭气或腥气，为脾胃有寒。嗳气酸腐，多因胃脘热盛或宿食停滞于胃而化热。嗳气无臭多因肝气犯胃或寒邪客胃所致。小便臊臭，其色黄混浊，属实热证。若小便清长，微有腥臊或无特殊气味，属虚证、寒证。大便恶臭，黄色稀便或赤白脓血，为大肠湿热内盛。小儿大便酸臭，伴有不消化食物，为食积内停。大便溏泄，其气腥者为脾胃虚寒。矢气败卵味，多因暴饮暴食，食滞中焦或肠中有宿屎内停所致。矢气连连，声响不臭，多属肝郁气滞，腑气不畅。月经或产后恶露臭秽，因热邪侵袭胞宫。带下气臭秽，色黄，为湿热下注。带下气腥，色白，为寒湿下注。

（三）病室气味

病室的气味由病体本身及其排出物等发出。瘟疫病开始即有臭气触人，轻则盈于床帐，重则充满一室。室内有血腥味，多是失血证。室内有腐臭气味，多有溃腐疮疡。室内有尸臭气味，是脏腑败坏。室内有尿臊气，多见于水肿病晚期。室内有烂苹果气味，多见于消渴病。

第三节　问　诊

问诊是医生通过对患者或陪诊者进行有目的、有步骤的询问，了解疾病的发生、发展及诊断与治疗经过、现在症状和其他与疾病有关的情况，以诊察疾病的方法。

临床问诊重要意义在于以下三个方面：第一，因为疾病的很多情况，如疾病发生、发展、变化过程及诊治经过，患者的自觉症状、既往病史、生活习惯、饮食嗜好等，只有通过问诊才能获得。上述与疾病有关的资料，是医生分析病情、判断病位、掌握病性、正确辨证不可缺少的重要依据。第二，某些疾病早期，或患者缺乏客观体征，仅有自觉症状时，问诊就显得尤为重要。第三，通过问诊还可了解患者的思想动态，以便及时进行开导。

问诊时，首先抓住患者主要病情，确定主诉，围绕主诉有目的、有步骤地询问。问诊应选择较安静适宜的环境进行，以免受到干扰，对某些病因不便告人的患者，应单独询问，使患者能无拘束地叙述病情。询问病情，宜直接向患者询问，若因病重或意识不清等而不能自述时，可向知情人或陪诊者询问，但当患者能陈述时，应及时加以核实或补充，以使资料尽量准确、可靠。

医生应有爱心，视患者如亲人，关心体贴患者。在问诊时，对患者既严肃认真，又和蔼可亲，仔细询问、耐心听取患者陈述，使患者感到亲切，主动陈述病情。如遇病情较重，或较难治愈的患者，要正面开导，鼓励患者。医生切忌有悲观失望的言行或表情，以免给患者带来不

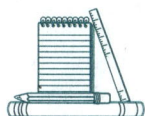

良刺激，增加思想负担，而使病情加重。医生询问病情，切忌使用医学术语，应尽量使用通俗易懂的语言问话，以便使患者听懂，准确叙述病情。

如发现患者叙述病情不够清楚，有疑问的地方，可进行必要的提示、追问或启发，但绝不可凭个人主观意愿去暗示套问患者，以免所获病情资料片面或失真，影响正确的诊断。问诊时应重视患者主诉，因为主诉是患者最为痛苦的病情，要善于围绕主诉内容，深入询问。既要重视主症，还应注意了解伴随症状和过去的情况等，力求做到重点突出、了解全面，充分掌握疾病的所有资料。对危急患者应抢救为先，扼要地询问，重点检查，争取时机，迅速抢救，待病情缓解后，再进行详细询问，完善病史资料，防止延误抢救时机。

一、问诊内容

问诊内容主要包括一般情况、主诉、现病史、既往史、个人生活史、家族史等。询问时，应根据就诊对象，如初诊或复诊、门诊或住院等实际情况，进行有针对性的、灵活的、有主次的询问。

（一）一般情况

一般情况包括姓名、性别、年龄、婚否、民族、职业、籍贯、工作单位、现住址等。通过对一般情况询问，一是对患者诊断和治疗负责，便于书写病历，查阅、联系和随访。二可使医生获得与疾病有关的资料，为地方病、职业病、传染病、妇科病、男性病、儿科病及老年病的诊断与治疗提供依据。

（二）主诉

主诉是患者就诊时急需解决最痛苦的症状、体征及持续时间。主诉是患者就诊的主要原因，也是疾病的主要矛盾所在，一般有一两个症是主症。如"恶寒发热3天，加重1天"。通过主诉常可初步估计疾病的范畴和类别、病势的轻重缓急。因此，主诉具有重要的诊断价值。询问主诉时应注意：一是要在众多症状中，抓住其中 1～3 个主要症状，作为主诉；二是以主诉为中心进一步询问其部位、性质、程度、时间等，不能笼统、含糊。并询问有关兼症和病史，再结合其他三诊的资料，做出正确诊断。三是不能把病名列为主诉。

（三）现病史

现病史是指围绕主诉从起病到此次就诊时疾病的发生、发展和变化，诊断与治疗经过以及现在症状。问现病史一般包括以下内容：

1.起病情况　主要包括起病时的环境、时间的新久、起病原因或诱因，最初的症状及其性质、部位，当时曾作何处理等。医生通过询问患者的起病情况，对辨别病因、病位、病性有重要作用。

2.病变过程　疾病的演变过程是指从起病到就诊时病情的主要变化。包括某时段出现哪些症状；症状的性质及程度如何；何时出现新的病情；何时好转或加重；病情变化有无规律等。一般按疾病时间先后顺序进行询问。通过询问病变过程，对了解疾病邪正斗争情况，以及病情发展趋势有重要作用。

3.治疗经过和服药效果　询问患者此次就诊前曾有过的诊疗情况。疾病过程中做过哪些检查；检查结果怎样；何医院作出何种诊断；诊断的依据是什么；经过哪些治疗；所用药物、剂量、疗程、治疗的效果及反应如何等。了解既往诊断和治疗的情况，对当前诊断与治疗有重要参考意义。

4.现在症状　是问诊之核心内容，是指患者就诊时所感觉的痛苦（或不适）及与疾病相关

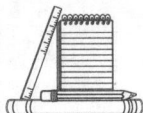

的全身状况。虽属问现病史范畴，因其包括的内容较多，是问诊的主要内容，将另列一部分专门介绍。

（四）既往病史

既往病史又称过去病史，主要包括既往健康状况和既往患病情况。

1. 既往健康状况　过去健康状况，可能与现患疾病有一定联系的相关身体状况，作为分析判断病情的参考依据。如素体健壮，现患疾病多为实证；素体衰弱，现患疾病多为虚证；素体阴虚，易感温燥之邪，多为热证；素体阳虚，易受寒湿之邪，多为寒证。

2. 既往患病情况　患者过去曾患过何种其他疾病，可能与现患疾病有密切关系，必须询问。是否患过如黄疸、疟疾、白喉、麻疹、肺痨等传染病，何时何地接受过何种预防接种，有无药物或其他物品的过敏史，做过何种手术治疗等都应询问。询问既往病史，对诊断、治疗现患疾病有一定作用。

（五）个人生活史

个人生活史，主要包括生活经历、精神情志、生活起居、饮食嗜好、婚姻生育等。询问患者上述情况，在诊断上具有十分重要的意义。

1. 生活经历　询问患者的出生地、居住地及经历地，应注意某些地方病或传染病的流行区域，以便判断所患疾病是否与此相关。

2. 饮食起居　了解患者饮食嗜好和生活起居情况，对分析判断病情有一定意义。饮食嗜好、生活起居如有不当，不仅影响健康，甚至导致疾病。如素嗜肥甘者，多病痰湿；偏食辛辣者，易患热证；贪食生冷者，易患寒证。素日喜热饮者，多为阳虚体质；喜凉饮者，多为阴虚或实热。不爱运动，脾失健运，易生痰湿；劳倦过度，耗伤精气，易患诸虚劳损；起居无常，饮食无节，易患胃病等。

3. 精神情志　人的精神情志变化为正常生活之反应，如过极可致脏腑气血功能紊乱，而引发疾病。同时，人的精神情志变化对某些疾病的发生与发展亦有重要影响。因此，通过询问了解患者的性格特征、情绪倾向和精神状况及其与疾病的关系等，有助于病情的诊断，并可提示医生对因精神情志刺激所导致的疾病，在药物治疗的同时，辅以心理疏导，将有助于治疗。

4. 婚姻生育　对成年男女患者，应注意询问结婚史，结婚年龄，配偶健康状况，有无传染病或遗传病等。育龄期女性应询问初潮年龄或绝经年龄，月经周期，行经天数和带下的量、色、质等变化；询问妊娠次数、生产胎数，以及有无流产、早产、难产等。

（六）家族史

家族史是指询问患者的直系亲属，如父母、兄弟姐妹、子女等有血缘关系的人和配偶健康和患病情况。必要时应注意询问直系亲属死亡原因。某些遗传性疾病，如癫狂、痫病等，常与血缘有关。有些传染性疾病，如肺痨等，与生活接触有关。因而询问其家族病史，对诊断现患疾病有重要诊断学意义。

二、问现在症

问现在症是指对患者就诊时所感到的一切痛苦和不适，以及与其病情相关的全身情况进行详细询问。

现在症状是患者当前病理变化的反映，是诊病辨证的主要依据。通过问诊掌握现在症状，了解疾病目前主要矛盾，围绕着主要矛盾进行辨证，从而揭示疾病的本质，对疾病做出正确的诊断。问现在症状，是问诊的主要内容，为确诊病情的重要依据。

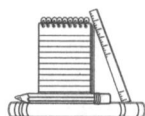

问现在症内容复杂。中医学前辈写成《十问歌》以备后人临床便利应用。"一问寒热二问汗，三问头身四问便，五问饮食六胸腹，七聋八渴俱当辨，九问旧病十问因，再兼服药参机变，妇女尤必问经期，迟速闭崩皆可见，再添片语告儿科，天花麻疹全占验。"十问歌言简意赅，至今仍具有重要的临床指导意义，但在实际运用时，要根据患者的不同病情，灵活而有针对性地进行询问。

（一）问寒热

问寒热是指询问患者有无怕冷或发热的感觉。寒与热是疾病常见症状之一，是问诊的重点内容，是辨别病邪性质和机体阴阳盛衰的重要依据。

"寒"指患者主观怕冷的感觉，包括以下几种情况：患者身寒怕冷，加衣覆被或近火取暖，仍感寒冷而不能缓解，称为恶寒，多由外感寒邪所致；患者身寒怕冷，加衣覆被或近火取暖能缓解，称为畏寒，多由内伤久病，阳虚不温所致；遇风则冷，避之可缓，称为恶风，为恶寒之轻症；恶寒战栗，称为寒战，为恶寒重症。"热"指发热，是指患者自觉全身或某一局部发热，分体温升高和体温正常。体温高指高于正常（腋表 36.0℃～37.0℃，口表 36.3℃～37.2℃，肛表 36.6℃～37.7℃）者，或患者虽体温正常，但自觉全身或某一局部发热，如骨蒸劳热等。

寒与热的产生，取决于病邪性质和机体阴阳盛衰两个方面，是正邪交争、阴阳盛衰的反映，其变化规律为阳盛则热，阴盛则寒，阴虚则热，阳虚则寒。所以，通过询问患者恶寒与发热情况，则可辨别病变的性质和阴阳盛衰的变化。

临床常见的寒热症状有但寒不热、但热不寒、恶寒发热、寒热往来等。

1. 但寒不热 是指患者只有怕冷而无发热的感觉，多为里寒证的特征。素病体弱，肢冷畏寒，脉沉迟无力，为虚寒证；而新病脘腹或其他局部冷痛剧烈，脉沉迟有力，为实寒证，多由寒邪直中所致。

2. 但热不寒 患者但觉发热而无怕冷的感觉者，称为但热不寒。可见于里热证，由于热势轻重、时间长短及其变化规律的不同，临床上有壮热、潮热、微热之分。

（1）**壮热** 即患者身发高热（体温超过39℃），持续不退，属里实热证。为风寒之邪入里化热或温热之邪内传于里，邪盛正实，交争剧烈，里热炽盛，蒸达于外所致。

（2）**潮热** 是指患者定时发热，或定时热甚，有一定规律如潮汐之有定时，称为潮热。临床常见三种类型：一是日晡潮热，是指常于申时即日晡（下午 3～5 时）之时发热明显，或热势加甚。特点为热势较高，兼见口渴冷饮、腹满硬痛、大便秘结等症，属阳明腑实证。由于阳明经气旺于日晡之时，加之胃肠燥热而形成。二是湿温潮热，是指患者午后发热明显，特点是身热不扬，即肌肤初扪之不觉很热，但扪之稍久即感灼手，常兼头身困重等症。湿邪遏制，热难透达，湿郁热蒸，故身热不扬；午后阳气入里，与中焦湿热相合，故午后热甚。三是阴虚潮热，是指患者午后及夜间发热，特点是五心烦热、骨蒸发热，常兼盗汗、颧红、舌红少津等症，又称"骨蒸潮热"，属虚热证。因午后阳气渐衰，阴液亏损，阴不制阳，虚热内生，故午后及夜间发热。夜晚卫阳之气入内而蒸于阴，故骨蒸发热。温病热入营分，灼伤营阴，身热夜甚是其主要标志之一。

（3）**微热** 指轻度发热，热势较轻微，体温一般不超过38℃，或自觉发热，体温正常的症状。可见于温病后期、内伤气虚、阴虚、小儿夏季热等病证中。温病后期，余邪未清，余热留恋，患者出现微热持续不退；由气虚而引起的长期微热，又称为气虚发热，其特点是长期发热不止，热势较低，劳累后发热明显加重，兼见少气自汗、倦怠乏力、舌淡嫩、脉虚无力；情志不舒，气郁化火，亦可出现微热，成为郁热；小儿夏季发热不已，兼见烦躁口渴、无汗多尿，

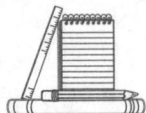

至秋凉时不治自愈，为疰夏，是小儿气阴不足（体温调节机能尚不完善），不能适应夏令炎热气候所致。

3. 恶寒发热 是指患者恶寒与发热同时出现，是诊断外感表证的重要依据。外邪侵袭肌表，卫阳被遏，肌腠失煦则恶寒；邪气外束，玄府闭塞，卫阳失宣，则郁而发热。在外感病中，恶寒是主症。恶寒是发热的前奏。故有"有一分恶寒，便有一分表证"之说。由于感受外邪的性质不同，所以寒热症状及兼证又有轻重的区别，可分为以下三种类型。

（1）恶寒重发热轻 是指患者感觉恶寒明显，并有轻微发热。如兼无汗、身痛、脉浮紧者，为表寒证，是外感寒邪所致；如兼头身重痛，胸脘痞闷，属湿邪遏表证，是外感湿邪所致。

（2）发热重恶寒轻 是指患者感觉发热较重，同时感觉轻微怕冷。如兼口渴、面红等症者，为表热证，是外感热邪所致；若兼头重痛如裹、心烦口渴、面赤者，为暑邪犯表证，是外感暑邪所致。

（3）发热轻而恶风 是指患者感觉有轻微发热，并有遇风觉冷，避之可缓的症状，较恶寒轻，称之恶风。如兼自汗、脉浮缓者，是风袭表虚证，是外感风邪所致；如兼鼻干咽燥、咳嗽痰少者，为燥邪伤表证，是外感燥邪所致。

外感表证的寒热轻重，不仅可判断病邪性质，而且可诊察邪正盛衰。如邪正俱盛者，恶寒发热皆较重；邪轻正衰者，恶寒发热均较轻；邪盛正衰者，多为恶寒重而发热轻。

4. 寒热往来 是指恶寒与发热交替发作，即热时自热而不寒，寒时自寒而不热，故又称往来寒热。是邪正相争，互为进退的病理表现，属半表半里证，可见于少阳病和疟疾。临床上有以下两种。

（1）发无定时 是指患者时冷时热，一日数发无定时，多见于少阳病。其病理机制是外感病邪达半表半里阶段时，邪正相争，相持不下，邪胜则恶寒，正胜则发热，所以恶寒与发热交替发作。

（2）发有定时 是指寒战与高热交替发作，发有定时，每日发作一次，或二三日发作一次，并兼头痛剧烈、口渴、多汗等症，常见于疟疾。其病机是疟邪侵入人体，伏藏于半表半里之间，入与阴争则寒，出与阳争则热，故寒战与高热交替出现，休作有时。

知识链接

感寒发热与气虚发热、阳虚发热

感寒发热是由于外寒袭表，寒主收引，腠理闭塞而无汗，卫阳被遏，不得外泄，大量卫阳郁积于表，与邪相争，气有余便是热，故见发热之症。

气虚发热是指元气不足而引起的发热，由于基本病机是脾胃气虚，又称脾虚发热。至于脾虚如何引起发热，争议颇大，主要有以下四种观点：脾胃气虚，营亏气乏，阳气浮动；脾胃气虚，升降失调，气机郁滞生热；中气下陷，谷气下流，湿郁发热；气虚体弱，兼感外邪。

阳虚发热是指阳气虚衰，虚阳外浮或上越而引起的发热表现，属于内伤发热中的一种类型。阳虚发热，初始多指肾阳虚衰，阴寒内盛，格阳或戴阳所致的虚阳外越而引起的假热。实际上，阳虚发热还可见于其他脏腑，主要为脾肾阳虚。如各种原因导致脾阳损伤，阴寒内盛，阴寒格拒虚阳，逼迫阳气浮越于外，而呈现热象，证属脾阳虚发热。

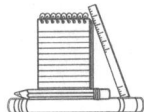

（二）问汗

正常汗出有调整阴阳、滋润皮肤、调节体温等作用。正常人在体力活动、进食辛辣、气候炎热、衣被过厚、情绪激动等情况下可见汗出，属生理现象。若当汗出而无汗，不当汗出而汗多，或仅见身体的某一局部汗出，属病理现象。通过询问患者汗出的异常情况，对判断病邪的性质及人体阴阳盛衰有重要的意义。询问时，应注意了解患者有汗无汗，出汗的时间、多少、部位及其兼症等。

1.汗出有无　在疾病过程中，询问汗之有无，可判断感受外邪性质和卫气盛衰，以及对里证判断病性有重要诊断意义。

（1）表证　外感病表证阶段，无汗多为外感寒邪的表寒证；有汗常属外感风邪的表虚证或外感风热的表热证。

（2）里证　里证无汗常见于津亏、失血、伤阴及阳虚等；有汗伴高热烦渴、渴喜冷饮、脉洪大等可见于里热炽盛证。里证有汗也可由于邪正盛衰或其他原因，详见以下部分。

2.汗出特点　是指出汗的时间、多少、兼症等情况具有某些特征的病理性汗出。临床常见下列四种类型。

（1）自汗　是指经常日间汗出不止，活动后更甚者。常伴神疲乏力、气短懒言等症，见于气虚、阳虚证。由阳气不足，肌表失固，气不摄津，津液外泄，故见自汗；活动则更加耗伤阳气，因而汗出更甚。

（2）盗汗　是指熟睡之后汗出，醒后则汗止。常伴潮热、颧红等症，见于阴虚内热。因熟睡之时，卫阳入里，肌表不固，虚热蒸津外泄，故睡时汗出，醒后卫阳复归于表，故醒后汗止。气阴两伤，常见自汗、盗汗并见。

（3）绝汗　指病情危重时，患者大汗不止。绝汗常为亡阴或亡阳的表现，故又称脱汗。亡阴时汗出如油，微热而黏，兼见身热烦渴、脉细数而疾；亡阳时表现为冷汗淋漓，兼见面色苍白、四肢厥冷、脉微欲绝。

（4）战汗　是指病势较重之时，先见寒战不能自主，持续一段时间后大汗出。战汗是邪正相争，病变发展的转折点，应注意观察病情的变化。如汗出热退，脉静身凉，是邪去正复之佳象；若汗出而身热不减，仍烦躁不安，脉来疾急，为邪胜正衰之危候。

3.汗出部位　身体的某一部位汗出或不出汗，称局部汗出，也是体内病变的反映。其表现有虚实寒热之别，应注意询问具体部位及伴随症状，以审证求因。

（1）头汗　指患者仅头部或头颈部出汗较多。因上焦热甚所致者，可见面赤烦渴、舌尖红、苔薄黄、脉数等症；因中焦湿热所致者，可见头身困重、身热不扬、苔黄腻等症。头汗亦可见于病情危重的亡阳证。

（2）半身汗　指半侧身体有汗，或上或下，或左或右，汗出常见于健侧。可见于中风先兆、中风、痿证、截瘫等病。多因患侧经络闭阻，气血运行不调所致。

（3）手足心汗　指手心、足心出汗较多。多因热邪郁于内或阴虚阳亢，逼津外出而达于四肢所致。遇天热或情绪变化时手足心微汗出者，一般为生理现象。

（4）心胸汗　是指心胸部易汗出或汗出过多。多属虚证，可见于心脾两虚或心肾不交证。

（5）阴汗　是指男女外阴及其周围汗出过多者。多由下焦湿热郁蒸所致。

（三）问疼痛

疼痛是临床上最常见的自觉症状之一，机体各个部位都可发生疼痛。疼痛暴急剧烈、拒按，多属实证；疼痛势缓、隐隐作痛、喜按，多属虚证；疼痛得热痛减，多属寒证；疼痛而喜凉，

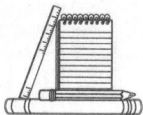

多属热证。其机制分为虚实：一为"不通则痛"，属因实而致痛，多因感受外邪，气滞血瘀，痰浊凝滞，或食滞、虫积等，阻滞脏腑经络，闭塞气机，使气血运行不畅所致；二为"不荣则痛"，属因虚而致痛，多因气血不足，或阴精亏损，使脏腑经络失养所致。

疼痛是临床常见的一种自觉症状。问诊时，应问清疼痛产生的原因、性质、部位、时间、喜恶、程度和伴随症状等。

1.疼痛部位　询问疼痛的部位，可以判断疾病的位置及相应经络脏腑的变化情况。

（1）头痛　整个头部或头的某些部位的疼痛，皆称头痛。前额部连眉棱骨痛，属阳明经头痛；侧头痛，痛在两侧太阳穴附近，属少阳经头痛；后头部连项痛，属太阳经头痛；颠顶痛，属厥阴经头痛。部位的分属与经络的循行密切相关，同时还要注意了解经络和其相关脏腑的关系。

凡发病急、病程短、头痛剧烈、痛无休止者，多为外感头痛，属实证；凡发病慢、病程长、头痛较缓、时痛时止者，多为内伤头痛，属虚证。若头痛而喜冷恶热者，多属热证；若头痛而喜暖恶寒者，多属寒证。

（2）胸痛　是指胸的某一部位自觉疼痛的症状。胸痛多与心肺相关，要根据胸痛的确切部位，并结合相关症状进行分析。胸痛憋闷，痛引肩臂，时痛时止者，多因胸阳不振，痰浊内阻或气虚血瘀，心脉痹阻不通所致；胸痛剧烈，胸背彻痛，面色青灰，手足青至节者，由心脉急骤闭塞不通所致；胸痛隐隐，兼见潮热盗汗、咳痰带血者，由阴虚火旺，虚火灼伤肺络所致；胸痛，兼见壮热面赤、喘促鼻扇者，为热邪壅肺，肺失宣降所致；胸闷胸痛，咳喘，痰白量多者，因脾虚聚湿生痰，痰浊上犯所致；胸痛身热，咳吐脓血腥臭痰，多因肺热壅盛，腐烂血肉，液化成脓所致。

（3）胁痛　是指胁部一侧或两侧疼痛的症状。因胁为肝胆所居，又是肝胆经脉循行分布之处。故胁痛多属肝胆及其经脉的病变。两胁胀痛，善太息，易怒者，多为情志不遂，肝失疏泄所致；胁肋灼痛，面红目赤，耳鸣如潮，多为火邪伤及胁部脉络所致；胁肋胀痛，身目发黄，舌红苔黄腻，多为湿热蕴结肝胆所致，可见于黄疸病；胁部刺痛，固定不移，为瘀血阻滞，经络不畅所致；患侧肋间饱满，咳唾引痛，由饮邪停留于胸胁所致。

（4）胃脘痛　是指胃脘部疼痛的症状。凡寒、热、食积、气滞等病因及机体脏腑功能失调累及于胃，皆可影响胃的气机通畅，而出现疼痛症状。一般进食后痛势加剧者，多属实证；进食后疼痛缓解者，多属虚证。胃脘冷痛，疼势较剧，得热痛减，多属寒邪犯胃；胃脘灼痛，多食善饥，口臭便秘者，多属胃火炽盛；胃脘胀痛，嗳气不舒，属胃腑气滞，多是肝气犯胃所致；胃脘刺痛，固定不移，多属瘀血胃痛；胃脘胀痛，嗳腐吞酸，厌食，多为食滞胃脘；胃脘隐痛，呕吐清水，多属胃阳虚；胃脘灼痛嘈杂，饥不欲食，多属胃阴虚。

（5）腹痛　腹部范围较广，可分为大腹、小腹、少腹三部分。脐以上为大腹，属脾胃；脐以下至耻骨毛际以上为小腹，属肾、膀胱、大小肠、胞宫；小腹两侧为少腹，是足厥阴肝经所过之处。根据疼痛的不同部位，可以测知疾病所在脏腑。根据疼痛的不同性质可以确定病因病性的不同。如大腹隐痛、便溏、喜温喜按，属脾胃虚寒；小腹胀满而痛，小便频急涩痛者，多属膀胱湿热；少腹疼痛，痛而欲泻，泻后痛减者，多属肠道气滞；小腹胀痛或刺痛，随月经周期而发者，多属胞宫气滞血瘀；少腹冷痛拘急，牵引阴部，可因寒凝肝脉而致；绕脐痛，时起包块，按之可移者，为虫积腹痛。凡腹痛暴急剧烈、胀痛、拒按，得食痛甚者，多属实证；凡腹痛徐缓、隐痛、喜按、得食痛减者，多属虚证；凡腹痛得热痛减者，多属寒证；凡腹痛，痛而喜冷者，多属热证。

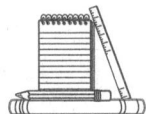

（6）腰痛　常见腰脊正中痛或腰部两侧痛。根据腰痛的性质可以判断腰痛的原因，如腰部冷痛，活动受限，阴雨天加重，多为寒湿痹证；腰部痛势绵绵，软弱无力，小便清长，属肾虚；腰部刺痛，固定不移，属闪挫跌仆瘀血腰痛。根据疼痛的部位，可判断邪留之处。如腰脊骨痛，多病在骨；如腰痛以两侧为主，多病在肾；如腰脊痛连及下肢者，多病在下肢经脉。

（7）背痛　背部中央为脊骨，脊内有髓，督脉行于脊里，脊背两侧为足太阳膀胱经所经过之处，两肩背部又有手三阳经分布。故背痛连及头项，伴有外感表证，是风寒之邪客于太阳经所致；脊痛不可俯仰，多为督脉受损所致；肩背作痛，走窜不定，遇风寒痛增者，多为风寒湿邪侵袭，经气不利所致。

（8）四肢痛　指四肢、肌肉、筋脉、关节等部位的疼痛，多由风寒湿邪侵袭，或湿热蕴结，阻滞气血运行所致，多见于痹证。亦可因脾胃虚损、水谷精微不能滋养，而见四肢痛。四肢关节疼痛，游走不定，以感受风邪为主，多属风痹证。四肢关节疼痛剧烈，遇寒尤甚，得热痛减，以感受寒邪为主，多属寒痹证；重着而痛，肌肤麻木不仁者，以感受湿邪为主，多属湿痹证；四肢关节红肿热痛，或见结节红斑，由湿热蕴结所致；关节痛剧，伴肿大变形，屈伸受限者，多因湿热久蕴，痰瘀阻络，筋脉拘急所致。若独见足跟或胫膝酸痛，多属虚证，乃气血亏虚，筋脉失养所致。

（9）周身痛　是指四肢、腰背等处皆有疼痛感觉。根据疼痛的性质及久暂，可判断病属外感或内伤。如新病周身酸重疼痛，多伴有外感表证，属外邪束表；若久病卧床周身疼痛，多属气血亏虚，经脉失养所致。

2. 疼痛性质　询问疼痛的性质特点，有助于分析疼痛的病因病机。

（1）胀痛　痛且有胀感，或走窜，时发时止，为胀痛。在身体各部位都可以出现，但以胸胁、胃脘、腹部较为多见，多因气机郁滞所致，但头目胀痛为肝阳上亢或肝火上炎证。

（2）刺痛　疼痛如针刺，固定不移，称为刺痛。其特点是疼痛的范围较小，部位固定不移。多因瘀血内阻，血行不畅所致，见于血瘀证。

（3）绞痛　痛势剧烈如刀绞割者，称为绞痛。其特点是疼痛、有剜、割、绞结之感，疼痛难以忍受。多为有形实邪（瘀血、砂石、虫积等）突然阻塞经络闭阻气机，或寒邪内侵，气机郁闭，导致血流不畅而成。

（4）窜痛　疼痛部位游走不定或走窜攻痛称为窜痛。其特点是痛处不固定，或者感觉不到确切的疼痛部位。可见于风湿痹证或气滞证。

（5）掣痛　痛处有抽掣感或同时牵引他处而痛，称为掣痛。其特点是疼痛多呈条状或放射状，或有起止点，有牵扯感，多由邪气阻滞，筋脉过度收缩，或筋脉失养而拘急所致。

（6）灼痛　疼痛伴有灼热感，且喜冷恶热，称为灼痛。其特点是感觉痛处发热，如病在浅表，有时痛处亦可触之觉热，多喜冷凉。多由火热之邪串入经络，或阴虚阳亢，虚热灼于经络所致。可见于肝火犯络两胁灼痛、胃阴不足脘部灼痛及外科疮疡等。

（7）冷痛　痛处有冷感，称冷痛。其特点是感觉痛处发凉。如病在浅表，有时触之亦觉发凉，多喜温热。多因寒凝筋脉或阳气不足而致。

（8）重痛　疼痛伴有沉重感，称重痛。多见于头部、四肢及腰部。多因湿邪困阻气机而致，常见于湿证。

（9）空痛　痛而有空虚之感，称空痛。其特点是疼痛有空旷轻虚之感，喜温喜按。多为气血精髓亏虚，组织器官失养而致，可见于阳虚、阴虚、血虚或阴阳两虚等证。

（10）隐痛　痛而隐隐，绵绵不休，称隐痛。其特点是痛势较轻，可以耐受，隐隐而痛，持

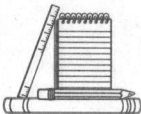

续时间较长。多因精血亏损或阳虚生寒，脏腑、形体失于充养、温煦而致。

（11）固定痛　是指痛处固定不移。多为寒邪凝滞或血行不畅所致。如肢体关节疼痛固定不移，多为寒湿痹证；胸胁脘腹等处固定作痛，多由血瘀所致。

（12）酸痛　是指疼痛而有酸软感。多为湿邪所致；但腰膝酸痛则多属肾虚。

一般而言，凡新病疼痛，痛势较剧，持续不解，痛而拒按者，多属实证；久病疼痛，痛势较缓，时作时止，痛而喜按者，多属虚证；冷痛喜温，痛处不温，遇寒痛剧者，多属寒证；灼痛喜凉，痛处发热，遇寒觉舒者，多属热证。

（四）问耳目

耳为肾之窍，肝为目之窍，且诸多经脉循行于耳目周围，耳能听声辨音，目能视物察色，均为身体的感觉器官。询问耳目情况，可了解耳目局部病变，也可推断全身脏腑经络的病理变化，对疾病诊断有着重要作用。

1. 问耳　重点询问耳鸣、耳聋、重听。听力减退，轻者为重听，重者为耳聋。耳聋常由耳鸣发展而来，耳鸣、耳聋可同时出现，亦可单独出现。除耳部病变引起外，全身疾病亦可见，多与心肾、肝胆有关。

（1）耳鸣　患者自觉耳内鸣响，如闻蝉鸣或潮水声，或左或右，或两侧同时鸣响，或时发时止，或持续不停，称为耳鸣。临床有虚实之分，若暴起耳鸣声大，用手按而鸣声不减，属实证，多因肝胆火盛所致；渐觉耳鸣，声音细小，或耳鸣如蝉，以手按之，鸣声减轻，属虚证，多由肾虚精亏，髓海不充，耳失所养而成。

（2）耳聋　即患者听力有不同程度的减退或完全丧失的症状，常由耳鸣发展而成，亦称耳闭。突发耳聋多属实证，多为肝胆火逆所致；渐聋多属虚证，多见于久病、重病或老人，多为肾虚所致。一般而言，耳聋虚证多而实证少，实证易治，虚证难治。

（3）重听　是听声音不清楚，即听力减退的表现。可由风邪上袭，或痰浊上蒙所致，为实证；亦可由肾之精气虚衰所致，为虚证。突发重听，多实证；日久渐致重听，多虚证。

2. 问目　目病繁多，这里简要介绍目痛、目眩、目昏等几个常见症状。

（1）目痛　指眼目疼痛，可单目，也可双目。一般痛剧者，多属实证；痛微者，多属虚证。如目痛难忍，兼面红耳赤、口苦、烦躁易怒者，多为肝火上炎所致；目赤肿痛，羞明多眵，是风热之邪上行之症，多为暴发火眼或天行赤眼。若目微赤微痛，时痛时止，并感干涩者，多由阴虚火旺所致。

（2）目痒　指眼睑、眦内或目珠有痒感，轻者揉拭则止，重者极痒难忍。痒甚者，多属实证，常因肝经风火上扰所致。目微痒者，多属虚证，常因血虚目失濡养所致。

（3）目眩　俗称眼花，指两眼发黑，眼冒金花，或眼前如有蚊蝇飞动的自觉症状。常兼头晕，合称为眩晕。目眩实证，多因风火上扰或痰湿上蒙清窍所致，多兼有面赤、头胀、头痛、头重等邪壅于上的症状；其虚证，多因中气下陷、清阳不升，或肝肾不足、精亏血虚，目窍失养所致，常伴有神疲、气短或头晕、耳鸣等症状。

（4）目涩　指眼目干燥涩滞，或似有异物入目等不适感觉。若伴有目赤、流泪，多属肝火上炎所致；若伴久视加重，闭目静养减轻，多属血虚阴亏。

（5）目昏　视物昏暗，模糊不清。多因肝血不足，肾精亏耗，目失所养所致。

（6）雀目　白昼视力正常，每至黄昏视物不清，如雀之盲，故称雀盲，即夜盲症。属肝血虚。

（7）视歧　视一物为二物而不清，多由肝肾亏虚、精血不足所致。

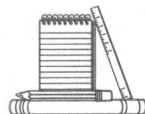

（五）问头身胸腹

除疼痛外，头身胸腹不适还有头晕、胸闷、心悸、腹胀、麻木、乏力等。临床问诊时，要询问有无其他不适症状及症状产生有无明显诱因、持续时间长短、表现特点、主要兼症等。

1. 头晕　是指患者自觉视物昏花旋转，轻者闭目可缓解，重者感觉天旋地转，不能站立，甚至晕倒的症状。头晕且胀，烦躁易怒，面红目赤，耳鸣，口苦咽干，舌红，脉弦数，多为肝火上炎；头晕胀痛，耳鸣，腰膝酸软，舌红少苔，脉弦细，多为肝阳上亢；头晕面白，神疲体倦，舌淡，脉弱，多为气血两虚；头晕而重，如物裹缠，胸闷呕恶，舌苔白腻，脉濡缓，多为痰湿内阻；头晕耳鸣多见，记忆力减退，腰膝酸软，毛发枯黄、稀疏易落，男子遗精，女子月经不调，多为肾精亏虚；头晕且伴有刺痛者，多为外伤所致，为瘀血阻滞。

2. 胸闷　胸部有堵塞不畅、满闷不舒的感觉，称为胸闷，亦称"胸痞""胸满"，多因胸部气机不畅所致。其病理常与心、肺等脏相关。如胸闷胸痛，心悸神倦，气短或畏寒，多属心阳气虚；若胸闷，伴有壮热，鼻翼扇动，则为痰热壅肺；胸闷痰多，咳嗽气喘，多属痰湿内阻；胸闷气喘，少气不足以息，多为肺肾气虚；胸闷，心痛如刺，面唇青紫，多属心血瘀阻；胸闷胁胀，善太息，多属肝气郁结。

3. 心悸　是指患者经常自觉心慌、悸动不安，甚至不能自主的一种症状。心悸多是心神失藏或心脏病变的反映。由于受惊而致心悸，或心悸易惊，恐惧不安者，称为惊悸。心跳剧烈，上至心胸，下至脐腹者，谓之怔忡。怔忡是惊悸的进一步发展，持续时间较长，全身情况较差，病情较重。形成心悸的原因很多，如惊骇气乱，心神不安；营血亏虚，心神失养；阴虚火旺，内扰心神；心阳气虚，鼓搏乏力；脾肾阳虚，水气凌心；心脉痹阻，血行不畅等。

4. 胁胀　胁肋部的一侧或两侧有胀满、支撑之感。由于肝胆居于右胁，其经脉均分布于两胁，故胁胀多见于肝胆病变。如胁胀，精神抑郁或易怒，善太息，多为肝气郁结；胁胀，口苦尿黄，舌红苔黄腻，多属肝胆湿热。

5. 脘痞　指胃脘部痞塞满闷不适，甚至或见脘胀，多属胃肠或脾胃的病变。若见患者胃脘痞满、嗳腐吞酸者，多为饮食积滞所致；若见胃脘痞满、食少、便溏者，多属脾胃虚弱所致；若见胃脘痞满、纳呆呕恶、苔腻者，多因湿邪困脾所致。

6. 腹胀　是指腹部饱胀，满闷，如有物支撑的感觉，或有腹部增大的表现。常见于脾、胃、肠或肝胆病变。腹部的范围较广，不同部位之腹胀揭示不同病变。如上腹部胀，多属脾胃病变；小腹部胀，多属膀胱病变；胁下部胀，多属肝胆病变。腹胀喜揉喜按，胀满时轻时重，多为脾胃虚弱；腹胀拒按，且腹胀呈持续状态多见，多为饮食积滞，或邪热内结，或寒湿内聚所致。

7. 身重　指患者自觉身体沉重如负重物的感觉。多由痰饮水湿停聚或气虚推动无力所致。若见患者身重，或见轻度浮肿者，多为肺失宣降，通调水道功能失职，水湿泛溢所致；若见身重困倦，神疲气短者，多为湿困脾阳或脾气虚弱，升举无力所致。

8. 麻木　是指肢体或肌肤感觉减弱甚至消失，亦称麻木不仁。多见于头面、四肢等部位。多因气血亏虚，经脉失养，或肝风内动，痰湿、瘀血阻络，气血失和所致。

9. 乏力　自觉肢体倦怠，运动无力。乏力是多种疾病的常见症状，以气血亏虚或阳气虚衰为主要原因，也可见于湿证，多属于脾胃、肺、肝等脏腑的虚证。

此外，还有恶心、心烦、胆怯、健忘、神疲等，均属于自觉症状，临证时也应注意询问。

（六）问睡眠

睡眠的情况与人体卫气的循行、阴阳的盛衰、气血的盈亏及心肾的功能密切相关。正常情况下，卫气昼行于阳经，阳气盛则醒；夜行于阴经，阴气盛则眠。若人体气血充盈，阴平阳秘，

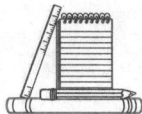

心肾相交，则睡眠正常，精力充沛；若阴阳失调，气血亏虚，心肾不交，则可出现各种睡眠异常的症状。问睡眠的异常，可了解机体阴阳的盛衰。问睡眠主要询问睡眠时间的长短、入睡的难易、是否易醒、有无多梦等情况，临床常见的睡眠异常有失眠和嗜睡两种情况。

1.失眠 是以经常不易入睡，或睡而易醒不能再睡，或睡眠不深时易惊醒，甚则彻夜不眠为特征的证候。又称不寐或不得眠。失眠是以持久不能获得正常睡眠（睡眠时间不够，睡眠质量不好），以及醒后仍不能消除疲劳、恢复体力和精力为诊断依据，且常伴多梦。睡后易醒，兼见心悸、纳少乏力、舌淡脉虚，多为心脾两虚；不易入睡，兼见心烦多梦、潮热盗汗、腰膝酸软，多为心肾不交；失眠而夜卧不安，兼见嗳气酸腐、脘腹胀闷不舒、泄物酸腐、舌苔厚腐，多为食滞胃脘；失眠而时时惊醒，兼见眩晕胸闷、胆怯心烦、口苦恶心，多为胆郁痰扰。

2.嗜睡 是指神疲困倦，睡意很浓，不论昼夜，经常不自主地入睡，或称多寐、多眠。多因痰湿内盛或阳虚阴盛所致。困倦易睡，头目昏沉，身重脘闷，苔腻脉濡，多为痰湿困脾；精神疲惫，意识蒙眬，困倦易睡，肢冷脉微，多为心肾阳虚；饭后神疲困倦易睡，形体衰弱，食少纳呆，少气乏力多为脾气虚弱。若大病后神疲而嗜睡，是正气渐复的反映。

（七）问饮食与口味

问饮食口味是指对患者口渴、饮水、进食与口味等的询问。饮食是人的基本生命现象之一，是维持生命活动的基本条件，脾胃及多个脏腑参与了饮食物的摄纳与消化吸收，是后天水谷精气补充之源。询问病者饮食口味，对临床诊断有重要作用。

1.问口渴与饮水 口渴是指口干渴的感觉，饮水是指实际饮水的多少。口渴与饮水，在疾病过程中主要反映津液的盛衰和输布状况。

（1）口不渴 是指不觉口干而不欲饮水，提示津液未伤，多见于寒证、湿证。由于寒湿之邪不耗津液，津液未伤，故口不渴而不欲饮。亦见热病，但热未伤津之证。

（2）口渴 总由津液不足或输布障碍所致。临床可见如下情况。

口渴多饮是指口渴而饮水较多，是体内津液损伤的基本表现，多属燥证、热证。如口干微渴，兼发热恶风、咽喉肿痛者，多为外感温热病初期，伤津较轻；大渴喜冷饮，兼有面赤、汗出、脉洪数者，多属热入阳明气分，津液大伤；口渴多饮、小便量多、体渐消瘦者，为消渴病；口渴喜冷饮，兼潮热、盗汗，属阴虚火旺，津液灼伤所致。

渴不多饮是指患者虽有口干或口渴感觉，但又不想喝水或饮水不多。是津液轻度损伤或津液输布障碍的表现。口干不欲饮，兼见潮热盗汗、两颧红赤、舌红少苔，属阴虚证；渴不多饮，兼见身热夜甚，舌红绛，为温病邪入营分；口渴饮水不多，兼见头身困重、身热不扬、脘腹满闷、苔黄腻，属湿热内蕴；口干，但欲漱水而不欲咽，兼见舌质青紫或有瘀斑、脉涩，属血瘀证；渴喜热饮，但饮量不多，或水入即吐，胃肠有振水音，属痰饮内停。

知识链接

但欲漱水不欲咽的病机

《金匮要略·惊悸吐衄下血胸满瘀血病脉证治第十六》云："患者胸满，唇痿舌青，口燥，但欲漱水不欲咽，无寒热……为有瘀血。"二版教材《金匮要略讲义》认为："阻之处，必有郁热，故口燥欲漱水；但病在血分，虽燥而不欲咽。"又说："这是血郁热的轻重问题。热不甚，故仅欲漱水不欲咽；瘀久郁热加甚，则口干燥而渴。"

但欲漱水不欲咽的机制，《血证论·瘀血》云："血在里则口渴，所以然者，血与气本不相离，内有瘀血，故气不得通，不能载水津上升，是以发渴，名曰血渴，血去

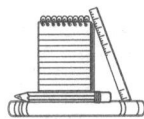

则不渴矣。"说明瘀血内阻，阻碍气机，气化不利，津液不能上承则口燥；不是津液损伤，而是津液输布障碍所致，故口中焦燥，但欲饮水，水入漱口，不欲吞咽。

2. 问食欲与食量　食欲是指进食的需求程度和对进食的欣快感觉，食量是指进食数量。脾胃及相关脏腑功能正常，则食欲旺盛，食量适中。脾胃及相关脏腑功能失调，常致食欲与食量异常。

（1）食欲减退　指患者进食欲望减退，甚至不想进食的症状，包括不欲食、纳少与纳呆。不欲食，是指不想进食，或食之无味，食量减少，又称食欲不振。纳少，是指实际进食量减少，常由不欲食引起。纳呆，是指无饥饿感和进食要求，可食可不食，甚则厌食。常见以下几种情况：食少纳呆，兼见消瘦乏力、腹胀便溏、舌淡脉虚，是因脾胃腐熟运化功能低下所致，可见于久病、虚证的患者，多为脾胃气虚；脘闷纳呆，兼头身困重、便溏苔腻，脾喜燥恶湿，湿邪困脾，脾失运化，则脘闷纳少腹胀，长夏感受暑湿之邪多见此证，多为湿邪困脾；纳少厌油腻，兼见胁痛、身目俱黄、苔黄腻，为湿热蕴结，肝失疏泄，木郁克土，脾失运化而致多为肝胆湿热；厌油腻，兼胸闷、呕恶、脘腹胀满，因湿热蕴结中焦，纳运失司，升降失常所致，多为脾胃湿热；纳呆厌食，兼嗳气酸腐、脘腹胀痛、舌苔厚腐，因暴饮暴食，损伤脾胃，而使脾胃腐熟运化功能失常，多为食滞胃脘。

（2）厌食　是指厌恶食物，或恶闻食气，或称恶食。常兼嗳气酸腐，脘腹胀满，则多属饮食不节，食滞胃腑，腐熟功能失常，多见于食积。厌食油腻，兼胸闷呕恶，脘腹胀满者，多属脾胃湿热。厌食油腻厚味，伴胁肋胀痛灼热、身热不扬者，多为肝胆湿热。孕妇若有厌食反应，多因妊娠后冲脉之气上逆，胃失和降，一般属生理现象。但严重者为妊娠恶阻，是妊娠期常见的疾患。

（3）饥不欲食　是指虽有饥饿感，但不想进食，或进食不多。多因胃阴不足，虚火内扰所致。虚火内扰则易于饥饿，阴虚胃弱受纳腐熟功能减退，故不欲食。此外，蛔虫内扰亦可见之。

（4）多食易饥　是指食欲过于旺盛，食后不久即感饥饿，进食量多，或称消谷善饥。多为胃火炽盛，腐熟太过所致。若消谷善饥，形体反见消瘦，伴口渴多饮、小便多，多见于消渴病；兼颈前肿块、心悸多汗者，属瘿病；兼大便溏稀者，属胃强脾弱。即胃腐熟功能过亢，而脾运化水谷功能减弱。

（5）偏嗜　常人由于地域与生活习惯的不同，常有饮食偏嗜，一般不会引起疾病。若偏嗜太甚，则有可能导致病变。如偏嗜肥甘，易生痰湿；偏食生冷，易伤脾胃；过食辛辣，易病燥热等。若嗜食生米、泥土等，称为嗜食异物，常见于小儿，多属虫病。妇女妊娠期间，偏嗜酸辣等食物，一般不属病态。

询问食欲与食量时，还应注意进食情况如何。如患者喜进热食，多属寒证；喜进冷食多属热证。进食后稍安，多属虚证；进食后加重，多属实证或虚中夹实证。疾病过程，食欲渐复，表示胃气渐复，预后良好；反之，食欲渐退，食量渐减，表示胃气渐衰，预后多不良。若病重不能食，突然暴食，食量较多，是中气衰败，脾胃之气将绝的危象，称"除中"，属于假神。

3. 口味　是指口中有异常的味觉。由于脾开窍于口，其他脏腑之气亦可循经脉上至口，故口味异常，常是脾胃功能失常或其他脏腑病变的反映。

口淡乏味，多因脾胃气虚而致，或见于寒证。口甜，是指口中经常泛甜味，若口中甜而黏腻不爽，兼舌苔黄腻，多属脾胃湿热；若口甜，口中涎沫稀薄，舌苔薄白，多为脾虚所致。口中常觉苦味，多见于肝胆火旺、湿热内蕴致胆气上逆的病证；口中泛酸，多因肝胃郁热、肝胃

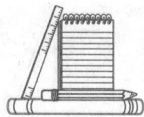

不和或饮食停滞所致；口中常泛咸味，多与肾虚及寒邪、水饮有关；口有涩味如食生柿子的感觉，多为燥热伤津，或脏腑阳热偏盛，气火上逆所致；口中黏腻不爽，甚则不知味，伴舌苔厚腻，多为湿浊、痰饮、食积等引起。

（八）问二便

问二便应注意询问大小便的性状、颜色、气味、时间、排便量、排便次数、排便时的感觉及兼有症状等。其中颜色、气味等内容，已在望诊、闻诊中讨论，这里着重介绍二便的性状、次数、便量、排便感等内容。

1. 问大便　健康人一般每日或隔日大便一次，成形色黄，干湿适中，排便通畅，便内无脓血、黏液及未消化的食物等，排便时无不适之感。大便异常主要包括便次、便质及排便感的异常。

（1）便次异常　是排便次数增多或减少，超过了正常范围，有便秘与泄泻之分。

便秘是指大便秘结不通，坚硬难出或排便间隔时间长，或欲便而艰涩不畅。患者高热便秘，腹满胀痛，舌红苔黄燥，为实热；大便秘结，面色苍白，喜热饮，脉沉迟，为阴寒内结；大便秘结，舌红少苔，脉细数，为阴虚；便质成形，排出困难，神疲，舌淡脉虚，为气虚。

泄泻是指便次增多，大便稀薄不成形，或呈水样便。大便溏泄，纳少，腹胀，腹痛，舌淡嫩，为脾胃虚弱；黎明前腹痛即泻，泻后则安，伴腰膝酸软，称"五更泻"，属肾虚命门火衰；泻下粪便臭如败卵，泻后痛减，脘胀嗳腐者，多因宿食内停，阻滞胃肠，传化失职所致；腹痛即泻，泻后疼痛减轻，多与情志相关者，为肝气郁结，横逆犯脾所致。

（2）便质异常　除便秘、泄泻必然伴有便质的干燥或稀薄之外，常见的便质异常还包括：完谷不化，是指即大便中经常含有较多未消化的食物，多为脾胃虚寒或肾阳虚衰所致；溏结不调，是指大便时干时稀，多因肝郁脾虚，肝脾不调而致；若大便先干后稀，多属脾胃虚弱；便脓血，是指大便中夹有脓血黏液多见于痢疾，多因湿热积滞交阻于肠，脉络受损，气血瘀滞化为脓血所致。便血主要分为两种情况，便黑如油或先便后血，血色紫暗，是远血，多见于食道、胃脘等离肛门较远部位出血；便血鲜红或先血后便，是近血，多见于直肠或肛门周围的出血。

（3）排便感异常　指排便时的感觉异常。包括肛门灼热、里急后重、排便不爽、滑泻失禁、肛门气坠等。

肛门灼热是指排便时肛门有灼热感。多因大肠湿热下注，或大肠郁热下迫直肠所致，见于热泄或湿热痢。

里急后重是指腹痛窘迫，时时欲便，肛门重坠，便出不爽。腹痛窘迫，时时欲便谓之里急；肛门重坠，便出不爽谓之后重。多因湿热内阻，肠道气滞所致，为痢疾主症之一。

排便不爽是指排便不通畅，总有滞涩难尽之感。实证多因大肠湿热、肝郁乘脾、食滞肠道阻滞气机所致；虚证多为脾虚气陷所致。

滑泻失禁是指大便不能控制，滑出不禁，甚则便出而不自知，又称滑泻。多因脾肾虚衰、肛门失约所致。

肛门气坠是指肛门有下坠之感，甚则脱肛，常于劳累或排便后加重，多属脾虚中气下陷。多见于久泻或久痢不愈的患者。

2. 问小便　健康成人在日间排尿 3～5 次，夜间 0～1 次，昼夜总尿量 1000～2000mL。尿次和尿量受饮水、温度、出汗、年龄等因素的影响。小便为津液所化，询问小便有无异常变化，可诊察体内津液的盈亏和有关脏腑气化功能是否正常。一般应询问尿量、次数及排尿异常感觉等。

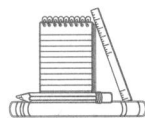

（1）**尿量异常**　是指昼夜尿量过多或过少，超出正常范围。

尿量增多是指尿量、尿次明显多于常人。若小便清长量多、畏寒喜暖者，属虚寒证；若消瘦，多饮，多食，多尿，属消渴病。

尿量减少是指尿量尿次明显少于常人。多由热盛、汗下吐泻伤津，致化源不足；或因肺脾肾功能失调，气化不利，水湿内停所致。

（2）**排尿次数异常**

小便频数是指排尿次数增多，时欲小便，简称尿频。如新病小便频数，短赤而急迫，是下焦湿热，膀胱气化不利；小便频数，量多色清，夜间尤甚，多因肾阳不足，肾气不固，膀胱失约所致。

癃闭是指小便不畅，点滴而出，或小便不通，点滴不出。癃是指小便不畅，点滴而出为癃；闭是指小便不通，点滴不出。因肾阳不足，阳不化水，或由气化无力，开合失司所致者，多属虚证；若因湿热下注，或有瘀血、结石阻塞而成者，多属实证。

（3）**排尿异常**　是指排尿感觉和排尿过程发生变化，出现异常情况，如尿痛、癃闭、尿失禁、遗尿等。

小便涩痛是指小便排出不畅而痛，或伴急迫、灼热等感觉，多因湿热蕴结下焦，膀胱气化不利所致，见于淋证。

余沥不尽是指排尿后仍有少许尿液点滴流出，又称尿后余沥。多因肾气虚弱，肾关不固，开合失司所致，常见于老年或久病体衰者。

小便失禁是指在清醒时小便不能随意控制而自遗。多属肾气不足，膀胱失约，不能制约水液所致。若神昏而小便自遗，属神无所用，膀胱失约的危重症。

遗尿是指睡眠中小便自行排出，俗称尿床。多属肾气不足，膀胱虚衰，失于固摄。亦可见于3岁以下健康儿童。

（九）问经带

月经、带下、妊娠、产育等虽属妇女的生理特点，但其异常变化不仅是妇科常见疾患，也是全身病理反映。因此，妇女即使患一般疾病，也要询问经带妊产等情况，但在非妊产期只是作为个人生活史了解。

1. 问月经　月经是指有规律的、周期性的子宫出血。一般每月一次，信而有期，故又称月汛、月水或月信。正常月经是：14岁左右初潮，周期约28天，行经一般3～5天，经量中等（50～100mL），经色正红无块，在妊娠期及哺乳期月经不来潮，绝经年龄约49岁。问月经应注意了解月经的周期，行经的天数，月经的量、色、质，有无闭经或行经腹痛，末次月经日期，以及初潮或绝经年龄等。

（1）**经期**　即月经的周期，是指每次月经相隔的时间，正常为28～32天。经期异常主要表现为月经先期、月经后期和月经先后不定期。

月经先期是指连续两个月经周期出现月经提前7天以上，或称月经超前。多因气虚，统摄无权，冲任不固；或因肝郁血热、阳热炽盛、阴虚火旺，热扰冲任所致。

月经后期是指连续两个月经周期出现错后7天以上，或称经迟。有虚实之分，虚证多因营血亏损，血源不足，使血海不能按时蓄满。实证多因气滞血瘀，冲任不畅，或因寒凝血瘀，冲任受阻而致。

经期错乱是指月经或前或后，差错在7天以上，并连续提前或延后两个月经周期以上者，或称月经先后不定期。多因肝郁气滞，或脾肾虚损，或瘀血阻滞，以致冲任不调，血海蓄溢失

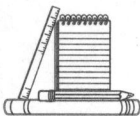

常所致。

（2）经量　月经的出血量，称为经量，正常平均约为 50mL，可略有差异。经量的异常主要表现为月经过多和月经过少。

月经过多是指月经量较常量明显增多，周期基本正常者。多因血热，冲任受损；或脾肾气虚，冲任不固；或因瘀阻胞络，络伤血溢等引起。

月经过少是指月经周期基本正常，经量较常量明显减少，甚或点滴即净者。多因营血衰少，血海亏虚；或肾气亏虚，精血不足，血海不盈；或寒凝、血瘀或痰湿阻滞引起。

（3）崩漏　指妇女不规则的阴道出血。临床以血热、气虚最为多见。血得热则妄行，损伤冲任，经血不止，其势多急骤。脾虚，中气下陷，或气虚冲任不固，血失摄纳，经血不止，其势多缓和。此外，瘀血也可致崩漏。

（4）经闭　女子年逾 18 周岁，月经未潮超过 6 个月，或来而中止，停经 3 个月以上，又未妊娠者，称闭经或经闭。经闭是由多种原因造成的，其病机总不外经络不畅，经血闭塞，或血虚血枯，经血失其源泉，闭而不行。可见于肝气郁结、瘀血、湿盛痰阻、阴虚、脾虚等证。闭经应注意与妊娠期、哺乳期、绝经期等生理性闭经，或者青春期、更年期，因情绪、环境改变而致一时性闭经及暗经加以区别。

（5）经行腹痛　是在月经期，或行经前后，出现小腹部疼痛的症状，亦称"痛经"。多因胞脉不利，气血运行不畅，或胞脉失养所致。可见于寒凝、气滞血瘀、气血亏虚等证。若行经腹痛，痛在经前者属实，痛在经后者属虚；按之痛甚为实，按之痛减为虚；得热痛减为寒，得热痛不减或益甚为热；隐隐作痛为血虚，刺痛为血瘀，胀痛为气滞；气滞血瘀之证，气滞为主则胀甚于痛；瘀血为主则痛甚于胀。

（6）经色、经质异常　经色指月经的颜色，经质指月经性状。正常月经颜色正红；经质不稀不稠，不夹杂血块。若色淡红质稀，为血少不荣；色深红质稠，乃血热内炽；经色紫暗，夹有血块，兼小腹冷痛，属寒凝血瘀。

2. 问带下　带下是指女性阴道分泌的少量白色透明、无臭无味的分泌物，有润滑阴道、防御外邪入侵的作用。若带下量过多，淋漓不断，或伴有颜色、质地、气味等异常改变时，称为病理性带下。女性在月经期前后、排卵期或妊娠期，带下量略有增加，仍属生理现象。问带下应注意询问带下量的多少、色、质和气味等情况。

（1）白带　白带是指带下色白量多，质稀如涕，淋漓不绝，属脾虚湿盛或寒湿下注。

（2）黄带　是指带下色黄，质黏臭秽，属湿热下注。

（3）赤白带　是指白带中混有血液，赤白杂见，多属肝经郁热，或因湿热下注。一般而言，带下色白清稀，无臭，多属虚证、寒证；带下色黄或赤，稠黏臭秽，多属实证、热证。

（十）问小儿

儿科古称"哑科"，不仅问诊困难，而且准确性较差，故医生主要通过询问陪诊者，来获得有关疾病的资料。小儿在生理上具有脏腑娇嫩、生机蓬勃、发育迅速的特点，在病理上具有发病较快、变化较多、易虚易实的特点。因此，除一般问诊外，还需注意小儿的生理病理特点，着重询问下列几个方面内容：

1. 出生前后情况　新生儿（出生后 ~1 个月）的疾病多与先天因素或分娩情况有关，故应着重询问妊娠期及产育期母亲的营养健康状况，有何疾病，曾服何药，分娩时是否难产、早产等，以了解小儿的先天情况。婴幼儿（1 个月 ~3 周岁）发育较快，需要的营养远较成人为多，而脾胃功能又较弱，如喂养不当，易患营养不良、腹泻及五软、五迟等病。故应重点询问喂养

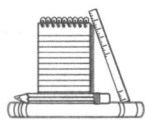

方法及坐、爬、立、走、出牙、学语的迟早情况，从而了解小儿后天营养状况和生长发育是否正常。

2.预防接种、传染病史　小儿 6 个月 ~5 周岁，从母体获得的先天免疫力逐渐消失，而后天的免疫机能尚未形成，故易感染水痘、麻疹等急性传染病。预防接种可帮助小儿建立后天免疫机能，以减少感染发病。患过某些传染病，如麻疹，常可获得终身免疫力，而不会再患此病。应重点询问预防接种情况、传染病史、传染病接触史，以及家族遗传病史。

3.问发病原因　小儿脏腑娇嫩，抵抗力弱，调节功能低下，易受气候及环境影响，感受六淫之邪而导致外感病，出现发热恶寒、咳嗽、咽痛等症；小儿脾胃薄弱，消化力差，极易伤食，出现呕吐、泄泻等症；婴幼儿脑神经发育不完善，易受惊吓，而见哭闹、惊叫等。所以要了解小儿致病原因，应注意围绕上述情况进行询问。

第四节　切　诊

切诊是指医生在患者的体表进行触、摸、按、压，以诊察疾病的方法。切诊分为脉诊和按诊两部分，为中医学诊病之特色方法和重要手段。

一、脉诊

脉诊又称切脉，是指医生用手指切按患者的动脉搏动，体验脉动应指的形象，了解和判断病证的诊察方法。脉诊历史悠久，为历代医家所重视。《黄帝内经》记载了"三部九候"之脉诊方法。《难经》有"独取寸口"的记载。张仲景的《伤寒论》论述病理脉象 26 种；王叔和的《脉经》提出 24 脉；李时珍的《濒湖脉学》载有 27 脉，李士材的《诊家正眼》载脉 28 种，各种教材多以 28 脉论述。

脉诊主要靠医生手指的触觉来体验分辨，学习脉诊既要掌握脉学的基本理论和知识，又要掌握脉学基本技能。需要反复训练，细心体会，做到"心明指辨"。古人对脉诊有"在心易了，指下难明"之训。

（一）脉象形成的原理

脉象是脉动应指的形象，与脏腑气血功能活动有密切的关系。脉即血脉，为血府；内行气血，由心所主。其形成原理，可以通过以下几个方面来认识：

1.脏腑与血脉的关系　心、脉是形成脉象的主要脏器。心脏搏动是生命活动的标志，也是形成脉象的动力。心脏搏动把血液排入血管而成脉搏跳动。全身血脉与心脏连通，形成一个密闭的循行系统，心脏是血在脉内循行的枢纽，心脏不停地跳动，推动着血在全身脉管中如环无端，周流不息地循行，成为血行动力。血在脉管中的循行之所以能形成脉象变化，全赖于心脏正常搏动，脉搏的至数、节律与心脏搏动一致。

血液在脉中运行不息，环周不休，除心脏的主导作用外，还必须赖其他脏腑协调配合。

肺朝百脉，助心行血，全身的血液都要通过脉管而流经于肺，通过肺的呼吸进行清浊之气交换，且肺主气，通过肺气的敷布，血液才能布散全身。

脾胃为后天之本，气血生化之源，脾主统血，血液的循行，有赖脾气的统摄。切脉时感知指下从容徐和软滑，是谓有"胃气"，临床中根据胃气之盛衰，判断疾病预后之善恶，有"脉以胃气为本"之说。

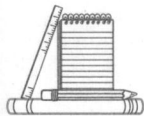

肝藏血，主疏泄以贮藏血液和调节全身血流量。如肝功能失调，可影响气血正常运行。引起脉象变化。

肾藏精，精化气，是人体阴阳之根，各脏腑组织功能活动的原动力，且精可化血，是生成血液的物质基础之一。肾气充足脉搏重按不绝，尺脉有力，为之"有根"脉。

脉为血之府，是血液运行通道，约束和促进血液沿着一定的方向和路径循行。血液的运行必须依赖于脉，脉是血液向全身运行的唯一通路。因此，脉管通畅、完整无损和约束血行的功能健全，是保证血液正常循行的重要前提，也是脉象形成不可缺少的条件。

总之，脉象是在全身各脏腑相互协调作用下，血液在脉内循行过程中所表现出来的综合反应。人体脏腑组织发生障碍，都会直接或间接地影响到血液的运行，血行的失常会敏感地反映到脉象的变化。脉象是全身机能活动状态的综合反应，因而通过诊脉，可从脉象的细微变化察知相关脏腑病变。

2.气、血、津液与血脉的关系 脉乃血府，赖血以充，赖气以行。心脏搏动的强弱、节律赖气以调节，血液的运行靠宗气来推动；而血为气之载体，脉管自身的功能亦需要血的濡养。因此，气血在脉管内运行是脉象形成的物质基础，反之，脉象在一定程度上反映着气血的状况。

（二）诊脉的部位

关于诊脉记载较多，从遍诊法到现今常用的寸口诊法反映出中医脉诊学的发展历程。早在《黄帝内经》记载三部九候法，切脉部位有头、手、足三部，每部又分为天地人，三而三之，合而为九。张仲景《伤寒杂病论》三部诊法，即人迎、寸口、趺阳三脉。其中以寸口候十二经，以人迎、趺阳分候胃气。以上两种诊脉部位，现已很少应用，以下仅对寸口诊法加以介绍。

寸口诊法始见于《黄帝内经》，《难经》有"独取寸口"之记载。寸口又称为气口或脉口，寸口在腕后桡动脉所在的部位。寸口分寸、关、尺三部，以腕后的高骨（桡骨茎突）为标志，高骨内后侧的部位为关，关部之前（腕端）为寸，关部之后（肘端）为尺。两手各有寸、关、尺三部，统称两手六部脉。寸、关、尺三部又各分浮、中、沉三候，这就是寸口诊法的三部九候诊脉方法。《难经·十八难》指出："三部者，寸、关、尺也；九候者，浮、中、沉也。"可见，寸口诊法的三部九候与遍诊法的三部九候名同而实异。

寸、关、尺反映五脏六腑之病变，左臂尺肤以次分候的脏腑是心、肝、肾，右臂尺肤以次候的脏腑是肺、胃、肾。目前多数中医学者认为，关于寸、关、尺三部分候脏腑是：左寸候心与膻中；右寸候肺与胸中。左关候肝、胆与膈；右关候脾与胃。左尺候肾与小腹（膀胱、小肠）；右尺候肾（命门）与小腹（大肠）。如李时珍所言："两手六部皆肺经之脉，特取此以候五脏六腑之气耳，非五脏六腑所居之处也。"

诊脉独取寸口诊病的原理：第一因寸口为手太阴肺经原穴太渊所在，十二经脉之气汇聚于此，故称为"脉之大会"；第二因"肺朝百脉"，故寸口脉气能够反映五脏六腑气血状况；第三寸口脉在腕后，肌肤薄嫩，脉易暴露，切按方便。故此历代医家均重视诊脉"独取寸口"。

（三）诊脉方法和注意事项

1.时间 诊脉的最佳时间是清晨，《黄帝内经》早有记载，此时较易诊得真实脉象。临床诊病中，患者不只限于平旦之时就诊，只要努力排除干扰，使其调匀呼吸，气血平静，同时保持诊室安静，保证切脉的准确性即可。

诊脉的时间应在1分钟以上，一般在3～5分钟。古人认为必满五十动，始知五脏的盛衰变化。"五十动而不一代者，以为常也，以知五脏之期"，以辨清脉象。

2.体位 让患者取坐位或正卧位，手臂平放与心脏近于同一水平，直腕仰掌，并在腕关节

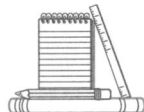

背垫上脉枕，这样可使气血运行无阻，以反映机体的真正脉象。

3. 指法　即医生诊脉时的操作手法，是脉诊的基本功。常有三指平布法、移指法、一指直压法，后两种常多用于儿科。指法包括布指与运指。

（1）布指　动作要领：三指平齐，运用指目，中指定关，布指同身。三指平齐是指医生诊脉时手指指端要平齐，手指略呈弓形倾斜，与受诊者寸口部位体表约呈 45°。用右手按诊患者的左手，用左手按诊患者的右手。运用指目是指人指端最为灵敏，如同眼睛一样，可感知脉象之变化。中指定关是指医生下指时，首先用中指指腹按在高骨（桡骨茎突）内侧关部，再用食指按关前的寸部，无名指放在中指之后的尺上。布指同身是指患者身高臂长，则布指略疏；若患者个矮臂短，则布指略密。总以适中为度，位取准为要。

（2）运指　即手指诊察脉象的具体运作，是对诊者三指在诊运动规律的总结。常有举、按、寻、单按、总按等。举是指医生用指轻按在皮肤上，又称"浮取"或"轻取"。手指用力适中，按至肌肉以体察脉象，称为中取。按是指医生用指重按在筋骨间，也称"沉取"或"重取"。寻是指医生指力从轻到重，从重到轻，左右前后推寻，以探求脉动最明显的特征。总按是指医生三指用同样的指力按诊三部脉象，单按是指医生一指单按寸、关、尺中的一部，以重点体会某一部位的脉象特征。

4. 平息　一呼一吸称一息，诊脉时，医者的呼吸要自然均匀，用一呼一吸的时间去计算患者脉搏的至数，如正常脉象及病理性脉象之迟、数、缓、疾等脉，均以息计。平是平调的意思，要求医者在诊脉时，思想集中，全神贯注。因此，平息除以"息"计脉之外，还要做到虚心而静，全神贯注。

（四）正常脉象

1. 平脉脉象特征　是指正常人在生理条件下呈现的脉象，又称正常脉象，简称常脉。平脉的表现是：三部有脉，一息四至或五至（相当于 70～80 次 / 分），不沉不浮，不疾不徐，从容和缓，不大不小，柔和有力，节律整齐，尺脉虽沉但重按有力，随生理活动和气候环境的不同而有相应变化。平脉应具有有神、有胃、有根三大特征。

有神是指脉象节律整齐，柔和有力。不论何种病脉，只要节律不乱和有柔和之象，即仍可判断为有神，但有神伤程度之不同。诊察脉象神之有无，可判断气血与心神的得失。脉贵有神，心主血而藏神，脉为血之府，血脉为神之基，神为血脉之用，血气充足，心神健旺，脉象自然有神。

有胃是指脉象从容、和缓、流利。即或是病脉，不论浮沉迟数，但有柔和有力之象，便是有胃气。诊察脉象胃气的盛衰，对判断疾病进退凶吉有一定的临床意义。人以胃气为本，脉亦以胃气为本，胃气充则健，胃气少则病，无胃气则亡。

有根是指脉象表现为沉取应指有力，尺部尤显。诊察脉象根之有无，可判断肾精肾气的盛衰。肾为先天之本，是人体脏腑组织功能活动的原动力，肾气足，生机旺盛，气血经脉流畅，脉象必然有根。

总之，脉象有胃、有神、有根的特点，实乃精、气、神完足的综合反映，辨识其常变有重要的临床意义。

2. 平脉生理性变异　正常脉象也会随着人体内外环境因素的影响而有相应的生理性变异，是人体全身机能状态的综合反应。因此，脉象和人体内外环境的关系十分密切。

（1）四季气候　由于受气候的影响，故平脉应四季而变，而有春微弦、夏微洪、秋微浮、冬微沉。此为应时之脉，属生理现象，反此则为病。

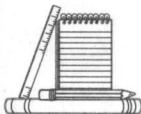

（2）地理环境 脉象也受地理环境的影响。南方地势低下，气温偏高，空气湿润，人体肌腠疏松，脉多细而略数；北方地势较高，气温偏寒，空气干燥，人体肌肤紧缩，故脉多表现沉实。

（3）年龄 年龄越小，脉搏越快，婴儿每分钟脉动120～140次，五六岁的幼儿，每分钟脉动90～110次，年龄渐长则脉象渐趋和缓，速率逐渐减慢。青壮年脉搏有力，老年人气血虚弱，精力渐衰，脉搏较弱。

（4）性别 女性的脉象较男子的脉象濡弱而略快，妊娠后常见滑数而冲和的脉象。

（5）体格 身躯高大之人，脉位较长；矮小之人，脉位较短。瘦人肌肉较薄，脉象常浮；肥胖之人，皮下脂肪较厚，脉象常沉。

（6）情志 情绪波动也会使脉象发生相应的变化，这种一过性的脉象变化也属于生理性变异而非病脉。如喜乐之时，其脉较缓；恼怒之时，脉象弦急；惊恐之下，气机暂时逆乱而见动脉等。这些变异之脉象，随着情绪的平静恢复之后也就趋于正常。

（7）饮食 在进食之后脉多有力，饮酒之后脉多数而有力；饥饿时脉象稍缓而无力。

（8）劳逸 在剧烈运动或强体力劳动，或运行持重之后，脉多急疾；安卧或入睡之后，脉多迟缓。运动员脉多缓而有力。

此外，有些人血脉循行走向异常，脉不见于寸口，从尺部斜向手背，称"斜飞脉"；若完全显现于寸口的背侧，称"反关脉"，还有出现于腕部其他位置者。二者均属桡动脉解剖位置异常，不属病脉。

（五）病理性脉象

疾病反映于脉象的变化，叫作病脉。一般来说，除正常生理变化范围及个体生理特异之外的脉象，均属于病脉。脉象是通过位、数、形、势等四方面来体察。由单方面变化而形成的脉象，称单一脉；由两个或两个以上方面的变化而形成的脉象，称复合脉。脉象分类与主病如下。

1. 浮类脉 此类包括浮脉、洪脉、芤脉、革脉、濡脉、散脉六种。其共同的脉象特征是脉位表浅，轻取即可体察脉象全貌。

（1）浮脉

【脉象特征】"轻手可举，泛泛在上，如水漂木"（《脉诀》）。轻取即得，重按稍减而不空。

【临床主病】表证。浮而有力为表实证，浮而无力为表虚证。

【脉理分析】浮，有漂浮之意。浮脉主表，外邪袭表，卫气急起而与邪抗争，邪气随之鼓动于外，脉搏应指而浮。浮缓有汗者为伤风，浮紧无汗者为伤寒，浮虚为伤暑，浮数为风热。

（2）洪脉

【脉象特征】洪脉极大，状如洪水，来盛去衰，滔滔满指。

【临床主病】邪热亢盛。

【脉理分析】洪脉脉幅宽大，是邪热亢盛，充斥脉道，脉道扩大，气盛血涌，血流量增加，因而搏指有力。凡久病气虚，或虚劳、失血、久泄病证而见之，必浮取盛大，沉取无根，多属邪盛正衰之危候。

（3）芤脉

【脉象特征】浮大中空，如按葱管。

【临床主病】失血、伤阴、失精。

【脉理分析】芤脉浮大，应指无力，按之中空，即其脉体上下或两边皆实，唯中间独空。由

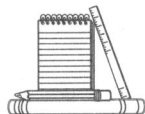

于突然失血过多，血量骤然减少，营血不足，无以充脉，或津液大伤，脉不得充，血失阴伤，阳无所附而散于外，故见之。

（4）革脉

【脉象特征】浮而搏指略弦，中空边坚，如按鼓皮。

【临床主病】亡血、失精、小产、崩漏等。

【脉理分析】革脉在脉位特点上浮取即得，其脉形是按之表坚而内虚（即脉管管壁坚实，脉管内空虚），如鼓皮内虚空而外绷急之状。多因正气不固，精血不能内藏，阳气无所依附，浮越于外，以致脉象中空边硬而浮。

（5）濡脉

【脉象特征】浮而细软，不任重按，重按不显。

【临床主病】诸虚证、湿证。

【脉理分析】濡，即浮软之意，如絮浮水，轻手相得，重按不显，又称软脉。精血亏虚，脉失所荣可见之。也主湿邪太盛，脉道受到抑遏，气血失其通畅者，亦可见之。

（6）散脉

【脉象特征】浮散无根，稍按则无，至数不齐。故曰："散似杨花无定踪。"

【临床主病】元气离散。

【脉理分析】散脉是指脉搏浮甚无根的状态。散脉的形成是因心力衰竭，阳气离散而不能内敛，气血耗散殆尽，脏腑衰竭之危候。

2. 沉类脉　此类脉包括沉脉、伏脉、牢脉三种。其共同的脉象特点是脉位深在，须沉取才能体会脉之特点。

（1）沉脉

【脉象特征】轻取不应，重按始得。"举之不足，按之有余"。

【临床主病】里证。有力为里实，无力为里虚。

【脉理分析】邪郁于里，气血内困则脉沉有力；脏腑虚弱，正气不足，阳气虚陷，不能升举，脉气鼓动无力，故脉沉而无力。

（2）伏脉

【脉象特征】重力推筋着骨始得，甚者伏而不见。脉位较沉脉更深。

【临床主病】邪闭、厥证，也主痛极。

【脉理分析】伏者，潜藏、伏匿之意。伏脉的形成，一是邪气闭塞，脉气不能宣通，脉道潜伏不显，脉多伏而有力；二是久病重病，气血虚损，不能鼓动脉气外行，故深伏筋骨之间，脉多伏而无力。两手脉深伏，伴太溪、趺阳脉不见者，属险证。

（3）牢脉

【脉象特征】兼具沉、实、大、弦、长五脉之象，坚牢不移。

【临床主病】阴寒内实，疝气癥瘕。

【脉理分析】牢指坚实、牢固之意。因阴寒内积，致使阳气沉潜于里，固结不移，或疝气癥瘕阻滞气机，脉气困阻于内所致。若牢脉见于失血、阴虚等证，则属危重征象。

3. 迟类脉　此类脉包括迟脉、缓脉、涩脉、结脉、代脉五种脉象。其共同的脉象特点是至数一息不足四至，脉率少于正常人的脉率。

（1）迟脉

【脉象特征】脉来迟慢，一息脉动三四至（相当于脉搏每分钟低于60次）。

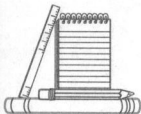

【临床主病】寒证。有力为实寒，无力为虚寒。

【脉理分析】多因阳气虚损，无力鼓动，致使脉来迟慢。或寒凝气滞，阳气失其温运，故脉来迟慢。亦可见于里实热证，因邪热内聚，阳气受到郁遏，阻滞血脉的正常运行，故可见之，但按之实而有力。

（2）缓脉

【脉象特征】一息四至，来去怠缓或脉形弛缓，缺乏紧张度。

【临床主病】湿病，也主脾胃虚弱。

【脉理分析】不紧不急为缓。湿性黏滞，气机为湿所困，或脾胃虚弱，气血不足以充盈鼓动，故脉见来去怠缓。若有病之人脉象转缓，是正气恢复的象征。

（3）涩脉

【脉象特征】脉细而迟，往来艰涩不畅，如轻刀刮竹。

【临床主病】伤精、血少、气滞血瘀、痰食内停。

【脉理分析】涩，艰滞也。津血亏损，血脉不充，或气虚无力推动血行，脉道失其濡润，以致脉气往来艰涩，故脉涩而无力。痰食胶固，气血阻滞，血流被遏，以致脉气往来艰涩困难，故脉涩而有力。

（4）结脉

【脉象特征】脉来缓慢，时有一止，止无定数。

【临床主病】阴盛气结、寒痰血瘀、癥瘕积聚。

【脉理分析】因气血痰食，积滞不散，阻碍血行，以致心阳涩滞，血脉运行不畅，故脉来结而有力；或因气血渐衰，心阳不振，脉气运行无力而涩滞，故见结而无力。

（5）代脉

【脉象特征】脉来迟中一止，止有定数，良久复来。脉搏间歇时间较长。

【临床主病】主脏气衰微，也主风证、痛证、七情惊恐、跌仆损伤。

【脉理分析】因脉气衰微，气血两虚，元气不足，不能推动血行而致脉来迟中见有歇止，不能自还，良久复来；或因突然惊恐、跌仆损伤，致使脉气不能相接所致。不论虚实，总以脉气不能接续为主要机制。

4. 数类脉　此类脉包括数脉、促脉、动脉、疾脉四种脉象。此类脉象的共同特点是速率快，脉象来去较急。

（1）数脉

【脉象特征】一息脉来五至以上（每分钟 90 次以上），来去较快。

【临床主病】热证。有力为实热，无力为虚热。

【脉理分析】因邪热亢盛，气血运行加速，故数而有力；久病阴虚，阴虚内热，则脉数无力或细数；虚阳外浮，则脉数大无力，按之豁然内空。

（2）促脉

【脉象特征】脉来数而时有一止，止无定数。

【临床主病】阳盛实热，气血、痰饮、宿食停滞，亦主气血虚衰。

【脉理分析】因血随气行，热则气血行速，故脉来急数，数而时止。也可因气郁、血瘀、食滞、痰饮之邪，阻滞血行而见数中时止。促而细小无力者为心力衰竭，真元衰败，阴血衰少之故，多为虚脱之象。

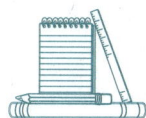

（3）动脉

【脉象特征】脉来滑数有力，应指跳突如豆，但搏动的部位短小。动脉具有滑、数、短三种脉象的特征。

【临床主病】主惊、主痛。

【脉理分析】痛则阴阳失和，气血冲动，而呈滑数有力的脉象。惊则气血紊乱，脉行躁动难安，故可见之。

（4）疾脉

【脉象特征】脉来急疾，一息七八至（每分钟140次以上）。

【临床主病】阳极阴竭，元气将脱。

【脉理分析】疾脉是真阴枯竭于下，孤阳偏亢于上，气虚已极之象。伤寒、温病在热极时脉疾急而按之益坚者，是亢阳无制、真阴垂绝之候，其疾必兼躁扰之象。若脉疾而按之鼓指无力，为元阳将脱之征。痨瘵病见疾脉是危候。

5.虚脉类　此类脉包括虚脉、细脉、短脉、弱脉、微脉五种。此类脉的共同特点是脉势弱，应指无力。

（1）虚脉

【脉象特征】三部脉举之无力，按之空虚，应指松软。

【临床主病】主虚证。

【脉理分析】不足为虚。气虚无力推动血行，则脉象搏动无力，血虚不足以充盈脉管，按之空虚。故虚脉可见之于气虚、血虚、气血两虚及脏腑诸虚。

（2）细脉

【脉象特征】脉细如线，应指明显。

【临床主病】主气血两虚、诸虚劳损，又主湿病。

【脉理分析】气虚无力推运血行，营血亏少不能充盈脉管，以致脉管收缩变细，脉体细小而软弱无力，形细如线。当湿邪所伤，阻遏脉道，可见之。若温热病，神昏谵语而见细数脉，是邪热深入营血或邪陷心包的证候。

（3）短脉

【脉象特征】首尾俱短，不满本位。只出现在寸或关部，尺脉常不显。

【临床主病】短而有力为气郁，短而无力为气虚。

【脉理分析】气虚无力鼓动血行，致使脉管搏动短小而且应指无力，即所谓"短则气病"。也有因血瘀气滞，或痰滞食积，阻遏脉气的运行，以致脉气不能伸展而见之，但短而有力。故短脉不可概作不足论之。

（4）弱脉

【脉象特征】极软而沉细。切脉时沉取方得，细而无力。

【临床主病】主气血不足之证。

【脉理分析】脉为血之府，气血亏少，不能充盈脉道，故脉道缩窄，脉形细；气血不足，无力鼓动脉搏，故见脉位深而应指无力。

（5）微脉

【脉象特征】极细极软，按之欲绝，似有似无，模糊不清。

【临床主病】主阳衰气少，阴阳气血诸虚之证。

【脉理分析】气血不足，脉道失充，故有形细特点。阳气衰微，鼓动无力，故应指力极

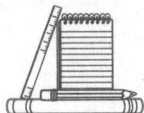

弱。轻取似无者是阳气衰，重按似无者是阴血枯竭；久病脉微是正气将绝；新病脉微多是阳气暴脱。

6. 实脉类　此类脉包括实脉、滑脉、紧脉、长脉、弦脉五种。其共同特征是脉位较长应指有力，均主实证。

（1）实脉

【脉象特征】脉满本位，三部举按均有力。脉来充盛有力，其势来盛去亦盛。

【临床主病】主实证。

【脉理分析】邪气亢盛，正气不虚，正邪相搏，气血壅盛，充盈脉管，故脉道坚实，应指有力。平人也可见之，为正气充实，脏腑机能正常之象。

（2）滑脉

【脉象特征】往来流利，如盘走珠，应指圆滑。

【临床主病】主痰饮、食滞、实热。

【脉理分析】实邪郁滞体内，致使气实血涌，血流加快，冲动脉管，故致脉来流利圆滑。平人之脉滑而冲和，是营卫充实之象。妇女妊娠期亦可见有之，为气血充盈而调和的表现。

（3）紧脉

【脉象特征】脉来绷急，状如牵绳转索。

【临床主病】主寒、痛、宿食。

【脉理分析】寒邪侵犯人体，阻遏阳气，寒邪与正气相争，以致脉道约束拘急，故见脉来绷急，挺急而劲，状如绳索。脉见浮紧为寒邪束表，沉紧为里寒。剧痛、宿食见之，也是寒邪、积滞与正气相搏，气机收引，脉道紧束，故见脉来绷急，状如切绳。

（4）长脉

【脉象特征】脉形长，首尾端直，超过本位。

【临床主病】肝阳有余，阳盛内热等有余之证。

【脉理分析】若脉长而和缓，是中气充足，气机运行畅通，气血并无亏损之平人脉象。若肝阳亢盛，则脉长而弦硬。气逆热炽，痰涎内宿者，则长而兼滑兼数。长而牢者为积聚。

（5）弦脉

【脉象特征】端直而长，如按琴弦。脉势较强而硬。

【临床主病】肝胆病、诸痛、痰饮、疟疾。

【脉理分析】肝主疏泄，调畅气机，脉以柔和为贵，邪气犯肝，疏泄失职，气机不利；疼痛或痰饮可阻滞气机，故均脉气紧张而现之。少阳胆气不利，也见之。

7. 相兼脉与主病　相兼脉是指数种脉象并见的脉象。也称之为"合脉"，有二合脉、三合脉、四合脉之分。相兼脉象的主病，往往是各脉主病的总和。浮紧脉主外感寒邪之表寒证，或风痹疼痛；浮缓脉主风邪伤卫，营卫不和，太阳中风的表虚证；浮数脉主风热袭表之表热证；浮滑脉主风痰或表证夹痰，常见于素体痰盛而又感受风邪者；沉迟脉主里寒证，常见于中焦阳虚，阴寒凝滞的病证；沉弦脉主肝郁气滞或水饮内停；沉涩脉主血瘀，尤常见于阳虚而致的寒凝血瘀证；沉缓脉主脾肾阳虚，水湿停滞证；洪数脉主气分热盛，多见于外感热病；弦紧脉主寒、主痛，常见于寒凝肝脉或肝郁气滞等病证；弦数脉常见于肝郁化火或肝胆有热之证；弦细脉主肝肾阴虚，或血虚肝郁，或肝郁脾虚证；滑数脉主痰热或内热食积证；弦滑数脉主阴虚或血虚有热；弦滑数脉主肝火夹痰或风阳上扰，痰火内蕴证。

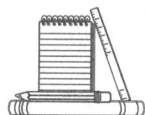

知识链接

临床不能相兼的脉象

并不是所有的脉象都可以随意相兼。主要有以下几类情况：

一是完全对立的脉不能相兼，如同一患者其脉不可能既浮又沉、既迟又数、既滑又涩等。

二是有些脉类上属于对立的脉也不能相兼，如濡脉为浮细无力，而弱脉为沉细无力，故不能称濡弱脉；结脉是缓而中止，止无定数，代脉则是止有定数，故结脉与代脉不会同时出现（有时可以交替出现），而促脉则是数而中止，故不能与结、代脉相兼。

三是有的脉象本来就是由多个脉象要素综合构成的，因此不能又将单因素的脉象与之相兼，如洪脉是脉体洪大而脉势汹涌，浮沉均很明显，故不能称脉洪浮、沉洪、洪而有力；微脉是脉搏极细极弱，若有若无，因此严格地说，所谓脉微细、脉微弱都是不恰当的；虚脉是无力脉的总称，因此若称脉虚无力则是重复缀语。此外，紧脉主实寒，脉道因寒邪所遏而绷急紧束，故紧脉的脉势虽甚有力但其脉体不可能是大，因而不会有洪紧、脉紧而大之类的脉象。

8.真脏脉　脉无胃、无神、无根，称为真脏脉，或称为怪脉、鬼祟脉、败脉、死脉、绝脉等，多见于疾病的后期、脏腑之气衰竭、胃气败绝病证。古代医家在《黄帝内经》基础上将真脏脉归类为"七绝脉"，包括釜沸脉、鱼翔脉、虾游脉、屋漏脉、雀啄脉、解索脉、弹石脉等。文献对真脏脉多认为是病入膏肓，无可救药，必死无疑。但随着医学科学不断发展，对真脏脉有了新认识，真脏脉绝大部分都是心律失常时的脉象特征，多为心脏器质性病变造成，提示疾病极其危重，需全力抢救。

（六）诊妇人脉和小儿脉

1.诊妇人脉

（1）诊月经脉　妇人左关尺部忽洪大于右手，无口苦、发热、腹胀等症状，可能为经期或月经将至之常脉。寸关脉调和而尺脉弱或细涩，月经多不利。闭经见尺脉虚细而涩，为精亏血少之虚闭；尺脉弦涩则为气滞血瘀之实闭；脉弦滑者，多为痰湿阻于胞宫。行经期前后出现异常脉象称为月经病脉。若脉来滑数，多为血热致月经先期；脉来迟涩，多为寒凝致月经后期，可伴经行腹痛等。

（2）诊带下脉　带下病多为脾湿所致，故脉多滑或濡。若滑数或弦数，多主湿热，故带下色黄秽臭，可兼有外阴瘙痒；若见沉迟而滑，主寒湿盛，故带下清稀；若沉细而弱，主阳气不足，故带下清稀量多。

（3）诊妊娠脉　妇人婚后，平素月经正常，突然月经停止，脉来滑数冲和，兼见偏食，或见清晨呕恶者，是怀孕的早期征象。"妇人手少阴脉动甚者，妊子也"（《素问·平人气象论》），"阴搏阳别，谓之有子"（《素问·阴阳别论》），均指出妊娠脉特点是少阴脉（尺部）脉动加强，滑疾有力，是聚血养胎，胎气旺盛的征象。凡孕妇脉沉而涩，多为精血不足，胎元受损；涩而无力，多主阳虚、死胎。

（4）临产脉　孕妇将产的脉象特点，一是尺脉"急转如切绳转珠"；二是中指顶节两旁脉动较平时明显而剧烈，均主即将临产。

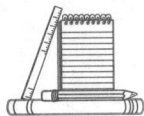

2.小儿脉 诊小儿脉,与成人有所不同,因小儿寸口部位狭小,难分寸关尺三部。此外,小儿临诊时容易惊哭,惊则气乱,脉气亦乱,故难于掌握,后世医家多以一指总候三部。操作方法是医生用左手握小儿手,再用右手大拇指按小儿掌后高骨脉上,分三部以定息数。小儿脉象主病,以浮、沉、迟、数定表、里、寒、热,以有力无力定虚实,不详求二十八脉。小儿肾气未充,脉气止于中候,不论脉体素浮素沉,重按多不见,若重按乃见,便与成人的牢实脉论。

(七)脉症顺逆与从舍

1.脉症顺逆 是指脉与症在病机上的一致和不一致。在通常情况下,疾病表现于外的症状和脉象在反映疾病本质方面是一致的,即有什么性质的病证,就会产生与其性质相一致的症状和脉象,称脉症相应。但在某些特殊的情况下,疾病的本质与某些症状或者脉象在属性上发生分离,甚至相反,称脉症不相应。从判断疾病的顺逆来说,脉症相应为顺,不相应为逆。如实证而脉见洪、数有力,属脉症相应,为顺,提示邪盛正亦盛,多易治疗,预后良好;若实证反见细微无力之脉,属脉症相反,为逆,提示邪盛正衰,邪易内陷,治疗困难,预后不良。

2.脉症从舍 脉症不相应,是一个真与假的问题,或症真脉假,或症假脉真,此时必须在辨明疾病本质的前提下,确定脉症的真假从而决定取舍,或舍脉从症,或舍症从脉。

(1)舍脉从症 症真脉假时,必须舍脉从症。如在阳明腑实证中,症见腹胀满硬痛拒按,大便燥结,舌红苔黄厚焦燥,而脉反见沉细。症所反映的均属阳明腑实、邪热内结的疾病本质,是真热;脉反沉(主里)细(主虚),与症所反映的实热病机相矛盾,属假象,故当舍脉从症而论治。

(2)舍症从脉 症假脉真时,必须舍症从脉。如"伤寒,脉滑而厥热者,里有热,白虎汤主之"(《伤寒论》)。本证的病机乃热邪炽盛,壅闭于里。脉所反映的是真热;而四肢厥冷的症所反映的是寒,与全身热邪郁闭的真正病机相反,属假象,此时应舍症从脉论治,张仲景用白虎汤治之。

脉有从舍,说明脉象只是疾病临床诊断的重要依据,但不是唯一的依据,只有四诊合参、综合判断,才能从舍得宜,辨证精当。

二、按诊

按诊就是医者用手直接触摸、按压患者体表某些部位,以了解局部的异常变化,从而推断疾病的部位、性质和病情的轻重等情况的一种诊病方法。

(一)按诊的方法和意义

1.方法

(1)体位 按诊时患者取坐位或仰卧位。一般按胸腹时,患者须采取仰卧位,全身放松,两腿伸直,两手放在身旁。医生站在患者右侧,右手或双手对患者进行切按。在切按腹内肿块或腹肌紧张度时,可令患者屈起双膝,使腹肌松弛,便于切按。

(2)手法 按诊的手法大致可分触、摸、推、按四类。触是以手指或手掌轻轻接触患者局部,如额部及四肢皮肤等,以了解凉热、润燥等情况。摸是以手抚摸局部,如肿胀部位等,以探明局部的感觉情况及肿物的形态、大小等。推是以手稍用力在患者局部作前后或左右移动,以探测肿物的移动度及局部同周围组织的关系等情况。按是以手按压局部,如胸腹或肿物部位,以了解深部有无压痛,肿块的形态、质地,肿胀的程度、性质等。在临床上,各种手法是综合运用的,常常是先触摸,后推按,由轻到重,由浅入深,逐层了解病变的情况。

按诊时,医者手法要轻巧,要避免突然暴力,冷天要事先把手暖和后再行检查。一般先触

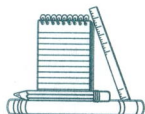

摸，后按压，指力由轻到重，由浅入深。同时嘱咐患者主动配合，随时反映相应的感觉，还要边检查边观察患者的表情变化了解其痛苦所在。按诊时要认真仔细，不放过任何与疾病有关的部位。

2.意义　按诊是切诊的一部分，它在望、闻、问的基础上，更进一步地深入探明疾病的部位和性质等情况。

（二）按诊的内容

按诊的应用范围较广。临床上以按肌肤、按手足、按胸腹、按腧穴等为常用，兹分述如下。

1.按肌肤　是为了探明全身肌表的寒热、润燥及肿胀等情况。按肌肤不仅能从冷暖以知寒热，更可从热的甚微而分表里虚实。凡身热初按甚热，久按热反转轻的，是热在表；若久按其热反甚，热自内向外蒸发者，为热在里。肌肤濡软而喜按者，为虚证；患处硬痛拒按者，为实证。轻按即痛者，病在表浅；重按方痛者，病在深部。皮肤干燥者，尚未出汗或津液不足；干瘪者，津液不足；湿润者，身已汗出或津液未伤。皮肤甲错，伤阴或内有瘀血。按压肿胀，可以辨别水肿和气肿。按之凹陷，抬手即留手印，不能即起的，为水肿；按之凹陷，举手即起的，为气肿。

触疮疡局部，肿而硬但不热者，属寒证；肿处烙手、压痛者，为热证。根盘平塌漫肿的属虚，根盘收束而高起的属实。患处坚硬，多属无脓，边硬顶软，内必成脓。至于肌肉深部的脓肿，则以"应手"或"不应手"来决定有脓无脓。方法是两手分放在肿物的两侧，一手时轻时重地加以压力，一手静候深处有无波动感，若有波动感应手，即为有脓，根据波动范围的大小，即可测知脓液的多少。

2.按手足　手足俱凉者，是阳虚寒盛，属寒证；手足俱热者，多为阳热炽盛，属热证。但亦有因阳热太盛，阳气闭郁于内，不得外达而四肢厥冷的里热证，即热深厥深的表现，应注意鉴别。热证见手足热者，属顺候；热证反见手足逆冷者，属逆候。

3.按胸腹　是根据病情的需要，有目的地对胸前区、胁肋部和腹部进行触摸、按压，必要时进行叩击，以了解其局部的病变情况。胸腹按诊的内容，又可分为按虚里、按胸胁和按腹部三部分。

（1）**按虚里**　虚里位于左乳下心尖搏动处，为诸脉所宗。探索虚里搏动的情况，可以了解宗气的强弱、病之虚实、预后之吉凶。虚里按之应手，动而不紧，缓而不急，为健康之征。其动微弱无力，为不及，是宗气内虚。若动而应衣，为太过，是宗气外泄之象。若按之弹手，洪大而搏，属于危重的证候。虚里按诊对于指下无脉，欲决死生的证候，诊断意义颇大。

（2）**按胸胁**　前胸高起，按之气喘者，为肺胀。胸胁按之胀痛者，可能是痰热气结或水饮内停。胁痛喜按、胁下按之空虚无力，为肝虚。胁下肿块，刺痛拒按，为气滞血瘀。右胁下肿块，按之表面凹凸不平，应警惕肝癌；右胁胀痛，摸之热感，拒按者，多为肝痈。

（3）**按腹部**　主要了解凉热、软硬度、胀满、肿块、压痛等情况，以协助疾病的诊断与辨证。①胃脘痞满，按之较硬而痛者属实证，主实邪聚结胃脘；按之濡软无痛者属虚证，主胃腑虚弱；按之有形而胀痛，推之辘辘有声，为胃中有水饮。②按腹部肌肤觉凉者，多属寒证；肌肤灼热者，多属热证。腹痛喜按痛减为虚，腹痛拒按者属实。腹满按之饱满充实有弹性、有压痛者，多为实满；腹满按之虚软无弹性、无压痛者，多为虚满。腹部高度胀大，如鼓之状，称为鼓胀；手有动感，按之如囊裹水者为水鼓；无波动感，且叩击音如鼓音者，为气鼓。③右少腹痛剧，按之痛甚或有反跳痛者，为肠痈。左少腹作痛伴便秘，按之累累有硬块者，为肠中宿粪。腹部肿块，按诊时要注意大小、形状、硬度、压痛和移动度。凡肿块推之不移，痛有定处

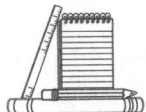

者，为积，病在血分；推之可移，痛无定处或聚散不定者，为聚，病在气分。

4. 按腧穴 指按压身体上某些特定穴位，通过穴位的变化和反应来判断内脏某些疾病的方法。腧穴是脏腑经络之气转输之处，是内脏病变反映于体表的反应点。按腧穴要注意发现穴位上是否有结节或条索状物，其异常反应主要为有无压痛或其他敏感反应，然后结合望、闻、问诊所得资料综合分析判断内脏疾病。如肺俞穴若摸到结节，或按中府穴有明显压痛者，为肺病的反应；按上巨虚穴有显著压痛者，为肠痈（阑尾炎）的表现；肝病患者在肝俞或期门穴常有压痛等。按压这些特定腧穴，具有重要的诊断价值。

复习思考题

1. 简述得神、失神、假神的诊察要点及临床意义。

2. 简述五色主病的内容。

3. 正常舌象有什么特征？简述常见病理舌色、苔色与主病。

4. 问诊的内容有哪些？问现在症状主要有哪些方面？

5. 问疼痛中，常有哪几种疼痛类型，分别主何种证候？

6. 寒热常见有哪些类型？分别提示何种证候？

7. 简述寸口脉的部位和正常脉象的特征。

8. 简述浮脉、沉脉、迟脉、数脉、虚脉、实脉、洪脉、细脉、涩脉、紧脉、弦脉、滑脉、促脉、结脉、代脉等常见病脉的主病。

扫一扫，查阅
复习思考题答案

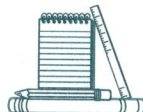

第九章　中医学常用的辨证方法

> 【学习目标】
> 1. 掌握：八纲辨证和脏腑辨证的基本方法。
> 2. 熟悉：常见气血津液病证的临床表现及辨证要点。
> 3. 了解：八纲证候间的关系。

辨证是将四诊所收集的病情资料（症状体征）加以分析、综合，辨清疾病发生的原因，判断病变的部位、疾病的性质、邪正的盛衰及病情发展的趋势等，概括、判断为某种性质的病证。中医学有多种辨证方法，如八纲辨证、病因辨证、脏腑辨证、六经辨证、卫气营血辨证、三焦辨证等。其中八纲辨证是各种辨证的总纲，病因辨证是确定患者具体病因的辨证方法，脏腑辨证是在八纲辨证基础上进一步确定病变所在脏腑的辨证方法，六经辨证是外感伤寒的辨证方法，而卫气营血辨证、三焦辨证则是外感温病的辨证方法。各种辨证方法虽有各自的特点和适用范围，但在临床应用时，往往是互相联系和补充的。本章重点介绍八纲辨证、脏腑辨证与气血津液辨证。

第一节　八纲辨证

八纲是指表、里、寒、热、虚、实、阴、阳八个辨证的纲领。八纲辨证，是指将四诊收集到的各种病情资料，运用八纲进行分析综合，从而找出疾病的病位、病性、邪正盛衰和证候类型的一种辨证方法。

八纲是从各种具体证候个性中抽象出来带有普遍规律的共性纲领。任何一种疾病，从病位来说，可分为表证和里证；从基本性质来说，可分为寒证与热证；从邪正斗争的盛衰来说，可分为虚证或实证；从病证总的类别来说，均可归属于阳证和阴证两大类，阴阳是八纲中的总纲。虽然疾病的病理变化及其临床表现极为复杂，但运用八纲对其进行辨别归类，均可找出疾病的关键，为治疗指出方向，所以说八纲是辨证的总纲。

一、八纲基本证候

表证与里证、寒证与热证、虚证与实证、阴证与阳证，是四对既相互对立而又互有联系的八个方面的基本证候，是对病情的大体分类。

（一）表里辨证

表里是辨别病位内外浅深的一对纲领。表与里是相对的概念，皮肤与筋骨相对而言，皮肤

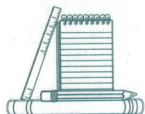

为表，筋骨为里；经络与脏腑而言，经络属表，脏腑属里；三阳经与三阴经而言，三阳经属表，三阴经属里；脏与腑而言，腑属表，脏属里等。任何疾病辨证，均可分辨病位之表里。其临床意义突出地体现在对外感病的病位、传变规律、病情轻重浅深及病机变化之判断。在外感病中，表证病轻，病位表浅；里证病重，病位较深。表邪入里，为病进；里邪出表，为病退。古人有病邪入里一层，病深一层；出表一层，病轻一层的认识。还有半表半里证，病位处于表里进退之中。

1. 表证 指外邪从皮毛、肌腠、口鼻侵入机体，正气（卫气）抗邪于肌表时所显现的证候。主要见于外感病初期阶段，以恶寒发热为主要表现。具有起病急、病情较轻、病程较短等特征。

【临床表现】恶寒（或恶风）发热，头身疼痛，苔薄，脉浮。伴鼻塞、流涕、打喷嚏，咽喉痒痛，微咳等症状。

【证候分析】外邪侵表，阻遏卫气，正邪相争故恶寒（或恶风）发热；邪气郁滞经络，气血运行不畅，则头身疼痛；肺失宣发，窍道受阻，故见鼻塞、流涕、打喷嚏，咽喉痒痛，微咳等症状。邪在肌表，故舌象无明显变化；正邪相争肌表，脉气鼓动于外，故脉浮。

临床常见表证病位浅病情轻，一般较快治愈。若外邪不解，则可进一步内传，成为半表半里证或里证。表证主要有风寒表证、风热表证等。

（1）表寒证 以外感寒邪为主。其特点为恶寒重，发热轻，无汗，头身痛甚，苔薄白而润，脉浮紧。寒为阴邪，外感风寒，卫阳被遏，故恶寒重发热轻；寒性凝滞致腠理致密，汗孔闭塞故无汗；寒主收引，经脉紧束而拘急，故见脉浮紧。

（2）表热证 以外感热邪为主。其特点为发热重，恶寒轻，咽痛，口渴，舌边尖稍红，苔薄白而干或苔微黄，脉浮数。热为阳邪，其性燔灼，故发热重恶寒轻；热易伤津，故见咽痛、口渴、苔干。舌苔薄白而干或苔黄，脉浮数为表有热邪之象。

2. 里证 指病邪深入脏腑、气血、骨髓时所反映的证候。里证的病因概括为三种：一是外邪不解，内传入里；二是外邪直接入里，侵犯脏腑等部位，即所谓"直中"；三是情志内伤、饮食劳倦等因素，直接损伤脏腑气血，致脏腑气血功能失调所致。

【临床表现】里证的范围极广，很难以几个症状概括其临床特征。基本特点是邪气已入体内，故无恶寒发热并见症状，以脏腑症状为主要表现，起病可急可缓，相比表证一般病情较重、病程较长。病位虽同属于里，有轻浅与深重之别，一般而言病变在上、在气、在腑者，较轻浅；在下、在血、在脏者，较深重。

里证按八纲分类常见有里寒证、里热证、里虚证、里实证。里证证候辨别，必须结合脏腑辨证、气血津液辨证、六经辨证、卫气营血辨证等辨证方法，才能明确。

3. 半表半里证 是指病变既非完全在表，又未完全入里，邪正相搏，病位处于表里进退之间的证候。在六经辨证中通常称为少阳病证。

【临床表现】往来寒热，胸胁苦满，心烦喜呕，默默不欲饮食，口苦咽干，目眩，脉弦。

知识链接

半表半里证辨析

"半表半里证"，是指病邪既未完全脱离肌表，又未完全入里，邪正徘徊、相持出入于表里之间所见证候的概括。由于其病变有在表的成分，而又不是单纯、典型的表证；有在里的成分，而又不是单纯、典型的里证，故曰"半表半里"，或曰"表里之间"。这种认识，与《伤寒论》六经病证中的少阳证相符。一般认为，三阳主表，三阴

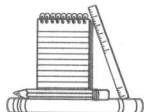

主里，少阳居于三阳之末，三阴之前。少阳为枢，枢机得利，外或开，内可合，开则为表，合则为里，故云少阳为半表半里，或主半表半里。

温病学家对于具有寒热往来、胸胁苦满等典型表现的半表半里证的病位认识有两种：其一为膜原，即胸膜与膈肌之间的部位；其二为三焦。

至于表里同病，则是既有恶寒发热、脉浮身痛等表证的特定证候，又有里证的主要症状，这便是其与半表半里证相区别之处。半表半里证的治疗应采用攻补兼施、寒温并用、和里以解表的"和解"法。

---

4. 表里证鉴别要点　辨别表证和里证，主要是对寒热表现、脏腑症状及舌象、脉象的审察。一般而言，外感病中，发热恶寒同时并见的属表证；但热不寒或但寒不热的属里证；寒热往来的属半表半里证。表证以头身疼痛、鼻塞或喷嚏等为常见症状，内脏证候不明显；里证以内脏症状如咳喘、心悸、腹痛、呕泻、腰膝酸软等为主要表现；半表半里有胸胁苦满等表现。表证和半表半里证舌苔变化不明显，里证舌苔多有变化；表证多见浮脉，里证多见沉脉。此外，起病的缓急、病情的轻重、病程的长短等因素也是辨表里证参考依据。

（二）寒热辨证

1. 寒证　指阴盛或阳虚所产生的以寒冷表现为主的一类证候。包括表寒、里寒、虚寒、实寒等证。

【临床表现】恶寒或畏寒喜暖，面色㿠白，口淡不渴，肢冷蜷卧，痰、涕、涎清稀量多，小便清长，大便稀溏，舌淡苔白而润滑，脉紧或迟。

【证候分析】寒为阴邪易伤阳气，寒邪侵袭，阳气被遏，或阳虚寒盛，形体失却温煦，故见恶寒、畏寒喜暖、肢冷蜷卧、面色㿠白；寒不消水，津液未伤，气不化津，故口淡不渴，痰、涕、涎、尿等澄澈清冷而量多，舌淡苔白而润滑。脉紧或迟为寒盛阳虚之象。

2. 热证　指阳盛或阴虚所产生的以温热表现为主的一类证候。包括表热、里热、虚热、实热等。

【临床表现】发热恶热喜凉，口渴喜冷饮，面红目赤，痰黄稠，小便短赤，大便秘结，甚则烦躁昏谵，舌红苔黄，脉数；或两颧潮红，心烦易怒，盗汗，口舌干燥少津，脉细数。

【证候分析】阳热偏盛，气血涌盛，故热象明显，出现发热恶热喜凉，面红目赤；热甚灼津，则口渴喜冷饮，痰黄稠，小便短赤，大便秘结，舌红苔黄，脉数；热扰心神，则烦躁谵语；阴液亏虚而虚火上炎，见两颧潮红，盗汗；虚火扰神，则心烦易怒；阴津亏耗，则可见口舌干燥少津，脉细数。

3. 寒热证鉴别要点　寒证与热证是机体阴阳盛衰的反映，是疾病性质的主要体现。对疾病全部表现观察，如恶寒发热及对寒热的喜恶，口渴与否，面色的赤白，四肢的温凉，二便、舌象、脉象等是辨别寒证与热证的重要依据。

（三）虚实辨证

虚实是辨别正邪盛衰的两个纲领，是反映病变过程中人体正气的强弱和致病邪气的盛衰。"邪气盛则实，精气夺则虚"，实主要指邪气盛实，虚主要指正气不足。由于正邪斗争是疾病过程中的根本矛盾，阴阳盛衰及其所形成的寒热证候，亦存在着虚实之分，《素问·调经论》曰："百病之生，皆有虚实。"所以，分析疾病中正邪的虚实关系，是辨证的基本要求。通过虚实辨证，可以了解病体的正邪盛衰，为治疗提供依据。虚实辨证准确，攻补方能适宜。

1. 虚证　是对人体正气虚弱、以不足为主所产生的各种虚弱证候的概括，指疾病过程中以

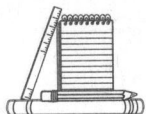

正气虚弱为主要临床表现的一类证候。虚证包括阴虚、阳虚、气虚、血虚、津亏液少、精耗、髓亏及脏腑的亏虚等，以阳虚证和阴虚证为例。

【临床表现】畏寒，四肢不温，嗜睡蜷卧，面色㿠白，口淡不渴或渴喜热饮，或口泛清涎，小便清长，大便溏薄或完谷不化，舌淡胖，苔白滑，脉沉迟或细弱，为阳虚证。可兼见神疲气短、食少乏力等气虚症状。五心烦热，或骨蒸潮热，颧红盗汗，心烦失眠，口燥咽干，形体消瘦，或眩晕耳鸣，小便短黄，大便干结，舌红少苔而干，脉细数，为阴虚证。

【证候分析】虚证的主要病机表现在伤阳或伤阴两个方面。伤阳者，以阳气虚的表现为主，阳虚者虚寒内生，致温运、气化、固摄失职而产生上述阳虚诸症；伤阴者，以阴精亏损的表现为主，阴虚者虚热内生，致制阳、濡养、润滑功能下降而产生上述阴虚诸症。

虚证的形成，可由先天禀赋不足、后天失调或疾病耗损产生。如饮食失调，营血生化不足；思虑太过、悲哀猝恐、过度劳倦等；房事不节、久病失治、误治损伤正气；大吐、大泻、大汗、出血、失精等损伤均可形成。

2.实证　指疾病过程中以邪气亢盛为矛盾的主要方面，正邪斗争引发的病理反应较为激烈的一类证候。是对邪气充盛为主所产生的各类证候的概括。实证以邪气充盛、停聚体内为基本特征。实证形成的原因为外感病邪和内生病邪，表现复杂。

【临床表现】常见身热烦躁，胸闷气粗，痰涎壅盛，脘腹胀痛拒按，大便秘结或腹泻，里急后重，小便不利或淋沥涩痛，甚或神昏谵妄，舌质苍老，苔厚腻，脉实有力等。

【证候分析】邪气亢盛，正气与之抗争，阳热亢盛，故发热；实邪扰心，或蒙蔽心神，故烦躁，甚则神昏谵妄；邪阻于肺，肺失宣降故胸闷气粗，痰涎壅盛；实邪积于肠道，腑气不通，故大便秘结，脘腹胀痛拒按；湿热下攻，可见腹泻或里急后重；水湿内停，气化不利，故小便不利或淋沥涩痛。湿浊停积，邪气内盛，故舌质苍老苔厚腻。邪正相争，搏击于血脉，故脉实有力。

实证形成，一是风、寒、暑、湿、燥、火，疫疠及虫毒等侵袭；二是内脏机能失调，致气机阻滞，形成痰、饮、水、湿、气滞、瘀血、宿食等有形病理产物停于体内。风、寒、暑、湿、燥、火病邪和疫毒为患，痰、饮、水气、食积、虫积、气滞、血瘀等病理产物，一般均属实证。

3.虚实证鉴别要点　虚证与实证由于虚损部位和感邪的性质不同，症状多样复杂。一般而言，凡病程较长，具有不足、衰退的临床表现多为虚证；凡新感发病，具有有余、亢盛的临床表现多为实证

（四）阴阳辨证

阴阳辨证是八纲辨证的总纲。阴、阳分别代表事物属性相互对立的两个方面，因此根据疾病性质、证候，均可归属于阴或阳范畴，因而阴阳辨证是基本的辨证大法。临床上凡见兴奋、躁动、亢进、明亮等表现，或表证、热证、实证，都可归属为阳证；凡见抑制、沉静、衰退、晦暗等表现，或里证、寒证、虚证，都可归属为阴证。八纲辨证中阴阳两纲可概括其余六纲，也有人将八纲称为"两纲六要"。因此阴阳是证候分类总纲，为辨证归类最基本纲领。

1.阴证　指符合阴属性的证候。如里证、寒证、虚证等。

【临床表现】不同疾病表现不同，一般常为神疲乏力，面色苍白或暗淡，语声低微，气短息弱，恶寒喜暖，四肢不温，大便稀薄，口淡不渴，小便清长，舌淡胖嫩，脉沉或迟或细或弱。

【证候分析】神疲乏力，面色苍白或暗淡，语声低微，气短息弱，为气虚表现。阴寒客体，阻遏阳气，失于温煦，故恶寒喜暖，四肢不温。寒湿困脾，运化无权，故口淡不渴，小便清长，大便稀薄。若寒湿壅肺，则痰鸣喘嗽。舌淡胖嫩，脉沉，或迟，或细，或弱，均为虚寒之象。

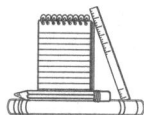

2. 阳证　指符合阳属性的证候。如表证、热证、实证等。

【临床表现】不同疾病表现不同，一般常为壮热恶热，口渴喜冷饮，面红目赤，鼻扇，烦躁或神昏谵语，大便秘结，小便短赤，或出血，舌红苔黄燥起芒刺，脉洪数有力。

【证候分析】火热炽盛，热传气分，故壮热恶热。火热上炎，故面红目赤，鼻扇。热扰心神，故烦躁，甚则神昏谵语。热结肠道，故大便秘结；热盛伤阴，故小便短赤，口渴饮冷，舌红苔黄燥起芒刺。热入血分，迫血妄行，则出血。脉洪数有力为实热之征。

3. 亡阴证　指阴液严重耗伤而将枯竭的危重证候。

【临床表现】身体灼热，虚烦躁扰，面红赤，恶热，汗黏如油，口渴欲饮，皮肤皱瘪，小便量少，口唇干燥，脉细数或疾。

【证候分析】亡阴证是在病久而阴液亏虚的基础上进一步发展而成，或因壮热持久不退、大吐大泻、大汗、严重烧伤致阴液暴失而成。阴液欲绝，或火热内炽，故身灼热、虚烦躁扰、面红赤，恶热、脉数疾；阴液欲绝，故见汗黏如油、口渴欲饮、皮肤皱瘪、小便量少、口唇干燥、脉细等症。

4. 亡阳证　指体内阳气极度消耗致阳气欲脱之危重证候。

【临床表现】四肢厥逆，肌肤不温，冷汗淋漓，神情淡漠，呼吸气微，面色苍白，舌淡脉微欲绝等。

【证候分析】亡阳证是在阳气虚衰基础上恶化而来，也可因阴寒之邪极盛，暴伤阳气，也可因大汗、失精、大失血等阴液消亡，导致阴损及阳，或因剧毒、严重外伤等使阳气暴脱。阳气极虚，失于温煦固摄推动等功能，故见四肢厥逆、肌肤不温、冷汗淋漓、神情淡漠、呼吸气微、面色苍白、舌淡脉微欲绝等症。

二、八纲证候间的关系

表里寒热虚实阴阳，八纲从不同方面对疾病病理本质进行概括。然而病理本质各个方面互相联系，即寒热虚实病性离不开表里病位而存在，表证或里证离不开寒热虚实病性。用八纲来分析、判断、归类证候，不是彼此孤立、绝对对立、静止不变的，是相互间可有兼夹、错杂，随病变发展而不断变化。临床辨证不仅注意八纲基本证候辨别，也应把握八纲证候之间的相互关系，这样才能对证候得出比较全面、正确的诊断。八纲证候之间的相互关系，主要有证候相兼、证候错杂、证候转化、证候真假等方面。

（一）证候相兼

证候相兼是指八纲证候之间的相互兼存。广义证候相兼指各种证候相兼存在。而本处所指为狭义证候相兼，是在疾病某一阶段，病位无论在表、在里，但病情性质上没有寒热、虚实等相反的证候同时存在。

临床常见相兼证候有表实寒证、表实热证、里实寒证、里实热证、里虚寒证、里虚热证等，其临床表现一般为有关纲领证候相加。如表证病性属实，不应出现虚寒与虚热证候相兼。所谓表虚指表证而有汗出者；表证无汗者为表实。外邪作用下，毛窍闭与未闭是正邪相争的不同反应，毛窍未闭，肌表疏松而有汗出，否则无汗。这不是疾病本质属虚。证候相兼是从表里病位、寒热病性、虚实病性等不同角度对病情综合辨证。

（二）证候错杂

证候错杂是指在疾病某一阶段，不仅表现为表里同病，而且寒热虚实等相反证候同时呈现。如表里同病、寒热错杂、虚实夹杂。

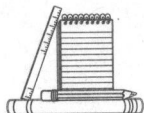

1.表里同病　指表证与里证在疾病某一阶段同时出现。常见有初病既有表证又见里证；表证未罢，又及于里；里证未愈又感外邪。临床常见：

（1）表里俱寒证　即里寒又感表寒，或外感寒邪又伤生冷等均可导致，常见头痛身痛、恶寒发热、肢冷蜷卧、腹痛吐泻、舌淡苔白、脉紧。

（2）表里俱热证　为素有内热复感风热邪气所致，常见发热头痛、喘咳汗出、口渴喜冷、烦躁、便秘尿赤、舌红苔黄、脉数。

（3）表寒里热证　为表寒未解里热内生或脏腑有热又感表寒所致，常见恶寒发热、头身疼痛、口渴引饮、心烦尿赤、舌红苔薄。

（4）表热里寒证　为阳虚又感热邪所致，常见发热头痛、咽干汗出、食少腹胀、便溏尿清、舌淡胖、苔微黄。

（5）表里俱实证　由外感寒邪未解而内有痰瘀食积所致，常见恶寒发热、身痛无汗、腹胀满或疼痛拒按、二便不畅、脉滑实有力。

（6）表里俱虚证　为脏腑虚弱兼卫虚伤风所致，常见微热、自汗恶风、鼻塞喷嚏、食少便溏、神疲乏力、少气懒言、脉虚浮。

（7）表虚里实证　为内有痰瘀食积之邪，兼卫虚伤风所致，常见自汗恶风、鼻塞流涕、脘腹胀痛拒按、喘急痰鸣、尿少便秘、舌淡苔厚。

（8）表实里虚证　因体虚复感外邪或表实误用攻下所致，常见恶寒发热、无汗身痛、食少便溏、神疲乏力、少气懒言、舌淡脉浮缓。

2.寒热错杂　指在疾病某一阶段，寒证和热证同时出现。临床常见：

（1）上热下寒证　指上部为热、下部为寒的证候。如患者有胸中烦热、频欲呕吐的上热证，又见腹痛喜暖、大便稀薄的下寒证，此为热在胃而虚寒在脾肾的错杂证候，热在胃则冲上气逆，见胸中烦热、频欲呕吐的上热证；脾肾虚寒则阳失温运，气不化津见腹痛喜暖、大便稀薄的下寒证。

（2）上寒下热证　指上部为寒、下部为热的证候。如患者有胃脘冷痛、呕吐清涎的上寒证，又见尿频、尿急、尿痛、小便短赤的下热证，此为寒在胃而湿热在膀胱的错杂证候，寒在胃则胃气上逆，见胃脘冷痛、呕吐清涎的上寒证；湿热在膀胱则气化失司，见尿频、尿急、尿痛、小便短赤的下热证。

3.虚实夹杂　指虚证和实证同时出现的证候。临床上多见虚实夹杂证，或虚证中夹有实证，或实证中夹有虚证，或虚实并重证。如表虚里实、表实里虚、上虚下实、上实下虚，以及虚弱之人病实证、强壮之人病虚证等。

（1）实中夹虚证　指邪实为主，正虚为次，如外感伤寒，经发汗或吐、下后，患者心下痞硬，噫气不除，此属胃有痰湿、浊邪兼胃气受损的实中夹虚证。

（2）虚中夹实证　指正虚为主，邪实为次，如春温病后期出现肾阴亏损证，热邪劫灼肝肾之阴而见邪少虚多证候，症见低热不退、口干、眩晕、耳鸣、舌绛而干燥等。

（3）虚实并重证　指正虚与邪实并重，病情较重，如小儿疳积，既可见腹部膨隆、午后烦躁、贪食或嗜食异物、苔厚浊，又见大便泄泻、完谷不化、形瘦骨立、脉细稍弦，病起于饮食积滞日久，严重损伤脾胃所致，属虚实并重。

（三）证候转化

证候转化是在一定条件下，证候可以向相反方向发生转化。证候转化这种质变之前，往往有一个量变过程，因而在真正转化之先，可呈现出相兼、夹杂之类证候。

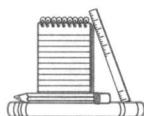

1.表里转化　指表证与里证在一定条件下向对立方相互转化。表里出入是指疾病发展过程中，在正邪消长变化的作用下，病邪可由表入里，也可从里达表，出现表里证候间的转化。病邪由表入里，多提示病情转重；病邪由里出表，多提示病情减轻。

（1）表证入里　指先有表证，后见里证，表证随之消失，乃表证转化为里证。如先有恶寒发热、脉浮等表证症状；当恶寒消失，见但发热不恶寒、舌红苔黄、脉数等症时，即表邪已经入里化热而形成里热证。表证入里多见于外感病初中期，为病情由浅入深，病势发展的反映。

（2）里邪出表　指里证病邪向外透达，提示邪有出路，病情有向轻趋势，非里证转化为表证。如麻疹患儿热毒内闭，疹不出而见发热、喘咳、烦躁，若经治疗，麻毒外透肌表，疹出而烦热喘咳均除。又如热入营血证，若随着斑疹出现，而身热、谵语、烦躁减轻。这些均为邪气由里向表透达的表现。

2.寒热转化　指寒证与热证在一定的条件下向对立方面相互转化。

（1）寒证化热　指原为寒证，后现热证，且寒证随之消失的病变。是素体阳旺，虽外感或内生寒邪，从寒化热；或温燥之品服用太过，使寒证化为热证。如寒湿痹病，初为关节冷痛、重着、麻木，病程过久或服用温燥太过，患处关节渐变为红肿热痛。属寒证转化为热证的表现。

（2）热证转寒　指原为热证，后现寒证，且热证随之消失的病变。是素体阳虚或因失治、误治损伤正气，正不胜邪，机能失调，阳气衰弱，致热证转寒。如疫毒痢初期，高热烦渴，下痢脓血，舌红脉数，若突然出现四肢厥冷、面色苍白、脉微欲绝，提示热证已转化为寒证。

寒热证相互转化，决定于正邪力量对比，取决于机体阳气盛衰。寒证热化，多属正气尚强，阳气旺盛，邪气从阳化热所致；热证转寒，多属正气不支，阳气耗损至衰败状态，邪气从阴化寒所致。寒证转为热证示阳气旺盛，热证转为寒证示阳气衰虚。

3.虚实转化　疾病发展过程中虚实性质在一定条件下可向相反方向发生转化，是邪与正之间的盛衰关系发生本质改变。由实转虚是疾病一般规律，由虚转实则往往提示疾病虚实夹杂，多为因虚而致实，病情较复杂。

（1）实证转虚　指病情先为实证，由久病、失治、误治或邪盛伤正太过，致正不胜邪转化为虚证，为病情发展，正气不足，邪虽去而正已伤，由实证转化为虚证。

（2）虚证转实　指病情在原为虚证的基础上转化为以实证为主的证候。病机是因虚致实，但并非病势向愈，是提示病情在发展且病情复杂。如心阳气虚日久，温煦失职，推动乏力，致血行迟缓而成瘀，在原有心悸气短、脉弱或涩等心气虚基础上，又见心胸刺痛、唇舌紫暗、脉结代等，此为心血瘀阻证，血瘀之实已超过心气之虚，而成为疾病主要矛盾方面，此即由虚转实。不能简单理解为虚证转为实证，而应属虚实夹杂范畴。

（四）证候真假

证候真假是指某些疾病在病情危重阶段，可以出现一些与疾病本质相反的"假象"（症状、体征），掩盖着病情真象。必须认真鉴别，明辨真假，去伪存真，才能做出正确诊断。

1.寒热真假　当病情发展到寒极或热极之时，或会出现与病理本质相反的假象。

（1）真寒假热　指内为真寒而外现某些假热症状的证候，为虚阳浮越于外而致的"戴阳证"或"格阳证"。如有四肢厥冷、胸腹欠温、下利清谷、小便清长、舌淡苔白等寒象；又见颧红如妆、身热欲近衣被、口渴不欲饮、脉浮大无力等热象。仔细分析，不难看出，前者属阴寒内盛，为真寒；后者为阴寒内盛，逼迫虚阳浮越而致的假热证，而见颧红如妆、身热欲近衣被、口渴不欲饮、脉浮大无力之象。多由久病阳气虚，阴寒内盛，逼迫虚阳浮游于上，格拒于外所致。

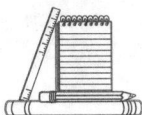

（2）真热假寒　指内为真热而外现某些假寒症状的证候，为阳盛格阴证，即"热深厥亦深"之证候。如见高热恶热，烦渴饮冷，鼻息气热，甚则神昏谵语，尿短赤，便燥结，舌红苔黄而干，脉滑数等热象；又见四肢厥冷之寒象。前者为里热炽盛，属真热，后者四肢厥冷为阳盛格阴于外，属假寒，此为真热假寒证。多由阳热内盛，格阴于外，阳气内闭不能布达四末所致。

寒热真假鉴别应注意，假象多出现在疾病极期危重阶段，真象多贯穿疾病全过程；假象多见于四肢、肌肤和面部，其表现多局限、短暂。如假热之面赤，实为面白之中，偶见颧红如妆，真热却为满面通红；假寒多见四肢厥冷，而胸腹扪之却灼热烫手。

2. 虚实真假　当疾病发展至某个特定阶段或病情复杂时，会出现假虚或假实的现象，《内经知要》记载"至虚有盛候""大实有羸状"。

（1）真虚假实　指疾病本质为虚，反见某些邪盛症状的复杂证候。例如，既有胸腹部柔软而喜按、神疲乏力、气短懒言、舌淡脉弱等病久体虚之真虚症状；又见腹胀满、气喘、二便闭涩等因虚所致的假实表现。综观全证，脾肺气虚为本，故腹胀时减、喜按而柔软，与实胀之胀满不减、硬满拒按不同；虽气喘必气短息弱，与实喘之息粗、鼻扇不同；二便虽欠通畅，但粪便不结，小便绝无涩痛。故此证胀、喘、便闭非邪阻气滞的实证，是由气虚无力推动所致的假象。

（2）真实假虚　指疾病本质为实，反见某些虚羸证候。如腹部积聚较大者，出现某些正虚的假象。既有胸腹硬满疼痛拒按、脉按有力等真实的表现，又有倦怠懒言、形瘦、脉象沉细等虚假症状。形瘦并非正虚，而是积聚消耗营养所致。此为真实假虚。

第二节　脏腑辨证

脏腑辨证是在全面认识脏腑的生理功能和病理变化的基础上，对四诊收集的临床资料进行综合分析，以判断疾病的病因病机，确定证候类型的一种辨证方法。简言之，即以脏腑为纲，对疾病进行辨证。脏腑辨证是中医学辨证体系中重要组成部分，是临床各科诊断疾病的基本方法。中医学临床应用的辨证方法很多，如八纲辨证、病因辨证、气血津液辨证、六经辨证、卫气营血辨证、三焦辨证等，尽管各具特色，各有侧重，但均与脏腑定位密切相关，最终都要落实到脏腑辨证上来。所以说，脏腑辨证是临床各科各种辨证的基础，是中医学临床辨证论治的核心。脏腑辨证，包括五脏病辨证、六腑病辨证、脏腑兼病辨证，其中脏病辨证是脏腑辨证的主体。

一、心与小肠病辨证

心居胸中，与小肠互为表里，心包络卫护其外。心主血脉，其华在面，主神明，开窍于舌；心病以血脉功能紊乱和神志功能异常为主要病理变化。常见症状有心悸、怔忡、失眠、健忘、心痛、谵语、神志失常、舌疮、脉结或代等。小肠主受盛、化物和分清别浊；小肠病以其分清泌浊功能失常为主要病理变化，常见症有尿赤涩灼痛、尿血等。心与小肠病的主要证候如下。

（一）心气虚证

心气虚证是指心气不足，推动无力所表现的证候。

【临床表现】心悸怔忡，胸闷气短，神疲自汗，活动后诸症加重，面白。舌淡，脉虚细。

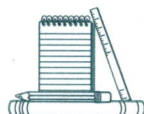

【证候分析】本证多因体弱，久病，先天不足，年高气衰所致。心气不足，鼓动无力，则见心悸怔忡；心气虚，胸中宗气运转无力，则胸闷气短；"劳则气耗"，故活动后诸症加重；气虚卫外不固则自汗，鼓动运行气血无力则神疲、面白、舌淡、脉虚细。临床以心悸怔忡，伴气虚症状为辨证要点。

（二）心血虚证

心血虚证是指心血不足，心神失养所表现的证候。

【临床表现】心悸怔忡，头晕眼花，失眠多梦，健忘，面色苍白或萎黄，唇舌色淡，脉细无力。

【证候分析】本证可因脾虚生血不足，或失血过多，或久病失养，或精亏化血不足，或气郁化火，暗耗阴血所致。心血不足，心失所养，则心悸怔忡；血虚心神失养，神不守舍，则失眠、多梦；血虚不能上荣头面，故头晕眼花，健忘，面、唇、舌色淡；血少无以充盈脉道，故脉细无力。临床以心悸、失眠、健忘，伴血虚症状为辨证要点。

（三）心阳虚证

心阳虚证是指心阳虚衰，温运失司，虚寒内生所表现的证候。

【临床表现】心悸怔忡，胸闷憋痛，面色㿠白（或面唇青紫），畏寒肢冷，神疲乏力，气短自汗。舌淡胖或紫暗，苔白滑，脉细微或结代。

【证候分析】心阳虚由心气虚发展而来，阳虚生内寒所致。心阳虚衰，鼓动无力，心动失常，则心悸、怔忡；阳虚寒盛，寒凝心脉，心脉痹阻，则心胸憋痛；阳虚生内寒而温运乏力，则畏寒肢冷、面白、舌淡胖苔白滑；阳虚寒凝，血行不畅，则脉细微或结代。神疲乏力、气短自汗，为气虚之症。临床以心悸怔忡、胸闷憋痛，伴阳虚见症为辨证要点。

（四）心阴虚证

心阴虚证是指心阴亏损，心神失养，虚热内扰所致的证候。

【临床表现】心悸怔忡，心烦躁扰，失眠多梦，口干咽燥，形体消瘦。或见五心烦热，潮热盗汗。舌红，苔少，脉细数。

【证候分析】本证因思虑太过，暗耗心阴；或温热之邪，耗伤阴液；或肝肾阴亏累及心阴所致。心阴不足，心失所养，故心悸怔忡；心阴不足，心火独亢，虚火扰神，则心烦、失眠多梦；阴虚失濡，则口干咽燥、形体消瘦；阴虚阳亢，虚火内生，则五心烦热、潮热盗汗、舌红、苔少、脉细数。临床以心悸、心烦、失眠多梦，伴阴虚症状为辨证要点。

心阴虚证与心血虚证均有心悸怔忡、失眠多梦，此为共同点。其鉴别要点在于：心血虚以头目、肌肤、组织、脉道失去血的充养为总的病机，故见眩晕，面、唇、舌淡，脉细弱；心阴虚则以阴虚生内热为总的病机，故见心烦、手足心热、潮热盗汗、颧红咽干、舌红少苔、脉细数。

（五）心阳暴脱证

心阳暴脱证是指心阳衰极，阳气暴脱所表现的一种亡阳危重证候。

【临床表现】素有心阳虚证，突发大汗淋漓，四肢厥冷，面色苍白，呼吸微弱，心痛剧烈，口唇青紫，神志不清或昏迷。舌质淡紫，脉微欲绝。

【证候分析】本证由心阳虚证发展而来。或由寒邪暴伤心阳；或由失血亡津，气随液脱；或痰瘀阻滞心脉所致。心阳暴脱，津随气泄，则大汗淋漓；阳衰不能温煦四末，则四肢厥冷；宗气外泄，不能助肺司呼吸，则呼吸微弱；阳衰寒凝，血行不畅，脉道痹阻，则心痛剧烈、口唇青紫、舌质紫暗；阳亡气衰，心神涣散，则神志不清或昏迷；阳气衰亡则脉微欲绝。临床以心痛、冷汗淋漓、肢厥、脉微为辨证要点。

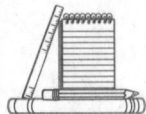

（六）心脉痹阻证

心脉痹阻证是指心脏脉络在瘀、痰、寒、气滞等致病因素作用下导致痹阻不通的证候。

【临床表现】心悸怔忡，心胸憋闷疼痛，痛引肩背内臂，时发时止。血瘀心脉者，则心痛如刺、舌紫暗（或舌见瘀斑、瘀点）、脉细涩或结代；痰阻心脉者，则胸闷心痛、身重困倦、体胖痰多、舌苔白腻、脉沉滑；寒凝心脉者，则突发胸部剧痛，遇寒加重，得温则减，畏寒肢冷，舌淡苔白，脉沉迟或沉紧；气滞心脉者，则心胸胀痛、胁胀、善太息、脉弦。

【证候分析】本证先因心气、心阳亏虚，又得劳倦、感寒、情志、痰浊所伤诱发或加重。病性多为本虚标实。心气、心阳不振，心失温养，心动失常，则心悸怔忡；心阳不足，血行无力，又因瘀、痰、寒、气滞诸邪内阻，使心脉阻滞不通，则心胸憋闷疼痛；手少阴心经横出腋下，循肩背内臂而行，故痛引肩背内臂。血瘀心脉，以刺痛为特征，伴瘀血之脉症；痰阻心脉，以心闷痛为特征，伴痰湿内阻之见症；寒凝心脉，以突发心胸剧痛为特征，伴寒凝之见症；气滞心脉，以胸胁胀痛为特征，伴气滞见症。临床以心悸怔忡、心胸憋闷作痛、痛引肩背内臂、时作时止为辨证要点。

（七）心火亢盛证

心火亢盛证是指火热内炽，扰乱神明，迫血妄行所表现的证候。

【临床表现】身热面赤，心烦不寐，口渴喜饮，便秘溲黄，舌红，苔黄，脉数有力。或为口舌生疮，溃烂疼痛；或为小便短赤，灼热涩痛；或见吐血、衄血；或见神志不清，谵语狂躁。

【证候分析】本证因火热暑邪内侵；或七情久郁化火；或过食肥甘辛温之品，久蕴化火，内炽于心所致。里热炽盛，故身热面赤、口渴、便秘溲黄、舌红苔黄、脉数有力；"舌为心之苗"，心火亢盛，火热循经上扰，则口舌生疮，甚则腐烂疼痛；心与小肠相表里，火热循经下移小肠，则小便短赤、灼热涩痛；热盛迫血妄行，则见吐血、衄血；热扰心神，则心烦不寐，甚则狂躁谵语、神志不清（也可见热闭心包）。临床以神志谵狂、吐衄、口舌生疮，伴实热见症为辨证要点。

（八）痰蒙心窍证

痰蒙心窍证是指痰浊蒙闭心包以神志昏蒙为主要表现的证候。

【临床表现】意识模糊，言语不清，面色晦暗，胸闷呕恶，苔腻脉滑。或为精神抑郁，神志痴呆，表情淡漠，喃喃自语，举止失常（癫证）；或为突然昏仆，不省人事，两目上视，喉中痰鸣，口吐涎沫，口中发出猪羊叫声，手足抽搐（痫证）。

【证候分析】本证由湿浊酿痰；或情志不疏，气郁生痰；或痰浊内盛，夹肝风内扰致痰浊蒙闭心窍而成。痰浊上蒙清窍，则意识模糊、表情淡漠、神志痴呆；痰浊上扰，气血不畅，则面色晦暗；痰浊中阻，胃失和降，则胸闷呕恶；痰浊内盛，则苔腻脉滑。肝风夹痰上扰心窍，则突然昏仆、不省人事；风痰走窜肝之经脉，则两目上视、手足抽搐；肝气上逆，气逆痰升，则喉中痰鸣、口吐涎沫、口中发出猪羊叫声。临床以神志抑郁、错乱、痴呆、昏迷与痰浊症状共见为辨证要点。

（九）痰火扰心证

痰火扰心证是指痰浊火热交结，扰乱心神所致的证候。

【临床表现】身热气粗，面红目赤，喉间痰鸣，咯痰黄稠，神昏谵狂，舌红，苔黄腻，脉滑数。或见心烦失眠，头晕目眩，胸闷痰多；或见神志不清，言语错乱，哭笑无常，狂言怒骂，不避亲疏，登高而歌，弃衣而走，打人毁物，力逾常人，属狂证。

【证候分析】本证因情志所伤导致气郁，气郁化火，炼液为痰；或为外热内灼津液为痰，痰

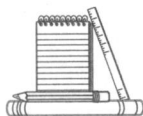

火内盛，扰乱心神所致。外感热邪，里热炽盛，则见身热气粗、面红目赤、舌红；热盛灼液成痰，则见喉间痰鸣、咯痰黄稠、苔黄腻、脉滑数。七情化火，炼液为痰，痰火扰心轻者，则心烦失眠，重者则神志不清、言语错乱、哭笑无常、狂言怒骂、不避亲疏；火（热）为阳邪，主动，火热为病可见登高而歌、弃衣而走、打人毁物、力逾常人。痰阻清窍，则头晕目眩；痰阻气道，气机郁闭，则胸闷、痰多。临床外感病以高热、痰盛、神昏为要；内伤病以心烦失眠、神志狂乱为辨证要点。

（十）小肠实热证

小肠实热证是指心火移热小肠，小肠邪热炽盛，分泌失司所致的证候。

【临床表现】心烦口渴，口舌生疮，小便短、赤、涩、痛，或尿血。舌红，苔黄，脉数有力。

【证候分析】本证为心热循经下移小肠，或火热客阻下焦所致。心火炽盛则见心烦口渴；舌为心之苗，心火上炎则口舌生疮；心火炽盛下移小肠，小肠泌别失司，则小便短赤涩痛；热伤血络，则尿血；里热亢盛，则舌红苔黄、脉数有力。临床以小便涩痛与心火炽盛见症为辨证要点。

二、肺与大肠病辨证

肺居胸中，与大肠互为表里。肺主气司呼吸，主宣发肃降，通调水道，其华在皮毛，开窍于鼻；肺病以呼吸功能障碍、水液输布失常、卫外功能失调、宣降失司等为主要病理变化。故肺病常见症有咳嗽、气喘、咯痰、胸痛、鼻塞流涕、呼吸失常、水肿等。大肠主传导、排泄糟粕；大肠病以传导功能失常为要，常见症状有便秘、泄泻、腹胀、腹痛、肠鸣矢气、里急后重、痢下脓血等。肺与大肠病的主要证候如下。

（一）肺气虚证

肺气虚证是指肺气不足，卫外不固，宣降无力所致的证候。

【临床表现】咳喘无力声低，痰液清稀，少气不足以息，动则尤甚，伴面色淡白，神疲乏力，自汗，恶风，易于感冒。舌淡，苔白，脉细弱。

【证候分析】本证为久病肺气虚弱，或脾虚肺失充养所致。肺气虚弱，宗气不足，呼吸功能低下，宣降失常，则见咳喘无力声低，少气不足以息，动则尤甚；肺气虚弱，气不布津，痰饮内停，随气上逆则咳痰清稀。肺气虚弱，卫气不固，肌腠失密则自汗、恶风、易于感冒；面色淡白、神疲乏力、舌淡、苔白、脉虚弱为气虚之象。临床以咳喘无力、痰液清稀，伴气虚症状为辨证要点。

（二）肺阴虚证

肺阴虚证是指肺阴亏虚，虚火内生所致的证候。

【临床表现】干咳无痰，或痰少而黏不易咯出，或痰中带血，声音嘶哑，伴五心烦热、潮热盗汗、形体消瘦、两颧潮红、口燥咽干。舌红少苔，脉细数。

【证候分析】本证由燥邪伤肺，或痨虫蚀肺，或热病后期伤肺阴，或久病咳喘，导致肺阴虚损所致。肺为娇脏，喜柔润。肺阴不足，虚热内生，则干咳无痰，或痰少而黏不易咯出；热伤肺络，则痰中带血；阴虚津亏，则口燥咽干，甚则声音嘶哑；津亏无以濡养肌肤形体，则形体消瘦；虚热内炽，则五心烦热、潮热盗汗、两颧潮红、舌红少苔、脉细数。临床以干咳无痰、痰少难咯，伴阴虚症状为辨证要点。

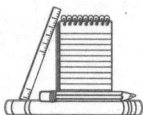

（三）外邪袭肺证

外邪袭肺证是指外感风寒、风热、燥邪，致肺卫失宣所表现的证候。

【临床表现】以恶寒重发热轻、无汗、头身痛、咳喘、痰清稀、苔薄白、脉浮紧为主者，称风寒束肺证；以发热微恶寒、口微渴、咳嗽、痰黄稠、咽喉肿痛、流黄浊涕、舌边尖红、苔黄、脉浮数为主者，称风热犯肺证；以轻微恶寒发热，干咳无痰，痰少而黏，不易咯出，或痰中带血，口鼻咽唇干燥，苔薄干燥，脉浮紧或浮数为主者，称燥邪伤肺证。

【证候分析】外邪袭肺，正邪交争，肺卫失宣，故均见恶寒发热。其区别在于风寒外袭则恶寒重发热轻；风热外袭则发热重微恶寒；燥邪外袭则恶寒发热皆轻微。风寒束肺，卫阳被遏，经脉受阻，则无汗、头身痛；肺气失宣，鼻窍不通，则鼻流清涕；肺被寒束，肺气不利，则咳喘；苔薄白、脉浮紧为风寒束表之征。风热犯肺，肺失宣肃，则咳嗽；风热阳邪灼津，则口渴、痰黄稠、流浊涕；风热上扰，咽喉不利，则咽喉肿痛；舌边尖红、苔薄黄、脉浮数均为风热犯表之征。燥邪犯肺，肺失清肃滋润，则干咳无痰或痰少而黏，不易咯出；燥胜则干，肺津失布，则口鼻咽唇干燥、舌苔干燥；燥邪化火，灼伤肺络，则痰中带血；燥邪在表或夹寒或夹热，则脉浮紧或浮数。临床中风寒束肺证以咳喘痰白清稀伴风寒表证为辨证要点；风热犯肺证以咳嗽痰黄伴风热表证为辨证要点；燥邪伤肺证以干咳少痰、口鼻干燥，伴轻微表证为辨证要点。

知识链接

川贝炖雪梨——治疗燥热咳嗽的药膳

川贝炖雪梨可以治咳嗽，但咳嗽的类型和引起的原因较多，川贝炖雪梨最适宜治疗燥咳和阴虚内热咳嗽，对风热咳嗽和痰热咳嗽也有一定的疗效，对寒咳则不宜。

川贝炖雪梨虽然对燥咳和阴虚内热咳嗽有效，但是只起辅助作用，如果病情严重，仍需要辨证使用中药或其他处理。

（四）寒饮阻肺证

寒饮阻肺证是指素有伏饮，复感寒邪，水饮上逆，肺失宣肃所致的证候。

【临床表现】咳嗽，痰液清稀量多，背寒肢冷，咳喘倚息不得平卧，或伴恶寒发热，头痛，鼻塞流清涕。舌淡，苔白滑或白腻，脉弦紧。

【证候分析】本证为久咳，伏饮内停，又为外寒引动所致。寒饮内停，肺失宣肃，可见咳嗽、痰液清稀量多、咳喘倚息不得平卧；寒饮内停，损伤阳气，背为胸之府故背寒；阳气不能外达四末，故肢冷；痰饮内盛，则舌淡苔白滑或白腻、脉弦紧。外感寒邪可见恶寒发热、头痛、鼻塞流清涕。临床以咳喘不得平卧、痰清稀量多，伴实寒见症为辨证要点。

（五）肺热炽盛证

肺热炽盛证是指热邪壅盛于肺经，肺失宣降所致的证候。

【临床表现】壮热，口渴喜饮，呼吸气粗，咳嗽，痰黄稠，甚则呼吸困难，鼻翼扇动，衄血咯血，便结，尿短赤。舌红，苔黄，脉洪数或滑数。

【证候分析】本证为风寒化热入里，或风热内传于里所致。外邪化热入里，壅滞于肺，里热炽盛，则壮热、舌红苔黄、脉洪数或滑数；热盛津伤，则口渴喜饮、痰黄稠、大便干结、小便短赤；肺热炽盛，肺失宣降，气逆于上，则呼吸气粗、咳嗽，甚则呼吸困难、鼻翼扇动；热伤肺络，络损血溢则见衄血、咯血。临床以咳喘气急、咽喉肿痛，伴里热实证为辨证要点。

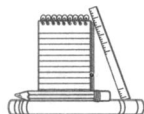

（六）痰热壅肺证

痰热壅肺证是指痰热交结，壅滞于肺，肺失宣肃所致的证候。

【临床表现】壮热，胸痛，咳喘，呼吸气粗，甚则鼻翼扇动，痰黄稠而量多或为脓血腥臭痰，小便黄赤，大便秘结。舌红，苔黄腻，脉滑数。

【证候分析】本证为温邪犯肺，或痰湿内盛，郁而化热，痰热阻肺所致。里热炽盛，则见壮热、小便黄赤、大便秘结；痰热壅肺，肺失清肃，气逆于上，则咳喘、呼吸气粗，甚则鼻翼扇动；肺气壅塞则胸痛；痰热互结，上逆气道，则痰黄稠而量多；痰热交阻，热盛肉腐，则咳脓血腥臭痰；痰热内盛则舌红、苔黄腻、脉滑数。临床以咳喘，痰黄稠而量多，或吐脓血腥臭痰，伴里热实证为辨证要点。

（七）大肠湿热证

大肠湿热证是指湿热下注大肠，大肠传导失职所致的证候。

【临床表现】腹痛腹胀，下痢脓血，里急后重，或暴泻黄浊臭水，肛门灼热，小便短赤，或发热烦渴。舌红苔黄腻，脉滑数。

【证候分析】本证为夏月暑湿内蕴，或饮食不洁，湿热秽浊蕴结肠道所致。湿热之邪蕴结大肠，壅滞肠道，气滞不通，则腹痛腹胀、里急后重；湿热内蕴，损伤肠络，则下痢脓血；湿热下注，气机紊乱，清浊不别，则暴泻黄浊臭水、肛门灼热；热甚伤津，则发热烦渴、小便短赤；舌红苔黄腻、脉滑数，为湿热内蕴之表现。临床以腹痛、下痢脓血、里急后重或暴泻黄浊臭水为辨证要点。

（八）肠热腑实证

肠热腑实证是指热邪与糟粕互结大肠所致的里实热证，又称阳明腑实证或大肠实热证。

【临床表现】壮热或日晡潮热，口渴，腹满胀痛拒按，大便秘结，或热结旁流，小便短赤，或时有谵语。舌红苔黄而焦燥，脉沉实有力。

【证候分析】本证因外感温热之邪，或误用汗法，里热炽盛，燥屎内结所致。阳明里热炽盛，而阳明经气旺于日晡之时，故壮热或日晡潮热；热甚伤津，则口渴、小便短赤、舌红苔黄而焦燥；热与燥屎内结，腑气不通，则腹满胀痛拒按、大便秘结；或逼迫肠中津液从旁而下，则为热结旁流；热扰心神则时有神昏谵语。邪热与燥屎内结则脉沉实有力。临床以腹满胀痛拒按、大便秘结或热结旁流，伴里热炽盛见症为辨证要点。

（九）肠燥津亏证

肠燥津亏证是指大肠津液亏损，肠失濡润，传导失司所致的证候。

【临床表现】大便秘结干燥，难以排出，常数日一行，口干咽燥，或伴口臭头晕，腹胀。舌红少津，脉细涩。

【证候分析】本证因素体阴亏，或年老久病阴伤，或热病后期津伤，或汗、吐、下太过所致。各种原因导致体内津液不足，肠道失其濡润，则大便秘结干燥，难以排出，常数日一行；津液不足，无津上濡舌面，则口干咽燥；六腑以通为用，大便不行，腑气不通，则腹胀；浊气上泛，则口臭头晕；舌红少津、脉细涩为阴虚内热，津亏失充之征。临床以慢性、习惯性便秘，大便燥结，伴津亏见症为辨证要点。

（十）大肠虚寒证

大肠虚寒证是指脾肾阳虚，固摄失权，以致肠虚滑泻无度的证候。

【临床表现】大便泻下无度，或大便滑脱失禁，甚则脱肛，腹痛隐隐，喜温喜按。舌淡，苔白滑，脉沉弱。

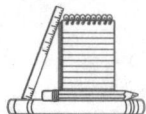

【证候分析】本证为久泻久痢伤及脾肾之阳所致。久泻久痢，下利伤阳，导致命门火衰，脾失健运，固摄无权，故大便泻下无度，或大便滑脱失禁，甚则脱肛；阳虚生内寒，中阳受损，则腹痛隐隐、喜温喜按；阳虚阴盛，则舌淡、苔白滑、脉沉弱。临床以便泻无度或大便失禁，伴阳虚内寒见症为辨证要点。

三、脾与胃病辨证

脾居中焦，与胃互为表里。脾主运化，主统血，主升清，主肌肉、四肢，其华在唇，开窍于口，喜燥恶湿；脾病以运化功能失常，致气血生化不足，生湿生痰，以及脾不统血，清阳不升为主要病理变化，临床常见症状有食欲不振、腹满、便溏、内脏下垂、出血、水肿等症状。胃为水谷之海，主受纳腐熟水谷，以降为顺，喜湿恶燥；胃病以受纳腐熟功能障碍、胃失和降、胃气上逆为主要病理变化，常见症状有胃脘胀痛、恶心、呕吐、嗳气、呃逆等。脾与胃病的主要证候如下。

（一）脾气虚证

脾气虚证是指脾气不足，运化失常所致的证候。

【临床表现】纳少，腹胀，饭后尤甚，大便溏薄，肢体倦怠，少气懒言，面色萎黄少华，形体消瘦，或浮肿。舌淡苔白，脉缓弱。

【证候分析】常由饮食失调、劳累过度等伤脾耗气所引起。脾气不足，运化功能失职，故纳呆食少，腹胀；脾失健运，食后脾气愈困，故腹胀愈甚；脾气虚弱，水湿不运，流注肠中，故大便溏薄；脾虚化源不足，不能充养肢体、肌肉，故肢体倦怠、形体消瘦；面部失荣，则面色萎黄少华；脾虚水湿不运，泛溢肌肤，则见浮肿；气虚推动无力，故神疲乏力、少气懒言；舌淡、苔白、脉缓弱为脾气虚弱之象。临床以腹胀、纳少、便溏与气虚症状共见为辨证要点。

（二）脾气下陷证

脾气下陷证是指脾气虚弱，升举无力，清阳下陷所致的证候，又称中气下陷证。

【临床表现】脘腹坠胀，头晕耳鸣，久泻久痢，便意频作，肛门坠胀；或胃、子宫等内脏下垂，脱肛，小便浑浊似米泔；伴气短懒言，神疲乏力。舌淡苔白，脉缓弱。

【证候分析】本证由脾气虚进一步发展而来，或久泻久痢，劳力太过，孕产太多，产后失于调养所致。脾气虚弱，中气下陷，升托无力，气坠于下，则脘腹坠胀，便意频作，肛门坠胀，或胃、子宫等内脏下垂，脱肛或久泻久痢；脾气下陷，精微不能正常布散，清浊不分，下注膀胱，则小便浑浊似米泔；清阳不升，清窍失养，则头晕耳鸣；神疲乏力、气短懒言、舌淡苔白、脉缓弱均为脾气虚弱之征。临床以脘腹坠胀、久泻久痢、肛门坠胀、内脏下垂，伴气虚症状为辨证要点。

（三）脾不统血证

脾不统血证是指脾气虚弱，不能统摄血行，而致血溢脉外的证候。

【临床表现】鼻衄、齿衄、肌衄、吐血、尿血、便血，或妇女月经过多、崩漏。伴见面色萎黄苍白、神疲乏力、气短懒言。舌淡苔白，脉细弱。

【证候分析】本证多由久病脾虚，过劳伤脾，损伤脾气而致统摄无权所致。脾主统血，脾气虚弱，统摄无权，血溢脉外，则见各种慢性出血现象：溢于鼻窍，则为鼻衄；溢于齿龈，则为齿衄；溢于肌肤，则为肌衄（阴斑）；溢于胃肠，则为吐血、便血；溢于膀胱，则为尿血；溢于胞宫，则为月经过多，甚则崩漏。气虚则见面色无华、神疲乏力、气短懒言、舌淡苔白、脉缓弱。临床以各种慢性出血症，伴脾气虚症状为辨证要点。

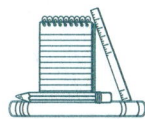

（四）脾阳虚证

脾阳虚证是指脾阳虚衰，失于温运，阴寒内盛所致的证候。

【临床表现】腹胀纳少，腹痛绵绵，喜温喜按，大便稀或完谷不化，畏寒肢冷，面白无华，或肢体浮肿，小便不利，或白带量多清稀。舌淡胖，苔白滑，脉沉迟无力。

【证候分析】常由脾气虚发展而成，或因过食生冷，损伤脾阳等引起。脾阳虚衰，运化失健，则腹胀纳少，大便溏泄，甚则完谷不化；阳虚阴盛，寒从中生，凝滞气机，则腹痛绵绵，喜温喜按；中阳不振，水湿内停，泛溢肌肤，则肢体浮肿、小便不利；水湿下注，带脉失约，则妇女带下清稀量多；阳虚不能温煦肌表四末，则畏寒肢冷。舌淡胖、苔白滑、脉沉迟无力均为阳虚、水湿内盛之象。临床以腹胀、腹痛、纳少、便溏与阳虚症状共见为辨证要点。

（五）寒湿困脾证

寒湿困脾证是指寒湿内盛，困阻中阳所表现的证候。

【临床表现】食欲不振，泛恶欲吐，脘痞腹胀，便溏，口淡不渴，头身困重，或身目发黄色暗如烟熏，或浮肿尿少，或妇人带下色白量多。舌淡胖，苔白腻，脉濡缓。

【证候分析】本证多为过食生冷肥甘，或冒雨涉水，或久居湿地，致寒湿内盛，脾阳受困所致。脾为湿土之脏，喜燥恶湿，寒湿内侵，阻遏气机，运化失司，则为食欲不振、脘痞腹胀、便溏；中阳受损，胃失和降，则泛恶欲吐；湿邪内盛，则口淡不渴；湿性重浊，湿邪循经上扰，清阳不展，则头身困重；寒湿阻遏中焦，肝胆疏泄失职，胆汁外溢，则身目发黄色暗如烟熏；寒湿困遏脾阳，水液代谢失常，则见尿少浮肿；寒湿下流带脉不固，则妇人带下色白量多；寒湿内甚，则为舌淡胖、苔白腻、脉濡缓。临床以脘腹胀痛、呕恶便溏，伴寒湿内停症状为辨证要点。

（六）湿热蕴脾证

湿热蕴脾证是指湿热中阻，脾失健运所致的证候。

【临床表现】纳呆厌食，脘痞腹胀，呕恶口苦，身重肢倦，心中烦闷，大便溏泄不爽。或身目发黄色如鲜橘；或皮肤瘙痒；或身热不扬，汗出不解。小便短黄。舌红苔黄腻，脉濡数。

【证候分析】本证多为外感湿热，或过食肥甘，嗜烟酒，酿湿生热所致。湿热中阻，气机不畅，浊气不降，则见纳呆厌食、脘痞腹胀；胃气上逆，则见恶心呕吐；湿性重浊，则身重肢倦；湿热熏扰心胸，则见心中烦闷；湿热下注，则大便溏泄不爽、小便短黄；脾胃湿热熏蒸肝胆，胆汁外溢，则身目发黄色如鲜橘、口苦、皮肤瘙痒；湿遏热伏，热处湿中，故身热不扬、汗出不解。湿热内盛，则舌红、苔黄腻、脉濡数。临床以脘腹痞胀、口苦厌食、身目发黄，伴湿热内蕴症状为辨证要点。

（七）胃气虚证

胃气虚证是指胃气不足，受纳、腐熟功能减弱，以致胃失和降所致的证候。

【临床表现】胃脘隐痛或痞胀，按之痛减，食后胀甚，食欲减退，时作嗳气，气短神疲，倦怠懒言。舌质淡苔白，脉虚弱。

【证候分析】常由饮食不节，损伤胃气，或久病失养等所引起。胃气亏虚，受纳、腐熟功能减退，故胃脘隐痛或痞胀、食后胀甚；病性属虚，故按之觉舒；胃气不降而反上逆，故时作嗳气；气虚故气短神疲、倦怠懒言。舌质淡、苔白、脉虚弱为气虚之象。临床以胃脘隐痛或痞胀、按之痛减、食欲减退及气虚症状共见为辨证要点。

（八）胃阳虚证

胃阳虚证是指胃阳不足，虚寒内生，以致胃失和降所致的证候，又称胃虚寒证。

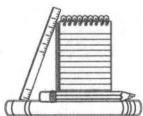

【临床表现】胃脘绵绵冷痛，时发时止，喜温喜按，泛吐清水，食少脘痞，口淡不渴，倦怠乏力，畏寒肢冷。舌淡胖，苔白滑，脉沉迟无力。

【证候分析】常由过食生冷，损伤胃阳，或误用寒凉药物等所引起。胃阳虚衰，虚寒内生，寒凝气机，见胃脘冷痛；性属虚寒，故疼痛绵绵不已、时发时止、喜温喜按；腐熟受纳功能减退，故食少脘痞；胃阳虚，水液不化，随胃气上逆，则泛吐清水；阳虚不能温煦肌表四末，则畏寒肢冷。口淡不渴、舌淡胖、苔白滑、脉沉迟无力均为阳虚之象。临床以胃脘冷痛、喜温喜按、泛吐清水与阳虚症状共见为辨证要点。

（九）胃阴虚证

胃阴虚证是指胃之津液受损，胃失濡润、和降所表现的证候。

【临床表现】胃脘隐隐灼痛，时断时续，饥不欲食，口燥咽干，胃脘嘈杂，干呕呃逆，大便干结，小便短少。舌红苔少，脉细数。

【证候分析】本证多为温热病后期津液受损，或平素嗜食辛辣，或气郁化火伤津耗液，或温燥药物用之太过，或胃病迁延不愈所致。胃喜润恶燥，胃阴不足，虚热内生，则胃脘隐隐灼痛，时断时续；胃失和降，则饥不欲食；阴亏津不上承，则口燥咽干；肠失濡润，则大便干结、小便短少；虚热内扰，胃气上逆，则见胃脘嘈杂、干呕呃逆；阴虚火旺，则见舌红苔少、脉细数。临床以胃脘隐隐灼痛、饥不欲食，伴阴虚症状为辨证要点。

（十）寒滞胃脘证

寒滞胃脘证是指寒邪犯胃，胃气郁滞，胃失和降所致的里寒实证。

【临床表现】胃脘冷痛或剧痛，得温则减，遇寒痛甚，恶心呕吐，吐后痛缓，口淡不渴，或口泛清水，形寒肢冷。舌淡，苔白滑，脉沉紧。

【证候分析】本证多为外寒直中，或过食生冷，或脾胃阳气素虚又复感外寒所致。寒邪犯胃，寒性凝滞，气机郁滞，可见胃脘冷痛或疼痛剧烈；寒为阴邪，得阳始化，故得温痛减，遇寒痛甚；胃气上逆，则恶心呕吐，吐后邪减则痛缓；津液未伤，则口淡不渴；寒伤胃阳，水饮不化，随气上逆，则口泛清水；寒邪伤阳，肢体失于温煦，故形寒肢冷。胃寒甚，则舌淡苔白滑、脉沉紧。临床以胃脘冷痛剧烈、得温痛减，伴实寒症状为辨证要点。

（十一）胃火炽盛证

胃火炽盛证是指火热内壅于胃腑，胃失和降所致的里实热证候。

【临床表现】胃脘灼痛，拒按，吞酸嘈杂，渴喜冷饮，口臭，牙龈肿痛溃烂、齿衄，或消谷善饥，便秘，尿短赤。舌红苔黄，脉数有力。

【证候分析】本证多为饮食不节，或七情久郁化火，或过食辛辣之品所致。胃中积热，壅塞胃气，则胃脘灼痛拒按；肝郁化火横逆犯胃，则见吞酸嘈杂；热伤胃津，则渴喜冷饮；胃中浊气上冲，则口臭；胃热循经上熏，则牙龈肿痛溃烂、齿衄；热能消谷，胃热炽盛，腐熟太过，则消谷善饥；热甚津伤，大肠失润，则大便秘结；热伤津液，则小便短赤；里热炽盛，则舌红苔黄、脉数有力。临床以胃脘灼痛拒按、口臭、牙龈肿痛溃烂，伴实热症状为辨证要点。

知识链接

"胃强脾弱"证

"胃强脾弱"证是指胃腐熟水谷的功能过亢，脾运化功能减弱而出现的胃热脾虚的证候。其常见临床表现为：消谷善饥，形体消瘦，胃中嘈杂，食后腹胀，大便溏泄或食后即泄，心烦头眩，或发为黄疸，或嗜食异物，毛发干枯，舌红苔黄，脉细弦带

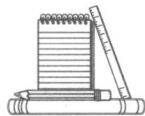

数。胃强脾弱证的出现，提示脾胃已伤，在其疾病的演变过程中，可因胃热烁津而导致消渴，出现口渴多饮、消谷善饥及多尿等症；亦可因脾胃受损，日久导致中气衰败，元气亏损，出现形瘦，气短乏力，动则汗出，饮食不进，精神萎靡等胃气将绝的危重证候。

胃强脾弱证应与胃火炽盛证相鉴别，其要点在于：前者是脾胃同病，而后者的病变主要在胃；二者虽都有胃热的临床表现，但前者有明显的脾气虚弱，脾运不化的症状，如食后作胀、大便溏泄等，而后者的热象较前者明显。

（十二）食滞胃脘证

食滞胃脘证是指饮食不化，停滞于胃脘，胃气失和所致的证候。

【临床表现】胃脘胀满疼痛拒按，厌食，嗳腐吞酸，呕吐酸腐馊食，吐后觉舒，或肠鸣矢气，便泻不爽，泻下酸腐臭秽。舌苔厚腻，脉沉实或弦滑。

【证候分析】本证多为饮食不节，暴饮暴食所致，也可因脾胃虚弱，运化失司等原因导致。胃主受纳腐熟水谷，胃以降为和，暴饮暴食，饮食不化，积于胃肠，气滞不通，则胃脘胀满疼痛拒按；食积不化，拒于受纳，则厌食；食积化腐，腐食随浊气上泛，则嗳腐吞酸，呕吐酸腐馊食，吐后积滞得减则胀痛减轻；食浊下行大肠，气机阻塞，则见肠鸣矢气、便泻不爽、泻下酸腐臭秽如败卵；食积于内，则见舌苔厚腻、脉沉实或弦滑。临床以胃脘胀痛拒按、厌食、呕吐或泻下酸腐为辨证要点。

四、肝与胆病辨证

肝居右胁，与胆互为表里。肝主疏泄，主藏血，主筋，其华在爪，开窍于目；肝病以肝失疏泄、肝不藏血、阴血亏虚、筋脉失养、动风化火为主要病理变化，故肝病常见症状有情志抑郁、急躁易怒、头晕目眩、胸胁、少腹胀痛、肢体震颤、四肢抽搐、视物不清、月经不调等。胆主贮存和排泄胆汁以助消化，并与情志活动有关；胆病以胆汁排泄失常和主决断失常为主要病理变化，胆病常见症状有口苦、呕胆汁、黄疸、胆怯等。肝与胆病的常见证候如下。

（一）肝血虚证

肝血虚证是指肝血亏虚，机体失却濡养所表现的证候。

【临床表现】眩晕耳鸣，头晕眼花，视物模糊或夜盲，面色无华，夜寐多梦，或见四肢麻木，关节拘挛，手足震颤，肌肉瞤动，爪甲不荣，或妇人月经后期、量少、色淡，甚则闭经。舌淡苔白，脉细。

【证候分析】本证多为肾精亏虚，精不化血或脾胃虚弱，生血不足；或久病重病营血暗耗；或失血太过所致。肝血不足，不能上荣头面，则见面色无华、眩晕耳鸣、头晕眼花、视物模糊或夜盲；肝血不足，心失所养，则夜寐多梦；肝主筋，肝血虚筋脉失养，则四肢麻木、关节拘挛、手足震颤、肌肉瞤动、爪甲不荣；肝藏血，女子以血为本，肝血亏损，冲任失调，则见妇人月经后期、量少、色淡，甚则闭经；舌淡苔白、脉细，均为血虚之象。临床以筋、目、爪甲失养伴血虚症状为辨证要点。

（二）肝阴虚证

肝阴虚证是指肝阴亏虚，阴不制阳，虚火内生所致的证候。

【临床表现】眩晕，两目干涩，视物模糊，面部烘热，或两颧潮红，五心烦热，潮热盗汗，或胁肋灼痛，或手足蠕动，口燥咽干。舌红少苔，脉弦细数。

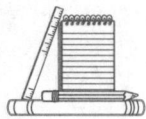

【证候分析】本证多为热病后期，肝肾之阴亏损；或七情所伤，郁而化火，耗损肝阴；或肾阴不足，水不涵木，肝阴亏损；或肝郁化火，火灼阴伤所致。肝阴亏损，不能上濡头目，则为眩晕、两目干涩、视物模糊；阴虚火旺，虚火上冲，则面部烘热、两颧潮红；虚热内蒸，则潮热、五心烦热；阴虚内热，热迫津泄，则见盗汗；阴虚火旺，灼伤肝络，则胁肋灼痛；肝阴不足，筋脉失养，则见手足蠕动；阴亏无津上承，则口燥咽干；舌红少苔、脉弦细数为阴虚火旺之象。临床以头目、筋脉、肝络失润，伴阴虚症状为辨证要点。

（三）肝气郁结证

肝气郁结证是指肝失疏泄，气机郁滞所致的证候，又称肝郁气滞证。

【临床表现】情志抑郁，易怒，胸胁、少腹胀闷窜痛，喜太息，或咽部有异物感，或见颈部瘿瘤、瘰疬，或胁下肿块。或妇人经前期乳房胀痛，月经不调，痛经。舌苔薄白，脉弦。

【证候分析】本证多为精神刺激，情志不舒，或其他病邪侵扰使肝失疏泄、条达所致。肝失疏泄，气机郁滞，失于条达，则情志抑郁、易怒、喜太息；肝之经脉循行胁肋、少腹，气机失调，经气不利，则胸胁、少腹胀闷窜痛；肝气郁结，津聚成痰，痰随气逆，搏于咽喉，则见咽部有异物，或见颈部瘿瘤、瘰疬；气滞日久，肝脉瘀阻，可见胁下肿块；肝郁气滞，血行不畅，冲任失调，则见妇人经前期乳房胀痛、月经不调、痛经；肝郁气滞，则舌苔薄白、脉弦。临床以情志抑郁、易怒、肝经循行部位胀痛，妇女月经不调为辨证要点。

（四）肝火上炎证

肝火上炎证是指肝火炽盛，内扰于肝，气火上逆所致的证候。

【临床表现】头晕胀痛，面红目赤，口干口苦，急躁易怒，耳鸣如潮，失眠或噩梦纷纭，胁肋灼痛，或吐血衄血，便结尿黄。舌红苔黄，脉弦数。

【证候分析】本证多因情志不遂，久郁化火，或他脏之火传变于肝，导致肝火内盛所致。肝火内盛，上冲头面，则头晕胀痛、面红目赤；火盛灼津，则口干口苦；火扰心神，神魂不宁，则噩梦纷纭、失眠；足少阳胆经入耳，肝火循经入胆，故耳鸣如潮；肝失条达，则急躁易怒、胁肋灼痛；热盛迫血妄行，血溢于脉外，则吐血、衄血；热盛津伤，则便结、尿赤。肝经火炽，则舌红、苔黄、脉弦数。临床以头晕胀痛、急躁易怒、胁肋灼痛，伴实火症状为辨证要点。

（五）肝阳上亢证

肝阳上亢证是指肝肾之阴不足，阴不制阳，肝阳上亢所致的证候。

【临床表现】眩晕头胀，面红目赤，耳鸣耳聋，急躁易怒，失眠多梦，腰膝酸软，头重脚轻。舌红少津，脉弦细数。

【证候分析】本证多为肝肾阴亏，阴不制阳；或情志不遂，久郁化火，内耗阴血；或素体阴亏，房劳太过，年高阴亏，阴不制阳，阳亢于上所致。肝阴不足，肝阳上亢，气血并走于上，则见眩晕头胀、面红目赤、失眠多梦；虚火循经入耳，则见耳鸣耳聋；肝木失养，失其条达，则急躁易怒；肝肾之阴亏于下，肝阳亢于上，上盛下虚，则腰膝酸软、头重脚轻；阴虚阳亢，故舌红少津、脉弦细数。临床以头晕胀痛、腰膝酸软、头重脚轻为辨证要点。

（六）肝风内动证

肝风内动证是指患者出现眩晕、抽搐、震颤、蠕动等"动摇"特征的一类证候。根据其病因病机和临床表现的不同，又分四类证候。

1.肝阳化风证

肝阳化风是指肝阳上亢，无制而引动肝风所致的证候。

【临床表现】头胀头痛，眩晕欲仆，步履不稳，项强肢颤，语言謇涩，手足麻木，或突然昏

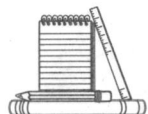

倒，不省人事，口眼㖞斜，半身不遂，舌强不语，喉中痰鸣。舌红，苔白或腻，脉弦细或弦滑。

【证候分析】本证多为平素肝肾不足，阴不制阳，肝阳失潜，日久化风所致。肝阴不足，肝阳上亢，化风内旋，风阳上扰，则见头胀头痛、眩晕欲仆；阴亏于下，阳亢于上，上盛下虚，则见步履不稳；风夹痰阻络，则项强肢颤、手足麻木；足厥阴肝经络舌本，风痰扰络，则语言謇涩；若风盛夹痰上冲清窍，则见突然昏倒、不省人事、喉中痰鸣；风痰窜络，经气不利，则见口眼㖞斜、半身不遂、舌强不语；肝阴不足为舌红、脉弦细。若内有痰浊，可见苔白或腻、脉弦滑。临床以素有肝阳上亢病史，突发动风或突然昏倒、半身不遂为辨证要点。

2. 热极生风证

热极生风证是指热邪亢盛，筋脉失养，引动肝风所致的证候。

【临床表现】高热口渴，神昏谵妄，颈项强直，两目上视，牙关紧闭，四肢抽搐，甚或角弓反张。舌红，苔黄燥，脉弦数有力。

【证候分析】本证多为外感热病热入营血，热扰心神，燔灼肝经，引动肝风所致。热邪亢盛，充斥内外，则高热；热盛津伤，则口渴、苔黄燥；热闭心包，扰乱心神，则神昏谵妄；邪热炽盛，燔灼肝经，筋脉失养，则见颈项强直、两目上视、牙关紧闭、四肢抽搐，甚或角弓反张；邪热炽盛，则舌红苔黄；肝经火热亢盛，则脉弦数有力。临床以高热、神昏，伴动风见症为辨证要点。

3. 阴虚生风证

阴虚生风证是指肝肾阴亏，筋脉失养，虚风内动所致的证候。

【临床表现】手足蠕动甚或瘛疭，眩晕耳鸣，五心烦热，潮热盗汗，颧红咽干，形体消瘦。舌红，苔少，脉细数。

【证候分析】本证多为外感热病后期伏热久耗真阴，水不涵木；或内伤久病，暗耗阴血，筋脉失养所致。热灼肝肾之阴，筋脉失却濡养，则见手足蠕动甚或瘛疭；风阳上扰，则眩晕耳鸣；阴虚生内热，则见五心烦热、潮热、盗汗、颧红；阴伤无津上濡舌咽，则口燥咽干；阴液枯涸，不能濡养肌肤，则形体消瘦；阴虚火旺，则见舌红苔少、脉细数。临床以阴虚与动风症状同见为辨证要点。

4. 血虚生风证

血虚生风证是指肝血亏虚，筋脉失养，虚风内动所致的证候。

【临床表现】眩晕耳鸣，肢体震颤，四肢麻木，肌肉瞤动，关节拘急不利，面色无华，爪甲不荣。舌淡苔白，脉弦细弱无力。

【证候分析】本证多因久病营血暗耗，各种急慢性出血，使筋脉失养所致。肝血虚，血不上荣于头面，则见眩晕耳鸣；肝血不足，筋脉爪甲失养，则爪甲不荣；血虚，筋脉肌肉失养，则肢体震颤、四肢麻木、肌肉瞤动，关节拘急不利；肝血不足，无以上荣头面，则面色无华，舌淡苔白；血虚无以充养脉道，则脉弦细弱无力。临床以血虚与动风症状为辨证要点。

（七）寒滞肝脉证

寒滞肝脉证是指寒邪内袭，客阻肝经，经气不利，气血凝滞所导致的证候。

【临床表现】少腹、睾丸坠胀冷痛，或阴囊收缩挛痛，或颠顶冷痛，形寒肢冷，得温则减。舌淡，苔白滑，脉沉紧或弦紧。

【证候分析】本证多为感受寒邪所致。足厥阴肝经环绕阴器，抵少腹，上颠顶，寒邪内侵肝经，导致气血运行不畅，经气不利，则少腹、睾丸坠胀冷痛，或阴囊收缩挛痛，或颠顶冷痛；寒邪伤阳，则见形寒肢冷，得温则减；弦为肝脉，阴寒内盛，则见舌淡、苔白滑、脉沉紧或弦

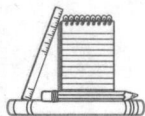

紧。临床以肝经循行部位（少腹、阴部、颠顶）冷痛伴实寒症状为辨证要点。

（八）胆郁痰扰证

胆郁痰扰证是指胆失疏泄，痰热内扰所致的证候。

【临床表现】胆怯易惊，惊恐不宁，失眠多梦，烦躁不宁，眩晕耳鸣，胸胁胀闷，口苦欲呕。舌红苔黄腻，脉弦数。

【证候分析】本证多由情志不遂，肝胆失于疏泄，气郁生痰，郁久化热，痰热交阻，胆气被扰所致。胆为清净之府且主决断，痰热内扰，胆气不宁，则见胆怯易惊、惊恐不宁；痰热扰神，则失眠多梦、烦躁不宁；胆居右胁，痰热内扰，经气不利，则胸胁胀闷；胆脉络头目，痰热上扰，则眩晕耳鸣；胆气上逆，则口苦；胆热犯胃，胃气上逆，则欲呕。舌红苔黄腻、脉弦数为胆热之征。临床以惊悸胆怯、失眠、眩晕、口苦欲呕为辨证要点。

五、肾与膀胱病辨证

肾居腰部，膀胱与之互为表里。肾藏精，主生长、发育、生殖、主水、主纳气，主骨生髓通脑，其华在发，开窍于耳及二阴，为先天之本；肾病以人体生长发育、生殖、呼吸、水液代谢和骨、髓、脑、发、耳等功能失调为主要病理变化，肾病常见症状有腰膝酸软或疼痛，耳鸣耳聋，齿动发脱，阳痿遗精，精少不育，女子经少、经闭、不孕及水肿，虚喘，二便排泄异常等。膀胱主贮存和排泄尿液；膀胱病以排尿异常为主要病理变化，常见症有尿频、尿急、尿痛、尿闭、遗尿、小便失禁等。肾与膀胱病的主要证候如下。

（一）肾阴虚证

肾阴虚证是指肾阴不足，失于濡养，虚火内扰所致的证候。

【临床表现】腰膝酸软而痛，头晕目眩，耳鸣耳聋，失眠多梦，男子阳强易举，遗精早泄，女子经少或经闭、崩漏，伴咽干口燥，形体消瘦，五心烦热，潮热盗汗，午后颧红。舌红，少苔，脉细数。

【证候分析】本证多为先天不足，久病及肾，温病后期，或房劳过度，或过嗜温燥，暗耗阴液所致。肾阴亏损，腰膝失养，则为腰膝酸软而痛；肾阴不足，脑髓失养，则头晕目眩、耳鸣耳聋；肾阴虚导致心肾不交，则见失眠多梦；肾阴虚，阴不制阳，虚热内生，相火扰动，则男子阳强易举、遗精早泄；肾阴虚，精血化生不足，则女子经少或经闭、崩漏；阴虚火旺，则见咽干口燥、形体消瘦、五心烦热、潮热盗汗、午后颧红、舌红少苔、脉细数等虚热之象。临床以腰酸、耳鸣、男子遗精、女子月经不调，伴阴虚症状为辨证要点。

（二）肾阳虚证

肾阳虚证是指肾阳不足，失于温煦，虚寒内生所表现的证候，又称"命门火衰"。

【临床表现】腰膝酸软而冷痛，形寒肢冷，下肢尤甚，神疲乏力，面色㿠白或黧黑，五更泄泻，男子阳痿早泄，女子宫寒不孕，或小便清长，夜尿频多。舌淡胖，苔白滑，脉沉迟无力。

【证候分析】本证多为素体阳虚、久病伤阳、房劳太过所致。肾阳亏损，失于温养，则见腰膝酸软而冷痛，形寒肢冷，下肢尤甚；阳气不足，精神不振，则神疲乏力；阳气虚弱，无力行血上荣，则面色㿠白或黧黑；命门火衰，性机能减退，则见男子阳痿早泄，女子宫寒不孕；肾阳虚衰，火不暖土，水谷失于健运，则为五更泄泻；肾阳虚，气化失职，肾气不固，则小便清长、夜尿频多；阳虚阴寒内盛，则舌淡胖苔白滑，脉沉迟无力。临床以腰膝冷痛、生殖能力下降，伴虚寒见症为辨证要点。

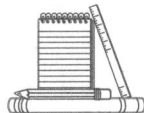

（三）肾精不足证

肾精不足证是指肾精亏损，以生长发育、生殖功能障碍为临床特征的证候。

【临床表现】小儿发育迟缓，囟门迟闭，身材矮小，智力低下，骨骼痿软；成人早衰，发脱齿摇，耳鸣耳聋，腰膝酸软，足软无力，性功能低下，男子精少不育，女子经闭不孕。舌淡，脉细弱。

【证候分析】本证多为先天禀赋不足，或后天失养，房劳过度，久病伤肾，耗伤肾精所致。肾精为生长、发育的源泉，肾精亏损，则小儿发育迟缓，囟门迟闭，身材矮小，骨骼痿软，精少无以充脑，则为智力低下；肾精亏损，则成人早衰，见发脱、齿摇；肾精不足，耳失所养，则耳鸣耳聋；肾精亏损，腰府失养，则腰膝酸软、足软无力；肾精亏虚，生殖功能减退，则见性功能低下，男子精少不育，女子经闭不孕。舌淡、脉细弱为虚弱之象。临床以儿童生长发育迟缓、成人早衰、生殖功能低下为辨证要点。

（四）肾气不固证

肾气不固证是指肾气不足，下元失固所致的证候。

【临床表现】腰膝酸软，神疲乏力，耳鸣耳聋，小便频数清长，夜尿增多，或尿后余沥不尽，小便失禁，遗尿。男子滑精早泄，女子带下清稀，或胎动易滑。舌淡苔白，脉沉细弱。

【证候分析】本证多为先天不足，肾气不充；年老体弱，肾气亏损；久病、房劳、早婚伤肾所致。肾气亏虚，脑、腰膝、耳失养，则神疲乏力、腰膝酸软、耳鸣耳聋；肾气不足，气化无力，膀胱失约，则小便频数清长，夜尿增多，尿后余沥不尽，或小便失禁，遗尿；肾气亏虚，男子精关不固，则见男子滑精早泄；肾气亏虚，女子冲任不固，带脉失约，则见女子带下清稀，或胎动易滑；肾气虚弱，则舌淡苔白、脉沉细弱。临床以滑精、滑胎、带下及小便失控见症为辨证要点。

（五）肾虚水泛证

肾虚水泛证是指肾阳亏虚，气化失司，水液泛滥所致的证候。

【临床表现】全身浮肿，腰以下为甚，按之没指，小便短少，腰膝冷痛，畏寒肢冷，脘腹胀满，心悸气短，咳喘痰鸣。舌淡胖苔白滑，脉沉迟无力。

【证候分析】本证多为素体阳虚，或久病房劳伤阳所致。肾阳虚衰，水液代谢失调，水邪泛溢肌肤，则为全身浮肿，阴水为患，湿性趋下则腰以下肿甚，按之没指；肾阳虚，温煦失职，则腰膝冷痛、形寒肢冷；肾阳虚衰，火不暖土，脾失健运，气机阻滞，则脘腹胀满；肾虚水泛，上凌于心，则心悸；寒水射肺，肺失宣肃，则见气短、咳喘痰鸣；肾阳虚，水饮内停则小便短少，可见舌淡胖、苔白滑、脉沉迟无力。临床以浮肿、腰以下肿甚、尿少及肾阳虚见症为辨证要点。

（六）肾不纳气证

肾不纳气证是指肾气虚弱，清气失于摄纳所致的证候，又称肺肾气虚证。

【临床表现】久病咳喘，呼多吸少，气不接续，动则喘甚，腰膝酸软，神疲自汗，舌淡苔白，脉沉弱。若咳喘重症，可见冷汗淋漓，肢冷面青，脉微欲绝；或气短息促，颧红，心烦躁扰，咽干口燥。舌红，脉细无力。

【证候分析】本证多为久病咳喘，年老肾亏，或过劳伤肾，导致肾不纳气所致。咳喘迁延，肺伤及肾，肾不纳气，气不归原，则见咳喘无力，呼多吸少，气不接续，动则喘甚；肺气虚弱，则神疲乏力，卫外不固则自汗；肾气虚，则腰膝酸软、舌淡苔白、脉沉弱。肾气虚极，损及肾阳致亡阳气脱，可见大汗淋漓、肢冷面青、脉微欲绝；阴阳互根，肾气久虚伤及肾阴，气阴两

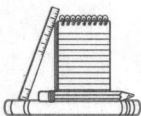

虚，则气短息促、颧红、心烦躁扰、咽干口燥；阴虚内热，则舌红、脉细无力。临床以久病咳喘、呼多吸少、气不接续，伴肾虚证为辨证要点。

（七）膀胱湿热证

膀胱湿热证是指湿热下注，蕴结膀胱，膀胱气化失司所致的证候。

【临床表现】尿频尿急、色黄短少，或尿有砂石，或尿血，小腹胀痛，或腰腹掣痛。舌红，苔黄腻，脉滑数。

【证候分析】本证多为湿热之邪内侵，或饮食不节，湿热内生，下注所致。湿热下迫膀胱，气化不利，则见尿频、尿急、尿道灼痛，小腹胀痛；湿热熏灼津液，则小便短少色黄；热灼津液煎熬成垢，则尿有砂石；热盛灼伤血络，则见尿血。膀胱湿热累及肾脏，可见腰、腹牵引而痛。舌红、苔黄腻、脉滑数为湿热内盛之象。临床以小便频急涩痛、小腹胀痛，伴湿热症状为辨证要点。

六、脏腑兼病辨证

人体各脏腑之间，即脏与脏、脏与腑、腑与腑之间是一个有机联系整体，生理上相互资生，相互制约。疾病发展到一定程度，可同时出现两个或两个脏腑以上证候，称作脏腑兼病。脏腑兼病，并不等于脏腑间证候简单相加，是脏腑间有着密切生理病理联系，如表里、生克、乘侮关系及功能联系。脏腑兼病在临床上证候复杂，证型较多，辨证中抓住要点，掌握脏腑病证发生发展和传变规律，认识和处理复杂病情，具有重要意义。

（一）心肺气虚证

心肺气虚证是指心肺两脏气虚，推动无力，宣降失常所表现的证候。

【临床表现】胸闷心悸，咳喘气短，动则尤甚，痰液清稀，面色苍白，神疲乏力，语声低弱，懒言自汗。舌淡，苔白，脉沉弱或结代。

【证候分析】本证多为久病咳喘，伤及心肺；或年高体弱、劳倦内伤、禀赋不足导致心肺气虚所致。心肺气虚，故见胸闷心悸，咳喘气短，动则尤甚，并伴其他气虚症状。临床以心悸咳喘、胸闷气短，伴气虚见症为辨证要点。

（二）心脾两虚证

心脾两虚证是指脾气虚弱与心血不足所致的证候。

【临床表现】心悸怔忡，失眠多梦，眩晕健忘，食欲不振，腹胀便溏，面色苍白或萎黄，神疲乏力，或见皮下紫斑，或妇人月经后期、量少、色淡、淋漓不尽。舌质淡嫩，脉细弱。

【证候分析】本证为多为思虑太过、久病失调、饮食不节损伤脾气，气血生化不足，导致心血亏虚所致。脾气虚弱，运化失司，故见食欲不振、腹胀便溏；脾虚生化乏源，致心血不足，神失所养，故见心悸怔忡、失眠多梦、眩晕健忘。其他见症或为脾不统血或气血两虚之象。临床以心悸失眠、纳呆、便溏、慢性出血，伴气血虚见症为辨证要点。

（三）心肝血虚证

心肝血虚证是指心肝两脏血虚，组织器官失养所表现的证候。

【临床表现】心悸健忘，失眠多梦，眩晕耳鸣，面色萎黄或苍白，两目干涩，视物模糊，肢体麻木、拘挛、震颤，肌肉𥆧动，爪甲不荣，或为妇人月经后期、量少、色淡，甚则闭经。舌淡苔白，脉细弱。

【证候分析】本证为多种原因导致心肝血虚所致的证候。心血不足，心神失养，故见心悸健忘、失眠多梦；肝血不足，筋脉官窍失养，则见两目干涩，视物模糊，肢体麻木、拘挛、震颤，

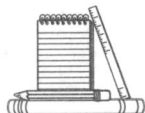

肌肉瞤动，爪甲不荣，月经失调等。其他诸症均为血虚之常见症。临床以心悸失眠、目筋胞宫失养，伴血虚症状为辨证要点。

（四）心肾不交证

心肾不交证是指心肾阴虚火旺，水火既济失调所致的证候。

【临床表现】心烦不寐，多梦，心悸健忘，头晕耳鸣，腰膝酸软，时有梦遗，潮热盗汗，五心烦热，咽干口燥。舌红，苔少，脉细数。

【证候分析】本证多因肾阴亏虚，心火独亢，水不济火所致。肾阴不足，阴虚火旺，则见头晕耳鸣、腰膝酸软、梦遗、潮热盗汗、五心烦热、口燥咽干；水不济火，心火独亢，扰乱心神，故见心烦不寐、多梦、心悸健忘。舌红苔少、脉细数为阴虚火旺之征。临床以心烦不寐、腰膝酸软、失眠多梦、梦遗，伴阴虚症状为辨证要点。

知识链接

水火既济

"水火既济"系气功术语，指心肾相交。《脉望》引《三元会议》云："子为六阳之首，以应冬至。故当静坐凝神，祛除万虑，一念规中，默调其息而符候之。至亥末子初，阴极阳生之时，肾中一阳之气，忽尔发动，即举心念以应之，使真水真火，混而为一，谓之水火既济。"（《中医辞海·上册》）

心肾间阴阳关系的失调，不只表现为阴虚阳亢，还表现为阴盛阳虚。临床上常见的心悸怔忡，胸闷气喘，形寒肢冷，尿少浮肿，苔白滑，脉沉微等症状，称为"肾水凌心"，实际上也是一种"心肾不交"证。其病理机制是心阳不能下济肾阳以共制肾阴，从而肾水泛溢，上凌心火，故现一派阳虚火衰而阴寒内盛、水液泛溢的症状。

（五）心肾阳虚证

心肾阳虚证是指心肾两脏阳气虚弱，失于温煦，阴寒内生所致的证候。

【临床表现】心悸怔忡，面色苍白，畏寒肢冷，肢体浮肿，下肢尤甚，小便不利，神疲欲睡，腰膝酸软冷痛，唇甲青紫。舌淡紫，苔白滑，脉沉弱。

【证候分析】本证多为心阳虚衰，久病及肾；或肾阳亏虚，气化无权，水气凌心所致。肾阳亏虚，气化无权，水湿内停，故见浮肿以下肢为甚、小便不利、腰膝酸软冷痛；水气凌心，心脉被阻，心神被扰，故见心悸怔忡、神疲欲睡、唇甲青紫。其他见症均为阳虚内寒之象。临床以心悸怔忡、腰膝冷痛、浮肿少尿，伴虚寒症状为辨证要点。

（六）肺脾气虚证

肺脾气虚证是指肺脾两脏气虚，脏腑功能低下所致的证候。

【临床表现】食欲不振，腹胀便溏，久咳不止，气短而喘，痰多稀白，伴面色淡白，神疲乏力。舌淡苔白（滑），脉细弱。

【证候分析】本证多为肺病日久伤脾，或饮食劳倦伤脾，脾气不足，累及于肺，"母子"同病形成脾肺气虚之证。脾气不足，运化失司，则食欲不振、腹胀便溏；肺气不足，宣降失司，故久咳不止、气喘、痰稀白。其他诸症为气虚之常见症。临床以食少、腹胀便溏、咳喘气短，伴气虚症状为辨证要点。

（七）肝火犯肺证

肝火犯肺证是指肝郁化火，上逆灼肺，肺失肃降所致的证候。

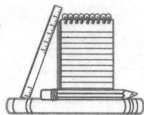

【临床表现】面红目赤，头胀头晕，急躁易怒，胸胁灼痛，口苦而干，咳嗽阵作，痰黄而黏，甚则咯血。舌红，苔黄，脉弦数。

【证候分析】本证多为郁怒伤肝，气郁化火；或肝火内炽，反侮肺经，导致肝火犯肺证。肝火炽盛，则面红目赤、头胀头晕、急躁易怒、胸胁灼痛、口苦口干；肝火犯肺，肺失清肃，则阵咳痰黄而黏，甚则咯血；舌红苔黄、脉弦数为肝火炽盛之征。临床以急躁易怒、胸胁灼痛、咳嗽咳血，伴实热症状为辨证要点。

（八）肺肾阴虚证

肺肾阴虚证是指肺肾两脏阴虚，虚火内扰所表现的证候。

【临床表现】干咳痰少，或痰中带血，或声音嘶哑，口干咽燥，形体消瘦，腰膝酸软，骨蒸潮热，颧红盗汗，男子遗精，女子月经不调。舌红少苔，脉细数。

【证候分析】肺肾两脏，阴液互滋，生理上具有"金水相生"之特点。各种原因均可导致肺肾阴亏，而产生虚火内扰之病证。肾阴亏虚，虚火内扰，则见腰膝酸软、骨蒸潮热、颧红盗汗、遗精或月经不调；肺阴不足，肺系失润，宣肃失司，故见干咳少痰、痰中带血、声音嘶哑。其他诸症为阴虚火旺之症。临床以干咳、痰少、男子遗精早泄、女子月经不调，伴阴虚症状为辨证要点。

（九）肺肾气虚证

肺肾气虚证是指由于肺、肾两脏气虚，清气下纳无权所致的证候，又称肾不纳气证。

【临床表现】喘息短气，呼多吸少，动则尤甚，语声低微，自汗乏力，腰膝酸软，耳鸣，尿随咳出。舌淡，苔白，脉虚弱。

【证候分析】多因久病咳喘，耗伤肺气，病久及肾，或房劳太过，或年老肾虚，肾病及肺，纳降无权所致。肺为气之主，肾为气之根，肺肾气虚，降纳无权，气不下纳，故喘息短气、呼多吸少，动则尤甚；肾气虚，形体、官窍失于充养，则腰膝酸软、耳鸣；肺肾气虚，下纳与封藏失司，则尿随咳出；宗气不足，故语声低微；气虚卫表不固，故自汗乏力；舌淡、苔白、脉虚弱为气虚之象。临床以咳喘短气、呼多吸少、腰膝酸软或尿随咳出，伴气虚症状为辨证要点。

（十）肝脾不调证

肝脾不调证是指肝失疏泄，脾失健运所致的证候，又称肝郁脾虚证。

【临床表现】胸胁胀满窜痛，喜太息，情志抑郁或急躁易怒，腹痛欲泻，泻后痛减，纳呆腹胀，大便溏而不爽，肠鸣矢气。舌苔白或腻，脉弦。

【证候分析】本证病机为肝失疏泄，脾失健运，肝郁为因，脾虚为果。肝气郁滞，失其条达，故胸胁胀满窜痛、喜太息、情志抑郁、急躁易怒、腹痛欲泻、泻后痛减；肝郁乘脾，脾运失司，则纳呆腹胀、大便溏而不爽、肠鸣矢气。临床以情志抑郁、胁肋胀痛、纳呆腹胀、便溏为辨证要点。

（十一）肝胃不和证

肝胃不和证是指肝失疏泄，横逆犯胃，胃失和降所致的肝胃失和证候。

【临床表现】胁肋、胃脘胀满窜痛，呃逆嗳气，恶心呕吐，嘈杂吞酸，情志不遂，烦躁易怒，喜太息，纳呆食少，舌淡红，苔薄黄，脉弦。

【证候分析】本证多为肝气郁结，横逆犯胃，胃失和降所致。肝气郁结，则见胁肋窜痛、情志不遂、烦躁易怒、喜太息、脉弦；肝气犯胃，胃失和降，胃气上逆，则见胃脘胀满窜痛、呃逆嗳气、恶心呕吐、嘈杂吞酸、纳呆食少。舌淡红、苔薄黄为化热之趋势。临床以胁肋、胃脘胀痛、善太息、嘈杂吞酸为辨证要点。

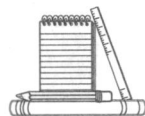

（十二）肝胆湿热证

肝胆湿热证是指湿热之邪蕴结肝胆，疏泄失职所致的证候。

【临床表现】胁肋胀痛，腹胀口苦，厌食油腻，大便不调，小便短赤。或寒热往来，或胁下有痞块，或身目发黄，或阴囊湿疹，或外阴瘙痒难忍，或睾丸灼痛肿胀，或妇人带下黄臭。舌红，苔黄腻，脉弦数。

【证候分析】本证多为外感湿热之邪；或嗜食肥甘，湿热内生；或脾胃失健，湿邪内生，湿郁化热所致。湿热蕴结肝胆，气机失于疏泄，则见胁肋胀痛；气滞血瘀，见胁下有痞块；胆热郁蒸，胆汁上泛外溢，则口苦、身目发黄；肝木克脾土，脾失健运，则厌食油腻、腹胀、大便不调；少阳郁热，枢机不利，邪正交争，则为寒热往来；湿热下注，则小便短赤、阴囊湿疹，或外阴瘙痒难忍，或睾丸灼痛肿胀，或妇人带下黄臭；湿热并重于内，则见舌红、苔黄腻、脉弦数。临床以胁肋胀痛、厌食油腻、腹胀阴痒、身目发黄及湿热症状为辨证要点。

（十三）肝肾阴虚证

肝肾阴虚证是指肝肾两脏阴虚，虚火内盛所表现的证候。

【临床表现】头晕目眩，耳鸣，健忘，失眠多梦，腰膝酸软，胁肋灼痛，咽干口燥，五心烦热，颧红盗汗，男子遗精，女子经少。舌红，少苔，脉细数。

【证候分析】肝肾同源，精血互生，各种原因均可导致肝肾阴亏，则虚火内炽而出现本证。肾阴不足，虚火内扰，则见腰膝酸软、耳鸣健忘、五心烦热、颧红盗汗、遗精经少；肝阴亏损，虚火上炎，故见头晕目眩、胁肋灼痛。其他诸症均为阴虚内热常见症。临床以眩晕、耳鸣、腰膝酸软、胁痛失眠，伴阴虚症状为辨证要点。

（十四）脾肾阳虚证

脾肾阳虚证是指脾肾两脏阳气虚弱，失于温煦，阴寒内生所致的证候。

【临床表现】形寒肢冷，面色㿠白，腰膝脘腹冷痛，久泻久痢，或完谷不化、五更泻，便质清稀，或面浮肢肿，小便不利，或见腹胀水臌。舌质淡胖边有齿痕，苔白滑，脉弱或沉迟无力。

【证候分析】本证多为泻痢日久，脾阳受损，累及肾阳亏虚；或久病不愈，脾肾失于温养；或命门火衰，火不暖土，终致脾肾阳虚所致。脾肾阳虚，常见有三类症状群：一是形体失于温煦之症，即形寒肢冷、面色㿠白、腰膝脘腹冷痛；二是大便失于统摄，燥化不及之症，如久泻久痢，或完谷不化、五更泻，便质清稀；三是温化无力，水湿内停之症，如面浮肢肿，小便不利，或见腹胀水臌。临床以脘腹冷痛、久泻久痢、浮肿，伴阳虚症状为辨证要点。

第三节　气血津液辨证

气、血、津液是维持人体生命活动的物质基础和动力，其不足和运行、输布失常，构成了人体疾病的最基本的病理变化之一。气血津液辨证是运用气血津液理论，对收集到的病情资料进行分析、判断，以确定患者气、血、津液的具体病机和证型的一种辨证方法。

气血津液辨证不仅是八纲辨证在气、血、津液不同层面的深化和具体化，也是对病因辨证的补充。病因辨证重在确定疾病原因和邪气性质，气血津液辨证着眼于邪气所引起的生命物质的盈亏。同时气、血、津液是由脏腑功能气化而生，气、血、津液的疾病变化总伴有脏腑功能的失调。因此，学习气血津液辨证应与"脏腑辨证"中各脏腑功能失调所致的气血津液盈亏的

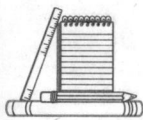

相关内容互参。

一、气病辨证

气在维持人体生命活动过程中，具有营养物质和推动力的双重属性。因此，气病主要包括气的亏虚和气的运行障碍两方面的临床病理表现。气病辨证就是以气的生理功能为依据，分析、判断导致气病的病因、病机及证型的思维过程。气病的证型，不外下述几种，其中，气虚证和气滞证分别是其虚证和实证的基础证型。

（一）气虚证

气虚是指元气不足，气的推动、温煦、固摄、防御、气化等功能减退的病理表现。气虚证是指元气不足导致气的基本功能减退所表现的虚弱证候。此处之"气"指元气。

【临床表现】神疲乏力，少气懒言，声音低微，呼吸气短，或有头晕目眩，面白少华，自汗，易感冒，活动后诸症加重。舌质淡嫩，脉虚弱等。

【证候分析】由于元气不足，脏腑机能衰退，故出现气短、声低、懒言、神疲、乏力，气虚不能上荣，则头晕目眩、面白少华；卫气虚弱，不能固护肤表，故为自汗、易感冒；"劳则气耗"，所以活动劳累后诸症加重；营气虚不能上荣于舌，故舌淡嫩；气虚鼓动血行之力不足，故脉象虚弱。以上仅为气虚证的一般症状，临床诊治必须结合脏腑辨证，才能确定为何种气虚。临床以神疲乏力、声低息弱、少气懒言、动则加重为辨证要点。

（二）气陷证

气陷证是指因气虚升举无力，清阳下陷所表现的虚弱证候。气陷证多在气虚证的基础上发展而成。

【临床表现】腰腹坠胀，久泻久痢不止，便意频频，白浊带下，头晕眼花，耳鸣，疲乏，气短难以接续或内脏下垂，或有脱肛、阴挺等为常见证候。同时伴有气虚的一般见症。

【证候分析】因气有固定脏器位置的功能，当气虚不举反而下陷则见内脏下垂、脱肛、阴挺及腰腹坠胀、久泻久痢不止、便意频频、白浊滞下等证候；由于气虚是气陷的基础，故可见头晕眼花、耳鸣、疲乏、气短难以接续等一般气虚证的表现。必须指出，气陷是气虚的一种特殊表现形式，一般是指中焦脾虚气陷，故临床常称中气下陷证或脾虚气陷证。临床以腰腹下坠、久泻久痢及脏器下垂或脱出，伴气虚证一般见症为辨证要点。

（三）气虚不固证

气虚不固证是指因气虚导致对精、血、津液失其固摄功能，所表现的虚弱证候。本证多从气虚证发展加重而来。

【临床表现】自汗不止，各种出血，尿频清长，尿后余沥不尽，遗尿，二便失禁；带下、月经过多，崩漏，滑胎，遗精，滑精早泄等；涕、泪、涎、唾量多清稀；久泻久痢。并伴气虚证的一般见症。

【证候分析】气虚不能固摄津液，津液外泄于腠理和孔窍，则自汗不止，涕、泪、涎、唾量多清稀。气虚不能摄血，血溢脉外，可导致各种出血；气虚而下元固摄失职，可致尿频清长，尿后余沥不尽，遗尿，二便失禁，带下、月经过多，崩漏，滑胎，遗精，滑精早泄等。本证由气虚证发展而来，故常见一般气虚的表现，如气短、疲乏、面白、舌淡、脉虚无力等。总之，气虚不固证的病机有三：一是卫表不固；二是气不摄血；三是肾气不固。临床中凡有气虚证的表现，加上精、血、津液三者之一过度外泄的症状，如汗多、二便失摄、各种出血、滑精、滑胎等，为本证辨证要点。

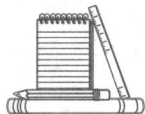

（四）气脱证

气脱证是指元气衰极而气欲外脱的危急证候。气脱乃全身功能极度衰竭的表现，抢救不及时会导致死亡。本证可由气虚、气陷或气不固发展而成，也可在大汗、大泻、大失血、急性中毒、严重外伤等情况下迅速出现。

【临床表现】呼吸微弱而不规则，或见昏迷、神情淡漠，大汗淋漓，面色苍白，口开目合，手撒身软，二便失禁，口唇青紫，脉微欲绝。

【证候分析】气脱是气虚、气陷或气不固的进一步发展，其临床特点气随血脱；或气脱与亡阳并见。肺气衰竭，则呼吸微弱而不规则；心气衰极，故脉微欲绝、昏迷神情淡漠、大汗淋漓、面色苍白、口唇青紫；脾肾气衰竭，故口开目合、手撒身软、二便失禁。临床以呼吸、脉搏的极度微弱，神志昏聩，二便失禁，脉微欲绝为辨证要点。

（五）气滞证

气滞证是指人体局部或全身气机不畅乃至停滞不行所表现的证候。证属实证范畴。

【临床表现】气滞以局部或全身胀满、痞闷、胀痛等自觉症状为主症，且症状时轻时重，走窜不定，按之无形，叩之如鼓，随不良情绪诱发或加重，随心情好转或嗳气、太息、矢气而减轻。脉象多弦，可无明显舌象变化。

【证候分析】气机阻滞，不通则痛，故气滞主要以胀满、痞闷、胀痛为主症，且走窜不定，按之无形。当嗳气、太息、矢气或情志舒畅时，气机暂通，故症状缓解，当情志不舒时，气滞加重，则发病或加剧。气滞于不同的脏腑、经络则临床表现各异。若气滞在头，则头闷痛、鼻塞；气滞于上焦，则胸闷、善太息、咳喘；气滞于中焦，则脘痞胀痛、胁胀或痛，叩之如鼓，嗳气，矢气；气滞于下焦，则小腹少腹胀痛，二便不畅，或疝气、痛经；气滞于经络，经络所循行之处胀满、窜痛；气滞于肌肤，则肌肤肿胀（气肿），或局部胀闷不舒。临床辨证要点有三：一是胀满、痞闷或胀痛、窜痛、攻痛，按之无形；二是随嗳气、太息、矢气可缓解；三是症状每随情绪波动而改变，且其症状时轻时重，时发时止，部位不定。

（六）气逆证

气逆证是指体内气机应降反升或升发太过所表现的证候。本证多为实证，也有虚实夹杂者。

【临床表现】咳嗽、哮喘、咯痰为肺气上逆；呃逆、嗳气、恶心、呕吐、反胃为胃气上逆；头痛、眩晕耳鸣、面红目赤，甚至昏仆、出血，为肝气上逆；气从少腹上冲胸咽，为奔豚气；妇女倒经衄血、妊娠恶阻，为冲任气逆。

【证候分析】邪气犯肺，肺失清肃，肺气上逆，则见咳喘、咯痰等症；邪阻胃脘，胃失和降而胃气上逆，则见呕恶、嗳气、呃逆、反胃；郁怒伤肝，肝气升发太过，气血上逆，则见头痛、眩晕耳鸣、面红目赤、晕厥、出血；邪阻冲任，冲任脉气上逆，则见奔豚气、倒经、妊娠恶阻等。临床中不同脏腑气逆虽各有特定的症状，但总的特点为肺、胃、肝气与冲任脉气上逆，其气上冲经口鼻而出；或头面气血有过度充盈、瘀滞之见症。

（七）气闭证

气闭证是指脏腑及其官窍因气机闭塞不通所导致的危急证候。本证多为瘀血、痰浊、结石、蛔虫等导致心、脑、肺、胆等脏腑的经络、官窍阻塞，气机完全不通所致。多属病势危急之证，甚或有生命危险。

【临床表现】突然昏仆或神昏，喘急窒息，头、胸、腰、腹处剧痛或绞痛，四肢厥冷，胸腹闷胀，大小便闭。舌暗苔厚，脉沉实或涩、伏。

【证候分析】有形实邪阻塞心脑经络和窍道，蒙蔽神明，故突然昏仆、神昏；肺气阻塞，息

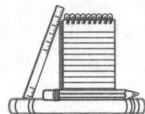

道不通，故喘急、窒息；经络或管腔被有形之邪完全填塞，气血不通，故剧痛、绞痛，脉沉实或涩；阴阳格拒，气不顺接，则四肢厥冷而脉伏；脏腑气闭，传导气化失司，故胸闷腹胀、二便不通；舌暗苔厚亦为实邪内阻之象。以突然昏仆、窒息、绞痛、二便不通、病情急骤而危重、病程较短为辨证要点。

二、血病辨证

血是维持生命活动最宝贵的营养物质，且在脉管内运行不息而布散周身，故血病的基本病机，不外乎血液不足和血行失常两方面。本节将血病分为血虚证、血瘀证、血热证和血寒证加以介绍。

（一）血虚证

血虚证是指血液亏少，不能滋润和濡养肌肤、经络、组织、器官、脏腑所表现的虚弱证候。

【临床表现】面色淡白或萎黄，眼睑、唇爪色淡，头晕眼花，心悸怔忡，失眠多梦，手足发麻，妇女经血量少色淡、愆期甚或经闭。舌质淡，脉细无力。

【证候分析】形成血虚的机制：一是生血不足，二是耗血过多。血液亏少，不能濡养头目，上荣舌、面，故见头晕眼花，唇、舌色淡，面色淡白或萎黄；血不养心、神无所依，则心神不宁，故见心悸怔忡、失眠多梦；血少不能濡养经脉、肌肤，则手足麻木、爪甲色淡；血海空虚，冲任失养，故妇女月经量少、色淡、愆期，甚或经闭；血虚而脉失充盈，故脉细无力。以面色淡白或萎黄、头晕眼花、心悸失眠、舌淡脉细为辨证要点。

（二）血瘀证

血瘀是指脉管内血液运行迟滞，或血溢脉外而停蓄体内的病理表现。血瘀证是指凡离开经脉的血液，未能及时排出或消散，而停留于体内；或血液运行迟滞，失去血的滋润、濡养功能而产生的各种证候。

【临床表现】

（1）疼痛状如针刺刀割，痛处不移而固定，常在夜间加重。

（2）肿块在体表者，常呈青紫色包块；在腹内者，可触及较坚硬而推之不移的肿块。

（3）出血色紫暗或夹有血块，或大便色黑如柏油状，或妇女痛经血色紫暗，夹有血块，或为血崩、漏下。

（4）面色黧黑，或唇甲青紫，或皮下紫斑，或肌肤甲错，或腹部青筋显露，或皮肤出现丝状红缕（皮肤显露红色脉络）。

（5）舌质紫暗或见瘀斑、瘀点，或舌下脉络曲张；脉象多细涩，或结、代。

【证候分析】血瘀致病均可致气机不通，不通则痛，故疼痛是血瘀证的突出症状，具有刺痛、固定、拒按、夜重的特点。积瘀不散而凝结，则可形成肿块，触之坚硬不移。瘀血阻塞脉络，使血液不能正常循经运行，而溢出脉外，故出现各种出血，瘀血在体内停留日久，故色紫暗并夹有血块。瘀阻脉络，血行障碍，全身缓慢而持久的得不到气血的温煦濡养，故可出现面色黧黑，口唇、舌、指甲青紫，皮肤粗糙干涩，状如鳞甲，或见丝状红缕，腹壁青筋显露。舌质紫暗或见瘀斑瘀点，舌下脉络曲张；脉细涩或结代均为瘀血之征。以起病缓慢，病程较长，疼痛状如针刺刀割、痛处固定、肿块不移，口唇、舌、指甲青紫等为辨证要点。

（三）血热证

血热证是指邪热侵入血分而迫血妄行所表现的血分实热证候。所谓血分，指卫气营血辨证中的血分证，以及内伤杂病中的各种出血证。

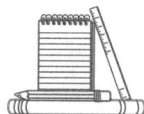

【临床表现】身热夜甚和各种急性出血症，如咯血、吐血、便血、衄血、尿血、月经量多、崩漏等，且血色鲜红、量多，舌绛，脉滑数；或皮疹紫红密集；或疮疡红肿热痛；或烦躁、谵语，甚至狂乱等。

【证候分析】热入血分，迫血妄行，血溢脉外，故见各种急性出血症；热为阳邪，阳邪为患，故出血鲜红、量多，舌绛，脉滑数。热性升散，致体表脉络充血可见皮疹紫红密布；火邪壅阻肌肤，腐败血肉，则见疮疡红肿热痛；若热陷心营，扰乱心神，则可见烦躁、谵语，甚至狂乱等。因热入血分，气分热反转轻故发热夜甚，呈现昼轻夜甚的特点。以出血势急、量多而色鲜红、身热夜甚，伴烦躁、神昏、狂乱、舌绛、脉数有力等为辨证要点。

（四）血寒证

血寒证是指寒邪凝滞血脉，导致血液运行不畅所表现的证候，即血分的寒证。有虚实之分，以实寒为主。

【临床表现】肢体局部冷痛、麻木、青紫、肿胀或溃烂，或小腹、少腹剧烈冷痛，得热则减，遇寒加重；或月经愆期，红色紫暗夹血块，或痛经、闭经；恶寒肢冷，面唇青紫。舌淡紫，脉沉迟或弦涩。

【证候分析】由于寒侵血脉，主凝滞收引，必然阻滞血液运行，不通则痛，故表现为手足、颜面、耳垂、关节、颠顶等局部冷痛、麻木、青紫，严重者可见肿胀、溃烂；寒邪凝滞肝脉，下焦气血凝滞，故小腹、少腹剧烈冷痛，且得温则减，遇寒加重。寒阻胞宫可见月经愆期、经色紫暗、夹有血块，或痛经、闭经等；阴寒内生，阳气失却温煦故恶寒肢冷；面唇青紫、舌淡紫、脉弦涩或沉迟均为寒凝血瘀之象。以局部冷痛、青紫、肿胀、得温则减、舌淡紫、脉弦涩或沉迟为辨证要点。

三、津液病辨证

津液是体内一切正常水液的总称，具有濡润充养全身脏腑组织官窍及精血的重要生理功能。津液的化生、输布和排泄是维持人体生命不可缺少的代谢活动。津液的代谢过程，是在五脏六腑的共同参与、密切配合下完成的，而主要依赖于肺、脾、肾三脏的代谢功能，尤其是肾脏起着主导作用。因此，津液的不足和输布、排泄的失常，是其基本的病理变化。津液病辨证，就是根据津液代谢的生理特点，分析、判断津液代谢异常的病因病机及相关脏腑病变的一种辨证方法。

（一）津液亏虚证

津液亏虚证是指体内津液不足，脏腑、组织、孔窍失却津液的滋润、濡养和充盈所表现的证候。津液亏虚就是水分的丢失，轻者称伤津、津亏；重者称液耗、液脱。

【临床表现】皮肤干燥、皲裂，口燥咽干，毛发干枯，神疲乏力，口渴喜饮，干咳少痰，小便短少，大便干结，苔黄而干，脉细等，称为津亏证。若肌肤缺乏弹性，甚或干瘪，面色枯槁，目眶深陷，唇焦或裂，骨瘦如柴，两目干涩，啼哭无泪，尿极少或无尿，精神萎靡或烦躁不宁，舌红绛干瘦，少苔或无苔，脉细数劲急等症，称为液脱证。

【证候分析】津液亏虚的形成，不外水分摄入不足和津液消耗过度。各种原因导致的津液亏乏，不能濡润头面官窍、肌表组织，则见口、鼻、咽喉干燥，口唇干裂，毛发干枯，皮肤干燥甚至皲裂；津亏神衰则神疲乏力；津液不足，虚热内生，则口渴喜饮、干咳少痰、小便短少、大便秘结、苔黄而燥、脉细。津液大亏则见肌肤缺乏弹性、目眶深陷、面色枯槁、骨瘦如柴；若五脏津液耗竭，则见两目干涩、啼哭无泪、尿极少或无尿；液脱则五脏得不到润养，神气失调，故精神萎靡或烦躁不宁；津液属阴，液脱则虚火浮炽，阴虚火旺，故舌红绛干瘦、少苔或

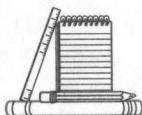

无苔、脉细数劲急。抓住干、渴、瘦、细四字为辨证要点。干，即肌肤、毛发、官窍、大便、舌苔干燥；渴，即口渴喜饮；瘦，即慢性消瘦、目眶深陷；细，即脉细或细数。

（二）津液内停证

津液内停证是指体内水液输布、排泄障碍停聚体内所表现的证候。总由肺、脾、肾三脏功能失调，导致津液的输布、排泄障碍，使津液内停而变生痰、饮、水、湿等病理产物，进而形成痰证、饮证、水证和内湿证。

1. 痰证　"痰"是指津液内停所形成的病理产物中，质地稠浊而黏滞者。其特点是流动性小，不易消散，致病具有多样性和奇异性，故有"怪病多属于痰"之说，且有"有形之痰"与"无形之痰"之分。凡由痰邪引起的证候，统称为痰证。

【临床表现】有形之痰，多见咳喘咯痰，呕吐痰涎，喉中痰鸣，痰核，瘿瘤，乳癖，大便溏泄，关节肿痛、屈伸不利，苔厚腻等；无形之痰可见眩晕、心悸、胸闷脘痞、肢麻偏瘫、舌强言謇、怔忡惊悸、失眠、梅核气、昏仆、癫、狂、痫、痴、肥胖、白带量多而不孕、脉滑等症。

【证候分析】痰聚于肺，宣降失职，肺气上逆，故见咳嗽、胸闷、咯痰、喉中痰鸣；痰停于胃，痰浊中阻，胃失和降则脘腹痞满、纳呆、泛恶、呕吐痰涎等；痰聚于肠，为大便溏泄、肠中辘辘有声；痰质黏稠，流动性小而难以消散，故常停积于某些局部，而出现圆滑柔韧的瘰疬、瘿瘤、乳癖；痰浊流注经络四肢则关节肿痛、屈伸不利，或四肢麻木不仁，或偏瘫；痰气郁结于咽喉，可致梅核气；痰浊蓄积于肌肤腠理，则形体肥胖；痰湿停滞于胞宫，冲任受阻，则白带量多而不孕；痰浊上干清窍，则头重眩晕；痰浊蒙蔽心窍，则见神昏，或怔忡惊悸，失眠，或发为癫、狂、痴、痫等病。苔腻、脉滑，为痰浊内阻的表现。有形之痰，可见、可闻、可触及；无形之痰以上述特定症状加苔腻脉滑为辨证要点。

2. 饮证　"饮"是指津液内停所形成的病理产物中，质地较清稀而易流动者。饮为阴邪而具寒象，属有形之邪，常停积于肺、心、胃肠及胸胁处。凡由饮邪引起的证候，统称为饮证。

【临床表现】饮分四类。

（1）痰饮　症见脘腹胀满，胃脘振水音，肠鸣辘辘，泛吐清涎，大便泄泻等。

（2）悬饮　症见咳唾引痛，胸胁饱满，支撑胀痛，随呼吸、咳嗽、转侧而痛加剧。

（3）溢饮　症见四肢水肿，发汗不解，身体疼重，畏寒肢冷。

（4）支饮　症见咳逆倚息不得卧，气喘息涌，张口抬肩，咯痰清稀、量多、色白，背心恶寒。

【证候分析】饮留胃肠，上逆于胃则呕吐清涎，阻滞腑气则脘痞腹胀，水饮停蓄，流动于胃、肠之间，则可闻及振水音和肠鸣音，饮邪下趋则泄泻；有形饮邪停聚胸腔，故胸胁饱满胀痛，按之有波动感，活动则气滞加重而痛剧；饮邪流行，归于四肢，则四肢水溢肿胀；寒饮停肺，阻塞息道，肺气上逆，则见咳嗽哮喘、痰多而清稀、背心恶寒、胸膈胀闷、张口抬肩、不能平卧；饮证乃阳虚津液不化所致，故兼畏寒肢冷、口不渴或渴喜热饮、小便不利等症。舌淡胖苔白滑、脉沉弦为阳虚饮停之象。以咳痰清稀量多、呕吐清涎、胃脘振水音和肠鸣音、胸胁积水征及舌淡胖、苔白滑、脉弦等为辨证要点。

3. 水停证　"水"是指津液内停所形成的病理产物中，质地最为清稀而最易流动，渗透性最强者，易于渗透至肌肤、腠理等组织间隙及空腔而产生全身或局部水肿和胸腹腔积水等，也称"水气"。凡由水邪引起的水停体内的证候统称为水停证。

【临床表现】全身或局部肌肤水肿，按之凹陷不起，小便不利，或腹部胀大，按之有波动感，叩之音浊，可随体位而改变。舌淡胖边有齿痕，苔腻滑，脉沉缓。

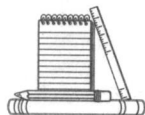

【证候分析】水为有形之邪，泛溢肌肤，则局部或全身水肿，按之凹陷不即起，是其特征。由于水的流动性大且有下趋之特征，故水肿可随体位而改变；津液渗溢肌肤且肾之气化失司，故小便短少；水邪蓄积于腹腔，故腹部胀大，按之如水囊，叩之音浊；舌胖脉濡，乃水湿内停之征。

根据水肿起因和发病原因及病势，又有阴水和阳水之分。因外邪侵袭，起病迅速，表现为眼睑、颜额先肿，迅速遍及全身伴咽喉肿痛、咳嗽及表证者为阳水；因脏腑功能失调，起病缓慢，表现为病程长，足胫、下肢先肿，渐及全身，无表证而多兼里虚寒证者为阴水。阳水乃风邪（多为风热）侵犯肺卫，故见发热恶风、头痛身疼、咽喉不利、脉浮数等表证之象；风性轻扬、升散，善行数变，风水相搏，故浮肿先见于头面，迅速遍及全身。阴水多因脾肾阳气内伤，气化失司，水湿渐积而成，故水肿先见于下肢，逐渐发展至全身；脾失运化，则食少纳呆、脘痞腹胀、大便溏薄；阳气虚衰而水湿停聚，故神疲乏力、畏寒肢冷、舌淡胖苔白滑、脉沉缓。

以全身或局部水肿，尤其是颜、睑、足胫浮肿，按之凹陷不起，小便不利，或有腹水为辨证要点。其中，阳水发病急骤，进展迅速，初期兼表证；阴水多逐渐起病，进展缓慢，以里证、虚证、寒证为主。

4. 内湿证　内湿是指脾失健运、津液内聚所产生的呈弥漫、渗透状态的无形之邪，易停滞于脾、胃、肠、胸腹腔，流注于肌肉、关节、孔窍，阻碍气机。它和湿淫（外湿）同属湿邪，但来源有内生和外感之异，病位有重在脏腑和重在体表之别。凡由内生湿邪引起的证候统称为内湿证。

【临床表现】脘痞腹胀，恶心呕吐，食少纳呆，口淡不渴或渴不欲饮，肠鸣泄泻，肢重体困，嗜卧思睡，小便短少，或下肢微肿，痰涎、白带质稠浊而量多。舌苔白腻，脉濡缓，病势缠绵，病程较长。内湿常与热邪或寒邪互结，或与脾气虚并见，分别称为湿热证、寒湿证或脾虚湿困证，而兼见相应的热、寒、气虚征象。

【证候分析】内湿停于胃肠，阻滞中焦气机，则脘痞腹胀、食少纳呆、肠鸣尿少；脾胃受困，升降失常，则见呕恶泄泻；内湿外渗于肌肉关节，故肢重体困、下肢浮肿；下流于阴窍，则白带质稠量多；上逆于肺胃，则咯吐痰涎稠浊。湿为阴邪，易伤阳气，故嗜卧思睡；湿性黏滞难去，故病势缠绵而病程较长。苔白腻、脉濡缓，俱属湿邪内停之征。以脘痞腹胀、呕恶纳呆、便溏不爽等胃肠症状为主，常伴身重体困、分泌物稠浊量多、苔腻脉濡等为辨证要点。

知识链接

需要除湿吗？

如果常常感到身体困重，还有皮肤发黄，食欲不振，大便黏腻，身体容易出油，特别是额部、鼻子、头发等，遇到阴天下雨，感觉更明显，则提示身体中有内湿。俗话说"湿气重，百病生"，在饮食调养上应注重健脾祛湿，可食用一些祛湿利水的食物，如赤小豆、薏苡仁、山药等；可搭配饮用绿豆汤、赤豆汤、酸梅汤等，也可用藿香、佩兰、玉米须等中药适量泡水当茶饮，还可用艾叶、生姜等中药泡脚祛湿。平时可适当运动，如跑步、健走、球类运动、瑜伽、太极等，均有助于气血循环和水液代谢，加速湿气从汗液、小便等途径排出体外。

四、气血津液兼病辨证

气作为血和津液化生的动力属阳；血和津液作为气的功能活动基础属阴，血和津液同属阴，

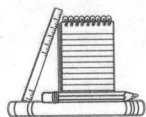

二者生理上互相补充和转化。气和血、津液之间存在相互依存、相互转化的密切关系。病理上彼此累及和影响。因此，在疾病过程中，气、血、津液的病变既可互为因果，亦常兼夹并见，形成多种兼病证型。临床常见的有如下几种兼病证型。

（一）气血两虚证

【临床表现】面色淡白无华或萎黄，眩晕心悸，神疲乏力，失眠健忘，唇爪无华，或食欲不振，形体消瘦，或手足麻木，肢体重困。舌淡苔薄白，脉细弱。

【证候分析】气血亏虚，不能上荣于头面，则面色淡白或萎黄、眩晕舌淡；气虚则形神失养，故神疲、气短；心主血藏神，血虚则心神失养，神无所守，故心悸健忘、失眠多梦；脾气虚弱，运化失职，则食纳不振、形体消瘦；气血不足，肌肤失养，脉道不充，故手足麻木、肢体重困、唇爪色淡无华、脉细弱。以面色淡白或萎黄、心悸气短、眩晕乏力伴气血亏虚的基本见症为辨证要点。

知识链接

不是人人都气血亏虚

当感觉到疲劳、乏力、爱打瞌睡，很多人就觉得自己气血亏虚了，就开始食用黄芪、党参、当归来填补自己的"虚"。其实，并不是人人都气血亏虚。《素问·调经论》中说："人之所有者，血与气耳。"气和血是生命的根本，气血亏虚证的判定要严格依据临床表现和辨证要点。气血亏虚时，可以选择健脾开胃益气的中成药，如补中益气丸、四君子丸、人参健脾丸、人参归脾丸、十全大补丸、益气养血颗粒等；也可以配合食疗，如用山药、百合、莲子、薏苡仁、白扁豆、芡实、太子参等煮粥服；还可以配合药茶，如黄芪、当归、太子参、陈皮等适量作茶饮。注意辨证调养，切不可滥用补药。

（二）气虚血瘀证

【临床表现】面色淡白无华或晦暗，神疲乏力，气短纳呆，或体表局部青紫、肿胀、刺痛不移而拒按，或肢体瘫痪、麻木，或腹内可触及肿块而质硬。舌淡紫或有瘀点瘀斑，脉涩。

【证候分析】气虚血瘀时，气虚常先发为因，推动无力而血行缓慢，血瘀多继发为果。此属本虚标实证。气虚不荣于面，则面色淡白无华、舌淡；气虚则机能减退，形体失养，故神疲乏力、气短懒言、食少纳呆、脉细无力；瘀阻血脉或血溢脉外，迁延不散，故面色晦暗舌紫或有瘀点瘀斑，或局部青紫、肿胀；瘀血内阻，经络不通，则局部刺痛不移而拒按、脉涩；气滞血瘀，脉道不通，筋脉肌肤失养，故肢体瘫痪、麻木；血瘀日久，结聚日深，则逐渐形成肿块而质硬。以神疲，乏力，气短，局部青紫肿硬、刺痛或瘫痪，舌淡紫或有瘀点瘀斑为辨证要点。

（三）气不摄血证

【临床表现】吐血、便血、尿血、齿衄、肌衄、崩漏等慢性出血，并见面白无华，神疲气短，头晕乏力，食少纳呆，腹胀便溏。舌淡嫩苔薄白，脉弱或芤。

【证候分析】气有统摄血液的功能，气虚则统摄无权，血不归经而溢于脉外，遂见多种慢性出血症状；出血同时元气耗伤，元气虚则生命机能衰减，则表现为神疲、气短、乏力；心脑失养，故头晕心悸；气虚血不上荣，络脉不充，则面白无华、舌淡嫩、脉弱；脾气虚而运化失司，则食少纳呆、腹胀便溏；失血日久量多，则可见芤脉。以慢性出血，与面白气短、神疲乏力、舌淡脉弱同见为辨证要点。

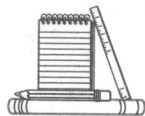

（四）气随血脱证

【临床表现】大量出血的同时，如吐血、鼻出血、咯血、便血、崩漏、产后大出血、创伤出血等，出现面色苍白，气少息微，大汗淋漓，四肢厥冷，神情淡漠或昏聩，二便失禁。舌淡而枯瘦，脉微欲绝或浮数无根。

【证候分析】血为气母，血以载气，因此，大出血的同时，气无所依，随血脱而耗，故见气随血脱之证。肺气衰竭，则气少息微；心气衰竭，则面色苍白、大汗淋漓、神情淡漠或昏聩、脉微欲绝；肾气衰竭，则二便失禁；阳气散越而虚极，则四肢厥冷、脉浮数无根。"有形之血不能速生，无形之气所当急固"，本证虽起于失血，但气脱证表明生命已至垂危关头，故诊断和治疗应以气脱证为先为急。临床以大出血的同时，出现气少息微、大汗淋漓、神情淡漠或昏聩等气脱征象为辨证要点。

（五）气滞血瘀证

【临床表现】身体局部胀痛、窜痛，继之出现刺痛、拒按而不移；或腹部肿块坚硬，局部青紫肿胀；或情志抑郁急躁易怒，健忘失眠，甚则狂乱；或面色晦暗，皮肤青筋暴露，肌肤甲错；或妇女乳胀、痛经、闭经、产后恶露不尽，血色紫暗夹块。舌紫暗或有瘀点瘀斑，脉弦涩或结代。

【证候分析】气行则血行，气滞则血瘀，故本证大多由气滞而致血瘀。胀痛、窜痛为气滞证的基本症状；肝气郁滞，则情志抑郁或急躁易怒、乳胀、舌暗脉弦。刺痛拒按而不移、肿块坚硬、局部青紫肿胀、舌紫暗或有瘀点瘀斑、脉涩或结代，俱属血瘀之征；瘀血扰乱心神，则健忘失眠，甚则狂乱；瘀血阻滞体表络脉，肌肤失荣，则皮肤青筋暴露、面色晦暗、肌肤甲错。妇女气郁血瘀，冲任经脉受阻，则乳胀，痛经，闭经，产后恶露不尽，血色紫暗夹块。由于气滞无形而易变，血瘀有形而难消，诊疗本证时常以血瘀证为重点。以局部胀满、刺痛、拒按、面色晦暗、舌紫或有瘀斑、脉弦涩，伴气滞见症为辨证要点。

（六）气虚津泄证

【临床表现】气短息微，声低懒言，神疲乏力，自汗不止，或尿频清长、遗尿或尿后余沥不尽，或咯吐大量清稀痰涎，大便溏薄或久泻，或妇女带下清稀量多，或涕泪清稀量多。舌淡苔薄白，脉缓弱。

【证候分析】津液的排泄物包括汗、尿、唾、涕、泪、白带、大便等，其排泄活动主要受脏气所控制。脏气虚弱则固摄津液的功能低下，以致排泄过多、过频而质地清稀。若肺卫气虚不固则自汗不止、鼻流清涕、咳吐大量稀痰；脾胃气虚，则呕吐清涎、便溏或久泻、带下清稀量多；肾气虚，则尿频清长、遗尿或尿后余沥不尽。而气短息弱、声低懒言、神疲乏力、舌淡苔薄白、脉缓弱，均属一般气虚的表现。以一般气虚症状加上汗、尿、涎、白带等任何一方面排泄过多而清稀为辨证要点。

（七）气随津脱证

【临床表现】在大汗不止、尿频清长、暴泻久泻或反复呕吐的同时，出现面色苍白，气息低微，神情淡漠或昏聩，四肢厥冷，全身软瘫。舌淡瘦而干，脉微欲绝或芤。以伴随津液外泄的同时出现了气脱证的主要表现。

【证候分析】津液能化气、载气。津液大量、急速的耗失，可引起气的暴脱而发生气脱证。长期大量地出汗、排尿、呕吐或泄泻等皆是津液急剧耗损的途径，而气息微弱：大汗淋漓、神情淡漠或昏聩、四肢厥冷、全身软瘫、脉微欲绝等皆是气脱证的表现。舌淡瘦而干、脉芤，为气津两伤之征。本证虽起于津液大泄，但气脱表明生命已至垂危关头，故诊断和治疗应以气脱

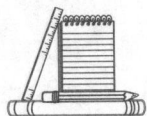

为先为急，此时津液外泄反而处于次要地位。临床以伴随津液外泄的同时出现了气脱证的主要表现，如气息微弱、神情淡漠和昏聩、脉微欲绝等为辨证要点。

（八）气滞津停证

【临床表现】气滞证多见胸胁苦满，喜太息，局部胀满、痞闷、胀痛；津停证具有痰证、饮证、水证、内湿证的临床表现。

【证候分析】气的推动和气化功能是津液运行输布和排泄的动力和前提，故气行则津行，气滞则津停，并转化为痰、饮、水、湿等内生病邪，进而分别形成痰证、饮证、水证及内湿证。本证以津停为主要矛盾，气滞则为次要矛盾。以津液内停证和气滞证并见，尤以头身困重或浮肿、咳喘痰多、呕恶纳呆、脘痞腹胀、小便不利、苔滑腻、脉弦滑为辨证要点。

（九）津血俱亏证

【临床表现】口唇、鼻腔、咽喉、皮肤干燥或燥裂，毛发干枯，口渴喜饮，小便短少，大便干结，面、唇、爪甲淡白无华，头晕眼花，心悸怔忡，心烦失眠，手足麻木，四肢拘急，形体消瘦。舌淡嫩而干瘦，脉细数无力。

【证候分析】津、血互化、互补，津亏可致血虚，血虚亦可致津亏，最终形成津血俱亏证。津液亏损，则肌肤、孔窍失于濡润，故口唇、鼻腔、咽喉、舌苔、皮肤干燥，甚至干裂，毛发干枯，形体消瘦；脏腑缺乏津液的润养，则口渴、尿少、便结。血液亏虚，脑、心失养而心神不安，则面唇淡白无华、头晕眼花、心悸怔忡、心烦失眠。肌肤、筋脉得不到足够津、血的濡养，则手足麻木、四肢拘急。舌淡瘦、脉细数无力，均为津血不足之征。若津亏导致血虚，以津亏证为主；若血虚导致津亏，则以血虚证为主。以孔窍干燥、尿少渴饮和面唇淡白、眩晕心悸、舌淡脉细为辨证要点。

（十）痰瘀互结证

【临床表现】局部肿块坚硬难消，或肢体麻木、偏瘫，或局部持续性胀痛、刺痛、闷痛，痛处拒按不移，或痴呆癫狂，或胸闷脘痞，喉中痰鸣，或关节肿大变形，面色晦暗无华。舌淡紫、紫暗或有瘀斑，苔厚腻，脉弦滑或沉涩。

【证候分析】痰为津聚的产物，瘀为血滞所为，二者俱属阴邪，痰、瘀二邪在体内相遇而胶结难解，故病情顽固，病势缠绵。痰瘀结于心脑，则心胸闷痛、绞痛，或头目胀痛、痴呆、癫狂、偏瘫；痰瘀结于肺，则胸闷、胸痛、咳喘、喉中痰鸣；痰瘀结于腹中，则腹部癥积坚硬难消，刺痛拒按；痰瘀结于经络、关节，则见瘿瘤，关节肿大变形，肢体麻木；而面色晦暗无华，舌淡紫、紫暗或有瘀斑，苔厚腻，脉弦滑或沉涩，俱属痰浊、瘀血内停之象。以起病缓慢、缠绵难愈、持续性疼痛而拒按不移、肿块坚硬难消、舌紫暗苔厚腻、脉弦滑为辨证要点。

复习思考题

1. 什么是八纲及八纲辨证？

2. 什么是里证？里证的形成原因有哪些？

3. 简述实证的病因、病机及突出表现。

4. 简述实火证的临床表现。

5. 心血虚证、心气虚证、心肾阳虚证之心悸的病机有何不同？

6. 肝脾不调证、肝气犯胃证、肝火犯肺证的临床表现有何不同？

7. 简述痰饮的分类。

8. 简述津液不足、水肿的临床表现及辨证要点。

9. 简述气虚与气滞类的证型、临床表现与辨证要点。

扫一扫，查阅
复习思考题答案

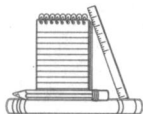

第十章　预防、治则、养生、康复

扫一扫，查阅
本章 PPT、视频
等数字资源

【学习目标】

1.掌握：预防（治未病）增强人体正气的原则；正治与反治、治标与治本、扶正祛邪、调整阴阳、调和脏腑、调理精气血津液、三因制宜等治则；养生的概念与基本原则；康复的概念、中医康复学的基本观点和基本原则。

2.熟悉：各种治则的应用原则，养生的意义。

3.了解：预防的基本方法，中医常用的康复方法。

中医学经过长期的发展，在整体观念和辨证论治的指导下，形成了系统而丰富的预防、治则、养生和康复理论及方法。虽然四者在研究对象、基本理论、具体方法、适用范围等方面不尽相同，但均是为了维护人体的身心健康，以提高人类生活质量和延年益寿为目标，是中医学理论体系的重要组成部分。

第一节　预　防

预防是指采取一定的措施，防止疾病的发生与发展。对未病者来说，可增强体质，预防疾病的发生；对已病者而言，可防止疾病的发展、传变及复发。所谓治未病，包括未病先防、既病防变和愈后防复三个方面。

一、未病先防

未病先防，即在未发生疾病之前，采取各种措施，做好预防工作，以防疾病的发生。正气不足是疾病发生的内在因素，而邪气则是发病的重要条件，因此，未病先防就必须重视邪正双方的盛衰变化，而调养正气、增强体质是提高机体抗病能力的关键。

（一）增强人体正气

人体正气的强弱与抗病能力密切相关。《素问·刺法论》说："正气存内，邪不可干。"正气充足，精气血阴阳旺盛，脏腑功能强健，则机体抗病力强；正气不足，气血阴阳匮乏，脏腑功能低下，则机体抗病力弱。所以调养正气是提高抗病能力的关键。《素问·上古天真论》言："上古之人，其知道者，法于阴阳，和于术数，食饮有节，起居有常，不妄作劳，故能形与神俱，而尽终其天年，度百岁乃去。"就是对养生基本原则的精辟论述。

1.顺应自然规律　《素问·四气调神大论》提出"春夏养阳，秋冬养阴，以从其根"，就是顺应四时阴阳消长规律进行养生，从而使人体生理活动与自然界变化的周期同步，保持机体内

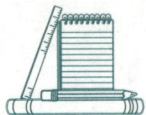

外环境的协调统一。

2.形神调养　人的精神情志活动与脏腑功能、气血运行等有着密切的关系。突然、强烈或持久的精神刺激，可导致脏腑气机紊乱，气血阴阳失调而发生疾病。因此，平时要重视精神调养。可以从以下三点来调养精神：一是要做到心情舒畅，精神愉快安定，少私心不贪欲，喜怒不妄发，修德养性，保持良好的心理状态。二是要尽量避免外界环境对人体的不良刺激，如营造优美的自然环境、和睦的人际关系、幸福的家庭氛围等。三是移情易性，通过排遣不良情绪使注意力转移到其他事物上，或改变其错误认识、不良生活习惯等，或使不良的情绪、情感适度宣泄，以恢复愉悦平和的心境。这样则人体的气机调畅，气血平和，正气充沛，抗邪有力，可预防疾病的发生。

3.护肾保精　肾中精气是人生命活动的原动力，全身阴阳之根本，过于消耗必致亏虚，往往导致性机能减退，全身虚弱，甚至早衰，故肾精不可不惜。

4.调摄饮食　孙思邈在《千金要方》中指出："食能排邪而安脏腑，悦神爽志以资气血。"食养，亦需遵循一定的原则：一是辨饮食之宜忌，提倡饮食定时定量，注意饮食卫生，克服饮食偏嗜等。二是平衡膳食，饮食的调配要尽可能全面、合理、互补。三是药膳保健，药膳兼有药、食二者之长，这是中医养生学颇具特色的一种方法。

基于以上基本原则，增强人体正气常采用药物调养、推拿、针灸等方法。补益扶正是药物养生的基本法则，调补肾脾是药物养生的中心环节。推拿针灸等是通过各种手法，作用于体表的特定部位，以调节机体的生理、病理状况，达到治疗效果和保健强身的一种方法。

（二）防止病邪侵害

1.避其邪气　邪气是导致疾病发生的重要条件，故未病先防除调养正气，提高抗病能力外，还要注意避免各种邪气的侵害。《素问·上古天真论》说："虚邪贼风，避之有时。"就是说要谨慎躲避外邪的侵害。其中包括顺应四时，防六淫之邪的侵害，如夏日防暑、秋天防燥、冬天防寒等；避疫毒，防疠气之染易；注意环境，防止外伤与虫兽伤；讲卫生，防止环境、水源和食物的污染等。

2.药物预防　事先服食某些药物，可提高机体的免疫功能，能有效地防止病邪的侵袭，从而起到预防疾病的作用。近年来，在中医学预防理论的指导下，用中草药预防疾病取得了良好的效果。如用板蓝根、大青叶预防流感、腮腺炎，用茵陈、贯众预防肝炎等，都是用之有效、简便易行的方法。

二、既病防变

既病防变是指在疾病的初始阶段，应该力求做到早期诊断、早期治疗，以防疾病的发展和传变。

1.早期诊治　疾病的发展和演变有一个过程，多是由表入里，由浅入深，逐步加重，因此，应早期诊治，尽早控制病情。倘若未及时诊断治疗，病邪就可能步步深入，继续耗损正气，使病情由轻而重，治疗就愈加困难。因此，既病之后，一定要根据疾病发展变化的规律，争取时间及早诊断治疗，以顾护正气，缩短病程。在疾病发生的初期阶段，把疾病消灭于萌芽状态，防止其深入传变或危变。

2.防止传变　一是阻截病传途径，任何疾病的发展都有一定的传变规律和途径。如伤寒病的六经传变，病初多在肌表的太阳经，病变发展则易往他经传变，因此，太阳病阶段就是伤寒病早期诊治的关键，在此阶段的正确有效的治疗，是防止伤寒病病势发展的最好措施。据此可

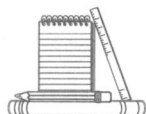

知，邪气侵犯人体后，根据其传变规律，早期诊治，阻截其病传途径，可以防止疾病的深化与恶化。二是先安未受邪之地，疾病常在五脏之间、脏腑之间和经络之间传变，只要掌握了疾病的传变规律，实施预见性治疗，就可控制其传变。《金匮要略·脏腑经络先后病脉证第一》中说："见肝之病，知肝传脾，当先实脾。"这里"实脾"，是指在治疗肝病的基础上佐以补脾、健脾。临床上遵此法治疗肝病，确可使脾气旺盛而不致受邪。

三、愈后防复

愈后防复，是指在疾病基本康复，或疾病尚未发作的稳定期或间歇期，为防止余邪复作，或劳累、饮食不当等因素而导致疾病复发，采取各种方法扶助正气、强身健体，以促进康复的防治原则。疾病初愈或处于稳定期、间歇期，此时患者气血尚不充盛，阴阳处于脆弱的平衡状态，极易因各种诱因而导致疾病复发、加重、缠绵难愈，故要注重愈后调护以防疾病复发。

愈后防复应当遵循顺应自然、养护正气、避免邪气、因病制宜、综合施用的原则，主要方法包括调摄精神、调节饮食、起居有常、寒温适度、劳逸有节、用药得当、合理监护等，使正气避离邪气，以防食复、劳复、药复、重感致复、自复等情况发生。针对不同的疾病，既要综合地运用各种防复方法，也要有一定的侧重。如对癫狂痫、郁证等精神类疾病的防复，精神调护、加强监护尤为重要；对呕吐、胃痛、泄泻、痢疾等脾胃疾病的防复，饮食有节、起居有常则更为重要。

第二节 治 则

治则，也称治疗原则，是治疗疾病时必须遵循的法则，是在中医学基本理论指导下，对临床治疗立法、处方、用药具有普遍指导意义的治疗学理论。

治疗原则与治疗方法同属于中医学的治疗思想，但两者之间既有联系，又有区别。治则是从整体上把握治疗疾病的规律，以四诊收集的客观资料为依据，对疾病进行全面的分析、比较与判断，从而针对不同病情制订对应的原则。例如虚证用补法扶正、实证用泻法祛邪，扶正和祛邪即属于治疗疾病的原则。治法则是医生对疾病进行辨证之后，根据辨证结果，在治则的指导下，针对具体病证拟定的直接且有针对性的治疗方法，是对治则的具体体现和实施。如在扶正治则之下，有益气、补血、滋阴、温阳等不同治法；在祛邪治则之下，又有发汗、泻下、清热、祛痰等不同治法。

中医学理论体系中最高层次的治疗原则是"治病求本"。治病求本，是指治疗疾病时必须寻求病证的本质，然后针对其本质进行治疗。这是中医学治疗疾病的根本原则，反映了具有最普遍指导意义的治疗规律，是贯穿整个治疗过程的基本方针，是任何疾病实施治疗时都必须首先遵循的原则。在此原则指导下，治则的基本内容包括以下几个方面。

知识链接

一种中医治法：釜底抽薪

扬汤止沸不如釜底抽薪。釜底抽薪的本义，指把锅底的柴火抽掉，使其无法加热，比喻从根本上解决问题。

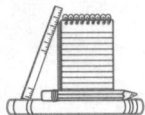

中医治法釜底抽薪，指用通泄患者腹中宿便之法，使内蕴之实火泻去，主治里热盛之实证。此治疗方法符合"治病求本"的观念，可起到通腑泻火、荡涤阳明、逐瘀通络、醒脑开窍的作用，如运用得当，在治疗高热便秘、喉痛便结、风火牙痛、火盛癫狂、肠火昏迷等实热证时可奏奇效。

一、正治与反治

正治与反治，是在"治病求本"根本原则指导下，针对病证有无假象而制订的两种治疗原则，是指所用治法的性质与病证现象之间表现出逆从关系的两种治则，《素问·至真要大论》说："逆者正治，从者反治。"

（一）正治

正治是指逆疾病的证候性质而治的一种最常用的治疗原则。采用与疾病证候性质相反的方药进行治疗，如寒者热之，故又称为"逆治"。适用于疾病的征象与其本质相一致的疾病。常用的正治法主要有以下四种。

1. 寒者热之 寒性病证出现寒象，用温热性质的方药进行治疗，称为"寒者热之"，如表寒证用辛温解表法、里寒证用辛热散寒法等。

2. 热者寒之 热性病证出现热象，用寒凉性质的方药进行治疗，称为"热者寒之"，如表热证用辛凉解表法、里热证用苦寒清热法等。

3. 虚则补之 虚性病证出现虚象，用补益扶正的方药进行治疗，如阳气虚弱证用温阳益气法、阴血不足证用滋阴养血法等。

4. 实则泻之 实性病证出现实象，用攻逐祛邪的方药进行治疗，如痰热壅滞证用清热化痰法、瘀血内阻证用活血化瘀法等。

（二）反治

反治是指顺从疾病外在表现的假象而治的一种治疗法则。其所采用的方药性质与疾病证候中假象的性质相同，故又称为"从治"。常用的反治法有以下几种。

1. 寒因寒用 系指用寒凉性质的药物来治疗具有假寒征象的病证，又称为"以寒治寒"。适用于阳盛格阴的真热假寒证。

2. 热因热用 系指用温热性质的药物治疗具有假热征象的病证，又简称为"以热治热"。适用于阴盛格阳的真寒假热证。

3. 塞因塞用 系指使用补益的药物治疗具有闭塞不通症状的虚证，又称为"以补开塞"。适用于因体质虚弱，脏腑精气功能减退而出现闭塞症状的真虚假实证。

4. 通因通用 系指使用具有通利作用的药物治疗具有通泻症状的实证，又称为"以通治通"。适用于因实邪内阻而出现通泄症状的真实假虚证。

二、治标与治本

标和本是一个相对的概念，就其在治则中的运用划分：以邪正关系言，则正气为本，邪气为标；就病因与症状言，则病因为本，症状为标；以先后病言，则先病为本，后病为标；原发病为本，继发病为标；就表里病位言，则脏腑病为本，肌表经络病为标。

从治病言，总以治本为要务。但是根据疾病过程中的不同阶段、病证先后、矛盾主次和病情有缓急等又有灵活变动。

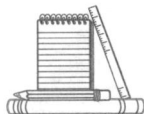

（一）急则治标

急则治标是指在标证比较急重，可能危及生命或影响本病治疗时，先治其标。如对于大出血病证，不论什么原因引起的，皆应紧急止血以治标，待血止、病情稳定后，再审其病因而治其本。

（二）缓则治本

缓则治本是指在标证并不急重时，治标当求其本。如慢性病和急性病恢复期的治疗。

（三）标本兼治

当标本并重或标本均不太急时，当标本兼治。如素体气虚，反复外感，标本俱急，治当标本兼顾，治宜益气解表。

三、扶正祛邪

疾病的过程，从邪正关系来说，是正邪斗争的过程。正邪斗争的消长盛衰决定着疾病的发生、发展变化及其转归。因而，治疗疾病的一个基本原则，就是扶助正气，祛除邪气。扶正、祛邪，两者相辅相成，相互为用，应用时可有以下几种情况。

（一）单独使用

扶正，适用于纯虚证、真虚假实证，以及正虚邪不盛等，以正虚为矛盾主要方面的病证。祛邪，适用于纯实证、真实假虚证，以及邪盛正不虚等，以邪盛为矛盾主要方面的病证。

（二）合并使用

扶正与祛邪的合并使用，体现为攻补兼施，适用于虚实夹杂的病证。据虚实主次之别，又有扶正兼祛邪、祛邪兼扶正两种情况。

（三）先后使用

先祛邪后扶正，适用邪盛为主，若扶正则助邪，及正虚不甚、邪势方张，正气尚能耐攻者。先扶正后祛邪，适用于正虚为主，机体不能耐受攻伐者。

四、调整阴阳

调整阴阳，系指纠正疾病过程中机体阴阳的偏盛偏衰，损其有余而补其不足，恢复人体阴阳相对平衡的一种治疗原则。主要包括损其有余、补其不足和损益兼用三个方面。

（一）损其有余

损其有余，又称损其偏盛，即"实则泻之"，适用于人体阴阳中任何一方偏盛有余的实证。

1. 泻其阳盛 对于"阳盛则热"的实热证，运用"热者寒之"的方法，采用寒凉药物以泻其偏盛之阳热。

2. 损其阴盛 对于"阴盛则寒"的实寒证，运用"寒者热之"的方法，采用温热药物以消解其偏盛之阴寒。

（二）补其不足

补其不足，又称补其偏衰，即"虚则补之"，适用于人体阴阳中任何一方虚衰不足的病证。调补阴阳有以下几个方面的内容。

1. 阴阳互制之调补阴阳 一是滋阴以制阳，对阴虚阳亢的虚热证，采用滋阴的方法以制约阳亢，又称为"阳病治阴""壮水之主，以制阳光"。二是扶阳以制阴，对阳虚阴盛的虚寒证，采用扶阳的方法以消退阴盛，又称为"阴病治阳""益火之源，以消阴翳"。

2. 阴阳互济之调补阴阳 一是根据阴阳互根的原理，治疗阳气偏衰的虚寒证时，在扶阳剂

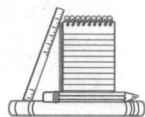

中适当佐用滋阴药，使"阳得阴助而生化无穷"，称为"阴中求阳"。二是根据阴阳互根的原理，治疗阴气偏衰的虚热证时，在滋阴剂中适当佐用扶阳药，使"阴得阳升而泉源不竭"，称为"阳中求阴"。

3. 阴阳并补　对于阴阳互损所表现的阴阳两虚证，须分清主次而阴阳双补。一是阳损及阴者，应在充分补阳的基础上辅以滋阴之剂；二是阴损及阳者，应在充分滋阴的基础上辅以补阳之品。

4. 回阳救阴　适用于阴阳亡失证。亡阳证，重在益气回阳固脱；亡阴者，又当以益气救阴固脱。

五、调和脏腑

顺应脏腑生理特性、调理脏腑阴阳气血、调理脏腑相互关系，这是调和脏腑的基本原则。脏腑的阴阳五行属性、气机升降出入规律、四时通应以及喜恶在志等有所不同，故调和脏腑须顺应脏腑之特性而治。如肺为娇脏，不耐寒热，故肺病用药宜温润和平，不寒不热，钱乙所创的"泻白散"、程钟龄所制的"止嗽散"即典型地体现了肺脏的生理特点。脏腑病变必关乎气血阴阳的失调，而不同脏腑的气血阴阳失调状况是有差异的，如心常发生心气虚、心血虚、心血瘀阻、心阴虚、心阳虚的病证，肺多发生肺气虚、肺阴虚的病证，脾多发生脾气虚、脾不统血、脾阳虚的病证，肝多发生肝气郁结、肝血虚、肝阴不足、肝阳上亢的病证，肾多发生肾气不固、肾阴虚、肾阳虚的病证。脏病多虚证，腑病多实证，应根据病机变化，合理地选择或补或泻，或调气或调血，或补阴或补阳，或疏肝或平肝等治法。脏腑在生理上密切联系，病理上相互影响。因此，治疗脏腑疾病往往既直接治疗发病之脏之腑，又调理相关脏腑。运用五行相生规律来治疗疾病，"虚则补其母，实则泻其子"，如滋水涵木、益火补土、培土生金、金水相生、益木生火等治法；运用五行相克规律来治疗疾病，包括抑强和扶弱，如抑木扶土、泻火润金、培土制水、佐金平木、泻南补北等治法。根据脏腑相合关系调理，或脏病治腑，或腑病治脏，或脏腑同治。

知识链接

钱乙创制五脏补泻方剂

"实则泻之，虚则补之"是治疗脏腑虚实病证的基本法则。在具体治法上，《素问·脏气法时论》从如何运用五味对五脏进行补泻的角度论述了五脏虚实病证的治疗原则，但并未给出具体的治疗方剂。"儿科之圣"宋代钱乙根据五脏虚实的特点，创立了一整套行之有效的补泻方剂，记载于其代表作《小儿药证直诀》，如心热用导赤散，肝热用泻青丸，脾热用泻黄散，肺热用泻白散，脾虚用益黄散，肾虚用地黄丸。这些方剂在配伍上十分精妙，药少力专，多用丸散剂，方便小儿服用和脾胃吸收。

六、调理精气血津液

精气血津液是人体生理活动的物质基础，虽然生理功能有异，但彼此间相互为用。因此，病理上会出现各自的功能失调及互用关系失调，而调理精气血津液就是针对失调所制订的治疗原则。

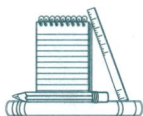

（一）调精

1. 填精　填精补髓主要适用于肾精亏虚证。精为病多以亏虚为主，其主要表现为生殖机能低下或不孕不育，生长发育迟缓及气血神的生化不足等。

2. 固精　适用于失精，见滑精、遗精、早泄及精泄不止的精脱证。

3. 疏利精气　适用于精瘀证。常见于生殖器脉络阻塞，导致败精、浊精郁结滞留；或肝失疏泄，气机郁滞以致男子不排精之证。

（二）调气

1. 补气　适用于较单纯的气虚证。补气多为补益脾、肺、肾。

2. 调理气机　一是顺应脏腑气机的升降规律，如脾气主升，肝气主疏泄升发，肺胃之气主降。二是调理气机紊乱的病理状态，气滞者宜行气，气逆者宜降气，气陷者宜补气升气，气闭者宜顺气开窍通闭，气脱者宜益气固脱。

（三）理血

1. 补血　适用于单纯的血虚证。补血以调理脾胃、心、肝、肾等脏腑的功能为主。

2. 调理血运　血瘀者宜活血化瘀；血寒者宜温经散寒行血；血热者宜清热凉血；出血者宜止血，且需根据不同病机而施以清热、补气、活血等法。

（四）调津液

1. 滋养津液　适用于津液不足证。

2. 祛除水湿痰饮　适用于水湿痰饮证。

（五）调理精气血津液关系

1. 调理气与血关系　气血之间有着互根互用的关系，气血失调常有气病及血或血病及气的病理变化，导致气血同病。故治疗上需调理两者的关系。

2. 调理气与津液关系　气与津液生理上互用，病理上也常有气虚及津和津伤及气的相互影响，故治疗上需调理两者失常的关系。

3. 调理气与精关系　生理上气能疏利精行，精与气又能互相化生。病理上气滞导致精阻而排出困难，治宜疏利精气；若精亏不化气可致气虚，气虚不化精又可致精亏，治宜补气填精并用。

4. 调理精血津液的关系　因"精血同源"，故精亏者在填精补髓的同时，可补血；而血虚者在补血的同时，也可填精补髓。"津血同源"，因而临床常有津血同病而见津血亏少或津枯血燥，治当补血养津或养血润燥。

七、三因制宜

三因制宜，包括因时制宜、因地制宜和因人制宜。

（一）因时制宜

根据不同季节的天时气候特点，来制订适宜的治疗原则，称为"因时制宜"。因时之"时"的含义：一是指自然界的时令气候特点；二是指年、月、日的时间变化规律。如夏季外感病少用辛热发散之品；寒冬外感慎用寒凉之品。

（二）因地制宜

根据不同的地域环境特点，来制订适宜的治疗原则，称为"因地制宜"。我国西北地区气候寒燥，人体腠理闭塞，常多用麻黄、桂枝等辛温发汗力强的解表药，且药量较重；而东南地区，气候温暖，人体腠理疏松，故多用荆芥、防风之类微温发汗解表药，且药量也较轻。

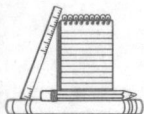

（三）因人制宜

根据患者的年龄、性别、体质等不同特点，制订适宜的治疗原则，称为"因人制宜"。如老年人多虚，治宜补法，若实邪需攻，应兼顾扶正，中病即止；小儿脏腑娇嫩，气血未充，但生机旺盛，患病易虚易实，易寒易热，病情变化快，治疗慎补益、忌峻攻，药量宜轻。男子以肾为先天，治宜在护肾基础上结合具体病机而用药；女子以肝为先天，以血为本，故必须注意经、带、产、胎等不同生理阶段的特点，掌握用药的宜忌。体质弱者，患病多虚或虚实夹杂，治宜补法，忌攻伐，祛邪药量宜轻；体质壮实者，患病多实，攻伐药量可稍重。

第三节　养　生

养生，又称道生、摄生、保生等。"养"有保养、调养、养护、补养之意；"生"有生命、生长、生机、生存之意。养生即保养生命，是依据生命发展规律采取各种方法保养身体，增强体质，预防疾病，增进健康，提高生活质量。中医养生学是以中医理论为指导，研究人类生命的发展规律，探索衰老的机制，寻找增强生命活力及防病益寿方法的系统理论。

一、养生的基本原则

中医养生的实践基础丰富，具体方法灵活多样，其原则可归纳为顺应自然、形神兼养、动静结合、调养脾肾。

（一）顺应自然

人与自然界息息相通，大自然是人类生命的源泉，而自然界的各种变化，都会直接或间接地影响人体。因此，人类应顺应自然界的运动变化来护养调摄身体，与天地阴阳保持协调平衡，使人体内外环境处于和谐的状态。根据自然气候规律，中医养生学提出了"春夏养阳，秋冬养阴"的理论，主张：在万物蓬勃生长的春夏季节，要顺应阳气升发的趋势，夜卧早起，多进行户外活动，漫步于空气清新之处，舒展形体，使阳气更加充盛；秋冬季节，气候转凉至寒，风气劲疾，阴气收敛，必须注意防寒保暖，适当调整作息时间，早卧晚起，以避肃杀寒凉之气，使阴精潜藏于内，阳气不致妄泄。

（二）形神共养

形，指人体的脏腑身形；神，主要指人的精神活动。形乃神之宅，神乃形之主。无神则形无以主，无形则神无以附。形神合一，共同构成了人的生命活动，所以中医养生学提倡形神共养、守神全形。养形，主要是指摄养人体的脏腑、肢体、五官九窍及精气血津液等。大凡调饮食、节劳逸、慎起居、避寒暑、勤锻炼等养生的方法，多属养形的重要内容。其中运动是养形的主要方式，"生命在于运动""养身莫善于动"，但须注意从实际出发，避免过度疲劳，做到"形劳而不倦"。调神，主要指调摄人的精神、意识、思维活动等。由于心为五脏六腑之大主，精神之所舍，故调神又必须以养心为首务。调神主要要求人们在思想上保持安定清静的状态，也可通过练气功而意守入静，以神御气，或以娱乐活动来陶冶情操，修性怡神。

（三）动静结合

动与静，是自然界物质运动的两种形式，动中包含着静，静中蕴伏着动。如形属阴主静，是人体的物质基础，营养的来源；气属阳主动，是人体的生理功能，动力的源泉。又如五脏藏

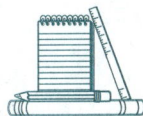

而不泻，主静；六腑泻而不藏，主动。只有动静结合，刚柔相济，才能保持人体阴阳、气血、脏腑等生理活动的协调平衡，人体才能充满旺盛的生命力。因此，养生既提倡"养身莫善于动"，又强调"养静为摄生之首务"的原则。动，包括劳动和运动。"生命在于运动"，"流水不腐，户枢不蠹"。静，主要指保持精神上的清静，还包括形体活动的相对安静状态。心神为一身之统领，任诸物而理万机，具有易动难静的特点，故清静养神十分重要。

太极拳、八段锦、五禽戏、易筋经等传统保健术，体现的正是形神兼养、动静相揉的养生方式。只有动静结合，形神共养，方能形与神俱，尽享天年。

（四）调养脾肾

中医学认为，肾中精气阴阳的盛衰，与人的生长发育及衰老过程有着直接关系。肾气充足则精神健旺，身体健康，寿命延长；肾气衰少，则精神疲惫，体弱多病，寿命短夭。正如明代虞抟《医学正传·医学或问》所说："肾元盛则寿延，肾元衰则寿夭。"脾主运化，为后天之本、气血生化之源，饮食中的精微物质必须依靠脾的吸收和转输，才能化生为气血，营养于周身，维持各脏腑经络形体官窍的功能活动。人体生命活动的根基是肾，生命活动的重要保障是脾。养生保健，调摄脏腑，应以脾肾为先。调理肾元，在于培补精气，协和阴阳；顾护脾胃，在于促进运化，增益气血。

二、养生的重要意义

中医养生学是从天人相应的整体观出发，以正气为本，持之以恒地运用正确而科学的养生知识和方法调摄机体，提高身体素质，增强防病抗衰的能力，达到延年益寿的目的。

（一）增强体质

体质的形成关系到先天和后天两个方面。先天因素取决于父母，父母的体质对后代的体质状况产生直接影响，是体质形成的第一要素，并在人的一生中明显或潜在地发挥作用。父母平时注意养生调摄，肾中精气阴阳比较充盛，且母亲怀胎期间，又能重视饮食、起居、心理、劳逸等方面的调养，则子女就能获得较强的生命力，体质也较强壮。后天因素主要指人出生后饮食营养、生活起居、劳动锻炼等对体质的稳定、巩固或转变所产生的影响。先天禀赋薄弱之人，若后天摄养得当及加强身体锻炼，可促使体质由弱变强，弥补先天之不足而获得长寿。

（二）预防疾病

疾病的发生是因人体正气相对不足，邪气乘虚而入，破坏了体内的相对平衡状态。故在未发病之前，应当保养正气，做到精神愉快、饮食合理、起居有常、劳逸适度等，使正气日渐强盛，提高机体抵御病邪的能力；同时要防止邪气侵袭，如"动作以避寒，阴居以避暑"（《素问·移精变气论》），切忌暴怒、大惊、忧愁过度，饮食有节且洁，防范各种外伤等。只要慎于摄生，扶正避邪，就能够最大限度地防止疾病的发生。

（三）延缓衰老

衰老是生命活动不可抗拒的自然规律，但衰老之迟早、寿命之长短，人各有异，究其原因，多与养生有关。衰老与人的寿命有着密切的关系。早衰可能使寿命缩短，迟衰就有长寿的机会。早在《黄帝内经》中就提出，人的寿命期限即"天年"可达百年以上。但现实生活中，人们的寿命与自然寿限相差较远，甚至有的人英年早逝。早衰现象的发生，除因为先天禀赋有差异外，尚有社会因素、自然环境、精神刺激、饮食劳逸等对人体的不良影响。因此，只要在日常生活中能够持之以恒地注重自我养生保健，就可延缓衰老，保持健康，尽享天年。

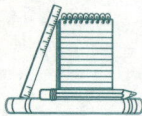

第四节　康　复

康复，即恢复健康之意，是指通过综合、协调地应用各种措施，消除或减轻病、伤、残者的身心及社会功能障碍，使之达到或保持最佳功能水平，增强自理能力，进而重返社会，提高生存质量的理论及方法。中医康复有着悠久的历史，形成了丰富多样、行之有效的康复方法，对于帮助伤残者消除或减轻功能缺陷，帮助慢性病、老年病等患者祛除病魔，恢复身心健康，重返社会，均有极其重要的作用。

一、中医康复学的基本观点

中医学"天人相应"的整体观念和辨证论治的学术思想对临床康复对象的选择、康复适应证的辨证、康复医疗原则的确定及康复方法的运用均有很大的指导作用，从而决定了中医康复学的目标是使患者在形体、精神、职业等方面实现全面康复，决定了中医康复学具有"整体康复""辨证康复""功能康复"的基本观。

（一）整体康复观

整体康复观是通过顺应自然、适应社会、整体调治，达到人体形神统一、整体康复的一种思想，是中医整体观念在中医康复学中的具体体现。

（二）辨证康复观

辨证论治是中医学的精髓。根据临床辨证结果，确定相应的康复医疗原则，并选择适当的康复方法促使患者康复的思想，称为辨证康复观。

（三）功能康复观

功能康复观是指注重功能训练，运动形体，促使精气流通，不仅使患者具体的脏腑组织恢复生理功能，更重视促使患者恢复日常生活、社会生活和职业工作能力的思想。"形神合一"是中医功能康复的基本原则，功能康复即是训练"神"对"形"的支配作用。

二、中医康复学的基本原则

康复的目的是促进和恢复病伤残者的身心健康。其基本原则包括形神结合、内外结合、药食结合、自然康复与治疗康复结合等。

（一）形神结合

中医认为人体一切疾病的发生和发展变化，都是形神失调的结果。因此，中医康复医疗主张从形和神两个方面进行调理。养形，一是重在补益精血，所谓"欲治形者，必以精血为先"（《景岳全书》）；二是注意适当运动，以促进周身气血运行，增强抗御病邪的能力。调神主要是通过语言疏导、以情制情、娱乐等方法，使患者摒除一切有害的情绪。这样以形体健康减轻精神负担，以精神和谐促进形体恢复，使形体安康、精神健旺，两者相互协调，便能达到形与神俱、身心整体康复的目的。

（二）内外结合

内外结合，指内治法与外治法相结合。内治法，主要指药物、饮食等内服的方法；外治法，则包括针灸、推拿、气功、体育锻炼、药物外用等多种方法。内治法可调整脏腑阴阳气血，恢

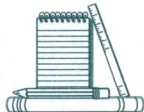

复和改善脏腑组织的功能活动；外治法能通过经络的调节作用，疏通体内阴阳气血的运行。故内外结合并用，综合调治，能促进患者的整体康复。

（三）药食结合

药食结合，指药物治疗与饮食调养相结合。由于药物治疗具有康复作用强、见效快的特点，是康复医疗的主要措施。以辨证论治为基础，有选择地服用某些食物，做到药食结合，不仅能增强疗效，相辅相成，发挥协同作用，也可减少药量，预防药物的副作用，缩短康复所需的时间。

（四）自然康复与治疗康复结合

自然康复是借助自然因素对人体的影响，来促进人体身心健康的逐步恢复。大自然中存在着许多有利于机体康复的因素，包括自然之物与自然环境，如日光、空气、泉水等。在运用药物、针灸、气功等康复方法的同时，可以有选择性和针对性地结合自然康复法，利用这些自然因素对人体不同的作用，以提高康复的效果。

三、常用的康复方法

中医康复方法充分体现了中医康复学的基本观点与基本原则，主要包括饮食、药物、针灸推拿、气功、怡情、娱乐、运动、自然等方法。

（一）饮食康复法

饮食康复法，是指有针对性地选择适宜的饮食品种，或药食相配，以调节饮食的质量，促使人体康复的方法，也称食疗。运用饮食康复法，一要注意辨证进食。根据患者的体质、平日饮食的喜恶及病情证候的变化，利用食物的不同属性来调节人体内部的阴阳气血。二要重视饮食禁忌。如热体热病需忌辛辣煎炸，疮疡肿毒忌羊肉、蟹、虾及辛辣刺激性食物等。

（二）药物康复法

药物康复法，是指运用药物进行调理，以减轻或消除患者功能障碍的方法。由于康复患者大多属虚证或虚中夹实证，故以扶正为主，兼顾祛邪，是药物康复法的基本原则。药物康复，不仅可用内服法，也可按病情需要采取外治法。如对于风湿痹痛、筋肉劳损等，可用熏蒸法；对于慢性咳喘、失眠等，可用敷贴法等。

（三）针灸推拿康复法

针灸推拿康复法，是指运用针刺、艾灸、推拿等来恢复人体功能的方法。就针、灸两法比较而言，灸法偏重于补虚，针法偏重于泻实。推拿多用于伤残、病残等损伤性疾患，尤宜于陈旧性损伤。

（四）气功康复法

气功康复法，是指用意识不断地调整呼吸和姿势，以意引气，循经运行，从而增强体质，调整脏腑功能，使体内气血阴阳复归平衡的方法。气功是着眼于"精、气、神"进行锻炼的一种健身术，包括动功和静功。静功运动量较小，多适宜于阴虚者；动功运动量较大，多适宜于阳虚者。

（五）怡情康复法

怡情康复法，主要是指医生以某种言行，影响患者的感受、认识、情绪和行为等，以改善和消除患者的不良情志反应，促使其身心康复的方法。人的情志变化与疾病的发生和发展有着密切的关系。因此，医生要洞察人情，善于巧妙地运用语言工具，通过耐心细致的说理开导，化解患者思想上的疑虑，减轻或消除其异常的情志反应。

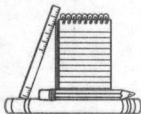

（六）娱乐康复法

娱乐康复法是指通过娱乐活动，调节患者精神，锻炼患者形体，达到身心康复的一类方法。常用的娱乐康复活动包括音乐、歌咏、舞蹈、琴棋、书画等。可根据疾病的需要以及患者的年龄、生活习惯、个人喜好等进行有目的的选择。如中风后遗症、痿证、痹证等手指屈伸不利的病变，可配合弹琴疗法。

（七）运动康复法

运动康复法是指患者通过各种运动锻炼，调养身心，祛除疾病，促使其身心日渐康复的方法。具体包括传统运动康复法和体育运动康复法。常用的运动康复法与中医养生学中所强调的运动方式大致相同，如八段锦、易筋经、五禽戏、六字诀、太极拳等。

（八）自然康复法

自然康复法亦称环境康复法，是指充分利用自然环境所提供的各种有利因素，以促进疾病痊愈和身心康复的一类方法。常见的自然康复法有泉水疗法、日光疗法、森林疗法、热砂疗法、泥土疗法等。

复习思考题

1. 何谓逆治？具体内容有哪些？
2. 何谓从治？具体内容有哪些？
3. 治则与治法有何不同？中医学常见的治疗原则有哪些？
4. 中医治则之调整阴阳、调理精气血津液的内涵有哪些？
5. 试述中医养生与中医康复的基本原则。

扫一扫，查阅
复习思考题答案

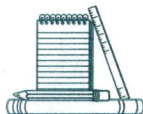

主要参考书目

[1] 陈晶，程海波 . 中医学基础［M］. 5 版 . 北京：中国中医药出版社，2021.

[2] 郑洪新，杨柱 . 中医基础理论［M］. 5 版 . 北京：中国中医药出版社，2021.

[3] 何建成，张忠德 . 中医学基础［M］. 3 版 . 北京：人民卫生出版社，2021.

[4] 朱文锋，袁肇凯 . 中医诊断学［M］. 2 版 . 北京：人民卫生出版社，2011.

[5] 李灿东，方朝义 . 中医诊断学［M］. 5 版 . 北京：中国中医药出版社，2021.

[6] 李德新，刘燕池 . 中医基础理论［M］. 2 版 . 北京：人民卫生出版社，2011.

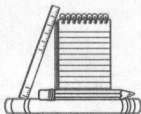

全国中医药行业职业教育"十四五"规划教材

教材目录

注：凡标☆者为"十四五"职业教育国家规划教材。

序号	书名	主编		主编所在单位	
1	医古文	刘庆林	江 琼	湖南中医药高等专科学校	江西中医药高等专科学校
2	中医药历史文化基础	金 虹		四川中医药高等专科学校	
3	医学心理学	范国正		娄底职业技术学院	
4	中医适宜技术	肖跃红		南阳医学高等专科学校	
5	中医基础理论	陈建章	王敏勇	江西中医药高等专科学校	邢台医学院
6	中医诊断学	王农银	徐宜兵	遵义医药高等专科学校	江西中医药高等专科学校
7	中药学	李春巧	林海燕	山东中医药高等专科学校	滨州医学院
8	方剂学	姬水英	张 尹	渭南职业技术学院	保山中医药高等专科学校
9	中医经典选读	许 海	姜 侠	毕节医学高等专科学校	滨州医学院
10	卫生法规	张琳琳	吕 慕	山东中医药高等专科学校	山东医学高等专科学校
11	人体解剖学	杨 岚	赵 永	成都中医药大学	毕节医学高等专科学校
12	生理学	李开明	李新爱	保山中医药高等专科学校	济南护理职业学院
13	病理学	鲜于丽	李小山	湖北中医药高等专科学校	重庆三峡医药高等专科学校
14	药理学	李全斌	卫 昊	湖北中医药高等专科学校	陕西中医药大学
15	诊断学基础	杨 峥	姜旭光	保山中医药高等专科学校	山东中医药高等专科学校
16	中医内科学	王 飞	刘 菁	成都中医药大学	山东中医药高等专科学校
17	西医内科学	张新鹃	施德泉	山东中医药高等专科学校	江西中医药高等专科学校
18	中医外科学☆	谭 工	徐迎涛	重庆三峡医药高等专科学校	山东中医药高等专科学校
19	中医妇科学	周惠芳		南京中医药大学	
20	中医儿科学	孟陆亮	李 昌	渭南职业技术学院	南阳医学高等专科学校
21	西医外科学	王龙梅	熊 炜	山东中医药高等专科学校	湖南中医药高等专科学校
22	针灸学☆	甄德江	张海峡	邢台医学院	渭南职业技术学院
23	推拿学☆	涂国卿	张建忠	江西中医药高等专科学校	重庆三峡医药高等专科学校
24	预防医学☆	杨柳清	唐亚丽	重庆三峡医药高等专科学校	广东江门中医药职业学院
25	经络与腧穴	苏绪林		重庆三峡医药高等专科学校	
26	刺法与灸法	王允娜	景 政	甘肃卫生职业学院	山东中医药高等专科学校
27	针灸治疗☆	王德敬	胡 蓉	山东中医药高等专科学校	湖南中医药高等专科学校
28	推拿手法	张光宇	吴 涛	重庆三峡医药高等专科学校	河南推拿职业学院
29	推拿治疗	唐宏亮	汤群珍	广西中医药大学	江西中医药高等专科学校

序号	书 名	主 编		主编所在单位	
30	小儿推拿	吕美珍	张晓哲	山东中医药高等专科学校	邢台医学院
31	中医学基础	李勇华	杨 频	重庆三峡医药高等专科学校	甘肃卫生职业学院
32	方剂与中成药☆	王晓戎	张 彪	安徽中医药高等专科学校	遵义医药高等专科学校
33	无机化学	叶国华		山东中医药高等专科学校	
34	中药化学技术	方应权	赵 斌	重庆三峡医药高等专科学校	广东江门中医药职业学院
35	药用植物学☆	汪荣斌		安徽中医药高等专科学校	
36	中药炮制技术☆	张昌文	丁海军	湖北中医药高等专科学校	甘肃卫生职业学院
37	中药鉴定技术☆	沈 力	李 明	重庆三峡医药高等专科学校	济南护理职业学院
38	中药制剂技术	吴 杰	刘玉玲	南阳医学高等专科学校	娄底职业技术学院
39	中药调剂技术	赵宝林	杨守娟	安徽中医药高等专科学校	山东中医药高等专科学校
40	药事管理与法规	查道成	黄 娇	南阳医学高等专科学校	重庆三峡医药高等专科学校
41	临床医学概要	谭 芳	向 军	娄底职业技术学院	毕节医学高等专科学校
42	康复治疗基础	王 磊		南京中医药大学	
43	康复评定技术	林成杰	岳 亮	山东中医药高等专科学校	娄底职业技术学院
44	康复心理	彭咏梅		湖南中医药高等专科学校	
45	社区康复	陈丽娟		黑龙江中医药大学佳木斯学院	
46	中医养生康复技术	廖海清	艾 瑛	成都中医药大学附属医院针灸学校	江西中医药高等专科学校
47	药物应用护理	马瑜红		南阳医学高等专科学校	
48	中医护理	米健国		广东江门中医药职业学院	
49	康复护理	李为华	王 建	重庆三峡医药高等专科学校	山东中医药高等专科学校
50	传染病护理☆	汪芝碧	杨蓓蓓	重庆三峡医药高等专科学校	山东中医药高等专科学校
51	急危重症护理☆	邓 辉		重庆三峡医药高等专科学校	
52	护理伦理学☆	孙 萍	张宝石	重庆三峡医药高等专科学校	黔南民族医学高等专科学校
53	运动保健技术	潘华山		广东潮州卫生健康职业学院	
54	中医骨病	王卫国		山东中医药大学	
55	中医骨伤康复技术	王 轩		山西卫生健康职业学院	
56	中医学基础	秦生发		广西中医学校	
57	中药学☆	杨 静		成都中医药大学附属医院针灸学校	
58	推拿学☆	张美林		成都中医药大学附属医院针灸学校	